Covid-19:
Die *ganze* Wahrheit

1. Auflage Oktober 2021
2. Auflage Dezember 2021

Titel der amerikanischen Originalausgabe:
The Truth About Covid-19

Übersetzung aus dem Amerikanischen: Johanna Reischmann
Lektorat: Klara Louber
Satz und Layout: Martina Kimmerle
Umschlaggestaltung: Stefanie Huber

Abbildung 1 auf Seite 110 (mit freundlicher Genehmigung von *Mercola.com*)
Abbildung 2 auf Seite 190 (mit freundlicher Genehmigung von *Cronometer.com*)
Abbildung 3 auf Seite 192 (mit freundlicher Genehmigung von *Cronometer.com*)
Abbildung 4 auf Seite 240 (mit freundlicher Genehmigung von *Mercola.com*)

ISBN: 978-3-86445-852-1

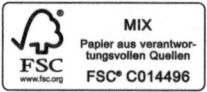

Gerne senden wir Ihnen unser Verlagsverzeichnis
Kopp Verlag
Bertha-Benz-Straße 10
D-72108 Rottenburg
E-Mail: info@kopp-verlag.de
Tel.: (0 74 72) 98 06–10
Fax: (0 74 72) 98 06–11

Unser Buchprogramm finden Sie auch im Internet unter:
www.kopp-verlag.de

Dr. Joseph Mercola
Ronnie Cummins

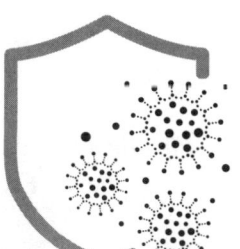

Covid-19
Die *ganze*
Wahrheit

Enthüllungen zum Great Reset,
den Lockdowns, den Impfungen und
der Neuen Normalität

Vorwort von
Robert F. Kennedy jr.

KOPP VERLAG

Für die Rebellen, Träumer und Visionäre,
die die Erde erneuern werden

Inhalt

Vorwort

Regierungstechnokraten, milliardenschwere Oligarchen, Big Pharma, Big Data, Big Media, die Raubritter der Hochfinanz sowie der militärisch-industrielle Geheimdienstapparat lieben Pandemien aus den gleichen Gründen, aus denen sie Kriege und Terrorangriffe lieben. Katastrophen bieten praktische Gelegenheiten, sowohl die Macht als auch den Wohlstand zu mehren. Naomi Klein beschreibt in ihrem bahnbrechenden Buch *Die Schock-Strategie: Der Aufstieg des Katastrophen-Kapitalismus,* wie autoritäre Demagogen, Großunternehmen und reiche Plutokraten Massenstörungen nutzen, um den Wohlstand nach oben umzuverteilen, die Mittelschicht auszuradieren, die Bürgerrechte abzuschaffen, das öffentliche Gut zu privatisieren und die autoritäre Kontrolle auszudehnen.

Rahm Emmanuel, der vormalige Stabschef im Weißen Haus, also ein ausgemachter Insider, ist für seine Aussage bekannt, etablierte Machtstrukturen sollten »eine ernsthafte Krise niemals ungenutzt lassen«. Doch diese altbewährte Strategie – Krisen dafür zu nutzen, öffentlichen Terror zu säen, der dann Diktaturen den Weg ebnet – hat totalitären Systemen schon seit Jahrtausenden als wichtigste Strategie gedient.

Wie Hermann Göring, Hitlers Oberbefehlshaber der Luftwaffe, bei den Kriegsverbrechertribunalen in Nürnberg erklärte, ist dieses Vorgehen tatsächlich ein Stereotyp: »Es ist immer leicht, das Volk zum Mitmachen zu bringen, ob es sich nun um eine Demokratie, eine faschistische Diktatur, um ein Parlament oder eine kommunistische Diktatur handelt. Das Volk kann mit oder ohne Stimmrecht immer dazu gebracht werden, den Befehlen der Führer zu folgen. Das ist ganz einfach. Man braucht nichts zu tun, als dem Volk zu sagen, es würde angegriffen, und den Pazifisten ihren Mangel an Patriotismus vorzuwerfen und zu behaupten, sie brächten das Land in Gefahr. Diese Methode funktioniert in jedem Land.«[*]

Die Nazis verwiesen auf die Bedrohung durch Juden und Zigeuner, um den mörderischen Autoritarismus des Dritten Reichs zu rechtfertigen. Der diktatorische Demagoge und Senator Joseph McCarthy und der Ausschuss für unamerikanische Umtriebe (HUAC) warnten in den 1930er-Jahren vor der kommunistischen Unterwanderung des Außenministeriums und der Filmindustrie, um Loyalitätserklärungen und die Schwarze Liste zu rechtfertigen. Dick Cheney nutzte den Angriff vom 11. September 2001, um seinen »Krieg gegen den Terror« und die Einschränkungen der Bürgerrechte im Patriot Act zu lancieren, die die Basis für den modernen Überwachungsstaat schufen. Heute haben das Medizinkartell und seine milliardenschweren Big-Tech-Komplizen den allerwirksamsten, furchterregendsten und dauerhaftesten Feind überhaupt heraufbeschworen – die Mikrobe.

Und wer kann es ihnen verübeln? Wenn die Oligarchie dabei ist, ihre Macht und ihren Reichtum zu vergrößern, ist dies dem Populismus selten förderlich. Bürger, die es gewohnt sind, ihre Regierungen zu wählen, werden kaum Maßnahmen unterstützen, die die Reichen reicher machen, die politische und soziale Kontrolle durch Unternehmen vergrößern, die Demokratie beschädigen und ihre Bürgerrechte einschränken. Also müssen Demagogen her, die, um ihre Forderung

---

[*] Nach den Aufzeichnungen von Gilbert, G. M.: *Nürnberger Tagebuch. Gespräche der Angeklagten mit dem Gerichtspsychologen*, Fischer, 1962, S. 270.

nach blindem Gehorsam zu rechtfertigen und die Öffentlichkeit für die Zerstörung bürgerlicher und wirtschaftlicher Rechte zu gewinnen, Angst als Waffe einsetzen.

Selbstverständlich muss als Erstes die Meinungsfreiheit geopfert werden. Nachdem ausreichend Panik vor dem Schreckgespenst des Tages geschürt wurde, müssen die Raubritter den Protest gegen ihre Zugriffe auf Wohlstand und Macht zum Schweigen bringen.

James Madison erklärte, die Aufnahme der freien Meinungsäußerung in den 1. Zusatzartikel der Verfassung der Vereinigten Staaten sei dadurch begründet, dass alle weiteren Freiheiten davon abhängen. Jede Regierung, die ihre Untaten verbergen kann, hat die Lizenz, Ungeheuerlichkeiten zu begehen.

Sobald Tyrannen die Hebel der Macht in der Hand halten, verhängen sie eine Orwell´sche Zensur und machen sich daran, Andersdenkende in den Wahnsinn zu treiben. Doch letztlich wollen sie alle Formen von kreativem Denken und Selbstausdruck auslöschen. Sie verbrennen Bücher, zerstören Kunstwerke, töten Schriftsteller, Dichter und Intellektuelle, verbieten Versammlungen und zwingen im schlimmsten Fall die unterdrückten Minderheiten, Masken zu tragen, um jedes Gefühl von Gemeinschaft oder Solidarität zu unterbinden und die subtile, aber beredte nichtverbale Kommunikation zu verhindern, für die Gott und die Evolution uns Menschen mit 42 Gesichtsmuskeln ausgestattet haben. Die brutalsten Gottesstaaten des Nahen Ostens schreiben den Frauen, deren rechtlicher Status – nicht zufällig – der des beweglichen Hab und Guts ist, vor, sich zu verschleiern.

Freier Informationsfluss und Meinungsäußerung sind Sauerstoff und Sonnenlicht für die repräsentative Demokratie, die am besten funktioniert, wenn Maßnahmen im Hexenkessel der öffentlichen Debatte diskutiert und beschlossen werden. Es ist ein unumstößliches Gesetz, dass die Demokratie ohne Meinungsfreiheit verkommt.

Zu den ikonenhaftesten und am meisten verehrten Monumenten der Demokratie gehören deshalb die *Agora* in Athen und die *Speaker's Corner* im Hyde Park. Angesichts unseres noblen Experiments der Selbstverwaltung überkommt uns einfach ein Hochgefühl, so etwa, wenn wir die lauten, respektlosen Debatten im Unterhaus verfolgen oder uns Jimmy Stewarts Dauerrede in *Mr. Smith geht nach Washington* ansehen – eine nachhaltige Hommage an die unzertrennliche Verbindung zwischen Debatte und Demokratie.

Um ihre Macht zu festigen und zu stärken, streben Diktaturen danach, diese entscheidenden Mittel der Selbstregierung – Debatte, freie Meinungsäußerung, Meinungsverschiedenheiten und Skepsis – durch strenge autoritäre Lehrmeinungen zu ersetzen, die als säkularer Religionsersatz fungieren. Diese Lehrmeinungen dienen dazu, das kritische Denken abzuschaffen und die Bevölkerung zum blinden, bedingungslosen Gehorsam unwürdigen Autoritäten gegenüber zu zwingen.

Statt wissenschaftliche Studien zur Rechtfertigung von Maßnahmen wie Maskenpflicht, Lockdowns und Impfungen vorzulegen, zitieren unsere medizinischen Herrscher die WHO, die Gesundheitsbehörden (CDC – Centers of Disease Control), die Behörde für Lebens- und Arzneimittelüberwachung (FDA – U.S. Food and Drug Administration) sowie nationale Gesundheitsinstitute (NIH – National Institutes of Health) – einkassierte Agenturen, die katzbuckelnde Marionetten der von ihnen regulierten Industrien sind. Zahlreiche internationale und nationale Untersuchungen haben die finanziellen Verstrickungen dieser Regulierungsbehörden mit Pharmaunternehmen dokumentiert, die sie in Kloaken der Korruption verwandelt haben.

Der Begriff Iatrarchie – eine von der Ärzteschaft gebildete Regierung – ist vielleicht deshalb kaum bekannt, weil damit in der Vergangenheit gemachte Experimente katastrophal ausgegangen sind. Die Ärzteschaft hat sich nicht gerade als starke Verteidigerin demokratischer Institutionen und bürgerlicher Rechte erwiesen. Praktisch jeder Arzt in Deutschland übernahm eine führende Rolle im Vorhaben des Dritten Reichs, geistig Behinderte, Homosexuelle, Behinderte und Juden auszurotten. So viele Hundert deutsche Ärzte beteiligten sich an Hitlers Gräueltaten – auch an der Durchführung von Massenmorden und unsäglichen Experimenten in den Todeslagern –, dass die Alliierten in Nürnberg separate »Ärzteprozesse« durchführen mussten. Kein einziger prominenter deutscher Arzt oder Ärzteverband hatte seine Stimme gegen diese Bestrebungen erhoben.

Deshalb überrascht es nicht, dass die stark kompromittierten und mit neuer Macht ausgestatteten Gesundheitsbehörden, die mit dem Management der Covid-19-Pandemie beauftragt wurden, mit den Mainstream- und den sozialen Medien kooperierten, um Diskussionen über entscheidende Gesundheits- und Bürgerrechtsfragen zu unterbinden, anstatt eine sichere und eindeutige wissenschaftliche Grundlage zu fordern und zu einer offenen, ehrlichen und verantwortlichen Debatte zu ermuntern. Sie exkommunizierten Ketzer wie Dr. Mercola, der sich weigerte, vor der Pharmaindustrie auf die Knie zu gehen und experimentellen, schlampig getesteten Impfungen unerschütterlichen Glauben entgegenzubringen (als handele es sich um eine religiöse Pflicht), und brachten ihn zum Schweigen.

Die Rubrik »wissenschaftlicher Konsens« in unserer aktuellen Iatrarchie ist das zeitgenössische Gegenstück zur spanischen Inquisition. Es handelt sich um ein fingiertes Dogma, das von dieser korrupten

Kaste der Ärztetechnokraten und ihren Medienkollaborateuren erfunden wurde, um ihren Griff nach gefährlichen neuen Machtbefugnissen zu legitimieren.

Die Hohepriester der modernen Inquisition sind die Netzwerker von Big Pharma und die Schwätzer der Nachrichtenagenturen, die absoluten Gehorsam den behördlichen Diktaten gegenüber predigen, wozu auch die Einhaltung von Lockdowns, Social Distancing sowie die moralische Richtigkeit des Maskentragens gehören – obwohl überprüfte Untersuchungen fehlen, die überzeugend nachweisen, dass Masken die Übertragung von Covid-19 verhindern. Diese Art Nachweis ist überflüssig und unerwünscht.

Stattdessen raten sie uns, »den Experten zu vertrauen«. Dieser Rat ist antidemokratisch und unwissenschaftlich. Denn Wissenschaft ist dynamisch. Häufig streiten sich »Experten« über wissenschaftliche Fragen, und ihre Ansichten können je nach den Erfordernissen von Politik, Macht oder persönlichen finanziellen Interessen unterschiedlich ausfallen.

Bei fast jedem Gerichtsprozess, den ich als Anwalt geführt habe, wurden von den Gegenseiten äußerst glaubwürdige Experten ins Feld geführt, die alle unter Eid diametral entgegengesetzte Positionen vertraten, die auf denselben Fakten basierten. Wissenschaft bedeutet Uneinigkeit; die Idee eines wissenschaftlichen Konsenses ist ein Widerspruch in sich.

Ziel des modernen totalitären Staates ist die Unternehmenskleptokratie – ein Konstrukt, das den demokratischen Prozess durch willkürliche Edikte nicht gewählter Technokraten ersetzt. Deren Anordnungen statten multinationale Unternehmen durchgehend mit außergewöhnlicher Macht aus, um die intimsten Aspekte unseres

Lebens zu kontrollieren und zu Geld zu machen, die Massen aus-
zuplündern und Meinungsverschiedenheiten mithilfe gnadenloser
Überwachung und Gehorsamstraining zu unterdrücken.

Das von Bill Gates geführte Silicon Valley applaudierte 2020 von
der Seitenlinie her, als mächtige medizinische Scharlatane Panik vor
der Pandemie anfachten und die Weltbevölkerung unter Hausarrest
stellten, indem sie mit in Misskredit geratenen Modellierungen und
leicht manipulierbaren PCR-Tests die pessimistischen Prognosen er-
stellten und mit einem Menu neuer Protokolle für Gerichtsmediziner
aufwarteten, die offensichtlich dazu dienen sollten, die Berichterstat-
tung über die Covid-19-Todeszahlen inflationär aufzublähen.

Die Aussetzung eines rechtmäßigen Vorgehens, einer rechtlich erforderlichen Vorankündigung sowie Stellungnahme zu den neuen Vorschriften hatte zur Folge, dass keiner der Regierungsprälaten, die die
Quarantäne anordneten, zuvor öffentlich vorrechnen mussten, ob die
Zerstörung der Weltwirtschaft, die Unterbrechung der Versorgung
mit Nahrung und Medikamenten und die Tatsache, dass man Milliarden Menschen in bittere Armut und Not stürzte, mehr Menschen
töten als retten würden.

Wie zu erwarten war, zerstörte die Quarantäneanordnung in Amerika die zuvor boomende Wirtschaft, kostete 58 Millionen Amerikanern den Arbeitsplatz und führte zur dauerhaften Zahlungsun-
fähigkeit von *mehr als 100 000 Kleinbetrieben, davon 41 000 von
Schwarzen geführten Unternehmen, von denen einige über drei Generationen hinweg aufgebaut worden waren.* Darüber hinaus haben
diese politischen Maßnahmen die unausweichliche Zerstörung des
sozialen Sicherheitsnetzes in Gang gesetzt, das Amerikas beneide-
te Mittelschicht stützte. Um die angefallenen Quarantänekosten zu
finanzieren, haben Regierungsbeamte bereits begonnen, das 100-jäh-

rige Erbe des New Deal, der New Frontier, der Great Society sowie jenes von Obamacare zu liquidieren. Wir werden uns von Schulkantinen, Gesundheitsvorsorge, dem speziellen Ernährungsprogramm für Frauen, Babys und Kinder (WIC), von Medicaid, Medicare, von Universitätsstipendien und vielem mehr verabschieden müssen.

Während die amerikanische Mittelschicht ausgelöscht wird und weitere 8 Prozent der Amerikaner unter die Armutsgrenze gedrückt werden, brachte der »Covid-Coup« von 2020 den Giganten von Big Technology, Big Data, Big Telekom, Big Finance, Big Media (Michael Bloomberg, Rupert Murdoch) und den Internet-Titanen im Silicon Valley – wie zum Beispiel Jeff Bezos, Bill Gates, Mark Zuckerberg, Sergey Brin, Larry Page und Jack Dorsey – viele Milliarden Dollar ein. Es scheint kein Zufall zu sein, dass diese Männer, die sich an der durch die weltweiten Lockdowns verursachten Armut und Not bereichern, auch genau jene Männer sind, deren Firmen Kritiker dieser Maßnahmen aktiv zensieren.

Eben jene Internetfirmen, die uns alle mit dem Versprechen, die Kommunikation zu demokratisieren, geködert haben, haben inzwischen eine Welt erschaffen, in der es unzulässig ist, behördlichen Anordnungen zu widersprechen, und in der es einem Verbrechen gleichkommt, pharmazeutische Produkte zu kritisieren. Dieselben Tech-Data- und Telecom-Raubritter, die sich inzwischen an den Leichen der ausgelöschten Mittelschicht laben, verwandeln die einst stolze amerikanische Demokratie in einen Zensur- und Überwachungspolizeistaat, von dem sie bei jeder Gelegenheit profitieren.

Beispielsweise nutzte diese Ränkeschmiede den Lockdown, um den Ausbau ihrer 5G-Satelliten, ihrer 5G-Antennen, der biometrischen Gesichtserkennung und der Überwachungsinfrastruktur voranzutreiben, die sie zusammen mit ihrer Regierung und deren Geheimdienstpartnern nutzen werden, um kostenlos an unsere Daten heranzukommen und diese zu Geld zu machen, um die Einhaltung ihrer willkürlichen Maßnahmen zu erzwingen und Andersdenkende zu unterdrücken. Gemeinsam werden Regierung und Industrie dieses System nutzen, um die Wut in Schranken zu weisen, die aufkommen wird, wenn den Amerikanern klarwerden wird, dass diese gesetzlose Bande uns unsere Demokratie, unsere Bürgerrechte, unser Land und unseren Lebensstil gestohlen hat, während wir angstgesteuert vor einer grippeähnlichen Krankheit die Köpfe einzogen.

Wie vorherzusehen war, standen hinter der Meinungsfreiheit auch unsere anderen Verfassungsgarantien am Galgen Schlange. Die verhängte Zensur hat diese systematische Zerstörung unserer Verfassung maskiert, indem sie unsere Versammlungsfreiheit angreift (durch das Social Distancing und die Lockdown-Regeln), die Freiheit der Religionsausübung (wozu auch gehört, religiöse Ausnahmebestimmungen aufzuheben und Kirchen zu schließen, während Spirituosengeschäfte als »systemrelevant« gelten und geöffnet bleiben), den Privatbesitz (das Recht, einen Betrieb zu führen), rechtsstaatliche Vorgehensweisen (dazu gehört die Verhängung weitreichender Einschränkungen der Bewegungs-, Bildungs- und Versammlungsfreiheit – und zwar ohne Gesetzgebungsverfahren, ohne öffentliche Anhörungen oder die Untersuchung der wirtschaftlichen und ökologischen Auswirkungen), das Recht, im Fall von Impfschäden, die auf die Fahrlässigkeit der Herstellungsfirmen zurückzuführen sind, gemäß der 7. Verfassungsergänzung Gerichtsverfahren anzustrengen, unser Recht auf Privatsphäre und Schutz vor illegaler Verfolgung und Festnahme (anlassloses Tracking und Tracing) und unser Recht, Regierungen zu haben, die uns nicht ausspionieren oder unsere Daten zu kriminellen Zwecken sammeln.

Natürlich hatte es für das Ärztekomplott von Anfang an oberste Priorität, Dr. Mercola zum Schweigen zu bringen. Dr. Mercola zählt seit

Jahrzehnten zu den bedeutendsten und einflussreichsten Stimmen gegen das pharmazeutische Paradigma. Stets hat er auf wortgewandte, charismatische und kenntnisreiche Weise ein korruptes System kritisiert, das die Amerikaner zu den größten Konsumenten von Arzneimitteln weltweit gemacht hat. Amerikaner zahlen für Medikamente die höchsten Preise und haben unter den 75 Topnationen die schlechtesten gesundheitlichen Ergebnisse. Neben Drogen, denen jährlich 50 000 US-Bürger zum Opfer fallen, sind nach Herzinfarkt und Krebs Pharmazeutika die dritthäufigste Todesursache in Amerika.

Seit Jahren verkündet Dr. Mercola wie ein Prophet in der Wüste, dass man seine Gesundheit nicht einer Spritze oder Tablette zu verdanken hat, sondern dem Aufbau eines starken Immunsystems. Er predigt, dass gesunde Ernährung und Sport die wirksamste Medizin sind und dass die Gesundheitsbehörden Maßnahmen fördern sollten, die zur Abkehr des Vertrauens in pharmazeutische Produkte führen und unsere Nahrungsversorgung vor Big Food, den großen Lebensmittelkonzernen sowie den Chemie- und Agrarriesen schützen. Diese Raubtierindustrien betrachten Dr. Mercola selbstverständlich als Feind Nummer eins.

Ein jährliches Werbebudget von 9,6 Milliarden Dollar sichert diesem skrupellosen Big Pharma die Kontrolle über unsere Nachrichten- und Fernsehprogramme. Mächtige wirtschaftliche Akteure (Pharmaunternehmen sind die größten Werbenetzwerke) haben die Mainstream-Medien schon lange davon abgehalten, Impfstoffhersteller zu kritisieren. Der Fernsehproduzent Roger Ailes erzählte mir 2014, er würde jeden seiner Nachrichtenmoderatoren feuern, der mir gestatten würde, in einer Livesendung über Impfsicherheit zu sprechen. »Unsere Nachrichtenabteilung«, erklärte er, »erhält in Jahren, in denen keine Wahlen stattfinden, bis zu 70 Prozent ihrer Einnahmen von Pharmaunternehmen«.

Deshalb waren Pharmaprodukte sowohl Anlass als auch Ziel der Cancel Culture. Die Pharmamedien haben Dr. Mercola schon lange aus Ätherwellen und Zeitungen verbannt, während sie Wikipedia – die als Newsletter und Propagandavehikel der Pharmariesen fungiert – in eine Diffamierungsfabrik gegen ihn und jeden anderen Arzt, der sich für ganzheitliche und funktionelle Medizin einsetzt, verwandelt haben. Gleich zu Beginn von Covid-19 schlossen sich die Raubritter der sozialen Medien – alle auf ihre Weise mit den Pharmariesen finanziell verstrickt – der Kampagne an, Dr. Mercola zum Schweigen zu bringen, indem sie ihn von ihren Plattformen verbannten.

Für die Demokratie ist es ein schlechtes Omen, wenn die Bürger nicht mehr sachkundige bürgerliche Debatten über Maßnahmen führen können, die problematische Auswirkungen auf die Vitalität unserer Wirtschaft, unseres Gesundheitswesens und unserer verfassungsmäßigen Rechte haben. Zensur ist Gewalt, und diese systematische Unterdrückung von Debatten – welche von ihren Befürwortern als Maßnahme zur Begrenzung einer gefährlichen Polarisierung gerechtfertigt wird – facht in Wahrheit die Polarisierung und den Extremismus an, und diese werden die Autokraten dann nutzen, um noch drakonischere Kontrollen zu erlassen.

In diesen seltsamen Zeiten unserer Geschichte sollten wir uns an die Warnung von Edward R. Murrow, einem Freund meines Vaters, erinnern: »Das Widerspruchsrecht … ist für die Existenz einer demokratischen Gesellschaft mit Sicherheit von grundsätzlicher Bedeutung. Es ist jenes Recht, das in jeder Nation, die sich auf den Pfad zum Totalitarismus begab, als Erstes beschnitten worden ist.«

Robert F. Kennedy jr.

Kapitel 1

Wie die Pandemie-pläne aufgingen

von Ronnie Cummins

*Sollte sich herausstellen, dass Covid-19 aus
einem Labor stammt, würde das Wissenschaftsgebäude
in sich zusammenstürzen.*

Tweet von Antonio Regalado,
Redakteur für Biomedizin der *MIT Technology Review*[1]

Covid-19 und die völlig verfehlten und selbstzerstörerischen Reaktionen auf die Pandemie haben uns, die wir schreiend um uns schlagen oder uns angstvoll ducken, in die weltweit ernsthafteste Krise seit dem Zweiten Weltkrieg gestürzt. Die Pandemie hat ein kaltes Scheinwerferlicht auf das grundsätzliche Unwohlsein und den schlechten Gesundheitszustand der Nationen geworfen. Zudem hat die anhaltende Krise offengelegt, wie sehr wir einer Vielfalt an lebensbedrohlichen Begleiterkrankungen, Behandlungsfehlern und der Korruption der gesamten pharmazeutischen Industrie ausgesetzt sind.

Neben diesen Auswirkungen auf die Gesundheit und die medizinische Industrie hat Covid-19 die Weltelite mehr als je zuvor ermächtigt, Lügen und Halbwahrheiten zu verbreiten. Die übermächtigen Big-Tech-Konzerne des Silicon Valley (Facebook, Google, Microsoft und Amazon), Big Pharma, die Weltgesundheitsorganisation (WHO) und der philanthropische Riese Bill Gates haben Politiker und Wissenschaftler aus dem gesamten politischen Spektrum unter Vertrag genommen. Das Ergebnis sind Schwarzmalerei, politische Polarisierung und soziale Manipulationen – jeweils als Schutzmaßnahme getarnt.

Ein undurchsichtiges Netzwerk aus Militäreinrichtungen und Spezialisten für Biowaffen verbirgt sich hinter der Fassade biomedizinischer Recherche und Impfstoffforschung, während die Technologieriesen ihre Kritiker zum Schweigen bringen. Robert F. Kennedy jr. von Children's Health Defense schreibt: »Die machiavellistische Manipulation dieser Pandemie läuft auf nichts anderes hinaus als auf einen versuchten Staatsstreich durch die Internet-, Telekommunikations-, Technologie-, Öl- und Chemieriesen und das von Bill Gates und der WHO geführte weltweite Gesundheitskartell ..., das seinen Reichtum und seine Macht über unser Leben, unsere Freiheiten vergrößern und ausweiten, unsere Demokratien unterwandern und unsere Souveränität zerstören und uns die Kontrolle über unser Leben und die Gesundheit unserer Kinder nehmen will.«[2]

Um diese beispiellose Krise zu verstehen und zu lösen, bleibt uns nichts anderes übrig, als kritische Recherchen über Ursprung, Eigenschaften, Virulenz, Auswirkungen, Vermeidung und Behandlung von Covid-19 anzustellen. Wir müssen sowohl die »offizielle Geschichte« der Pandemie untersuchen, die der Öffentlichkeit von den Massenmedien, den Technologieriesen und dem weltweiten Gesundheitssystem rund um die Uhr eingetrichtert wird, als auch die tatsächlichen gesundheitlichen Gefahren von Covid-19, *eines hochansteckenden biologischen Triggers,* der chronische Vor- und Begleiterkrankungen verstärkt und intensiviert. Bei den Älteren unter uns, aber auch bei Menschen mit schwerwiegenden Erkrankungen wie beispielsweise Fettleibigkeit, Diabetes, Herz-, Lungen- oder Nierenerkrankungen, Demenz und Bluthochdruck werden die entscheidenden gesundheitlichen Veränderungen sichtbar, die uns für Covid-19 und zukünftige Pandemien besonders anfällig machen.

Neben den Eigenschaften und der Ansteckungskraft des SARS-CoV-2-Virus selbst müssen wir auch die Wirksamkeit und die Kollateralschäden der verschiedenen staatlichen Maßnahmen gegen die Pandemie untersuchen. Zu diesen Kollateralschäden zählen auch die Auswirkungen der Pandemie auf die öffentliche Gesundheit (körperlich und geistig), denn diese ließ die Sterbefälle an unbehandelt gebliebenen chronischen Erkrankungen ebenso ansteigen wie den chronischen Stress, dem Hunderte Millionen Menschen ausgesetzt wurden.

Außerdem müssen wir die Auswirkungen der Pandemie auf Wirtschaft, Armut, Hunger, Obdachlosigkeit und Arbeitslosigkeit sowie ihre Rolle bei der Verstärkung der Polarisierung und der Konflikte im Staatswesen untersuchen. Und schließlich haben wir uns mit der alarmierenden Entwicklung autoritärer und totalitärer Trends zu befassen, wozu Zensurmaßnahmen, die Bedrohung unserer Privatsphäre, die Einschränkung unserer Bewegungs- und Versammlungsfreiheit, der Gesundheit und des Verbraucherverhaltens sowie die lokale und regionale Souveränität und andere grundlegende Menschenrechte gehören.

»Plandemie« oder vorhersehbare Pandemie?

Wir werden uns mit der erdrückenden Beweislage beschäftigen, die darauf hindeutet, dass das SARS-CoV-2-Virus zwar im Labor entstanden ist, aber offenbar versehentlich, nicht absichtlich freigesetzt wurde. Auch wenn die Covid-19-Pandemie von den Welteliten nicht unbedingt *geplant* und dann nach einem genauen Zeitplan *absichtlich umgesetzt wurde,* war diese Pandemie tatsächlich *lange vorhersehbar.*[3]

Die skrupellosen »Gain-of-function«-Experimente für den »Funktionszugewinn« – der wissenschaftliche Irrsinn, der SARS-CoV-2 zur Waffe machte – wurden von der chinesischen, amerikanischen und anderen Regierungen, vom Militär und von Pharmariesen gemeinschaftlich finanziert, und das trotz jahrzehntelanger Laborunfälle und gefährlicher Freisetzungen potenziell pandemischer Pathogene (PPPs) aus den Unmengen von schlecht geführten und relativ unregulierten Laboren für Biomedizin und Biowaffen weltweit, die ihnen eine Warnung hätten sein müssen.[4]

Diese lange vorhersehbare Pandemie, die von der Weltgesundheitsorganisation am 11. März 2020 offiziell verkündet wurde, wurde von einem internationalen Netzwerk mächtiger Firmen und Milliardäre genutzt, um ihre Macht, ihren Reichtum und die Kontrolle dramatisch auszuweiten, was man nur als versuchten globalen Staatsstreich bezeichnen kann.

Nachdem das Coronavirus im Oktober/November 2019 erstmals in Wuhan, China, aufgetaucht war, verbreiteten sich SARS-CoV-2 (das Virus) und Covid-19 (die von dem Virus ausgelöste Krankheit) wie ein Tsunami über die ganze Welt, setzten Gemeinschaften unter Schock und brachen sie auseinander. In der von Covid-19 angetriebenen Zeitschleife der vergangenen 12 Monate wurden Politik, Wirtschaft, öffentliche Meinung und soziales Verhalten komplett auf den Kopf gestellt.

Wichtige Aspekte des Sozialverhaltens scheinen sich vorübergehend verbessert zu haben – es gibt weniger unnötige Reisen, weniger Konsum, eine verstärkte Konzentration auf die Familie, eine Reduzierung des Treibhausgasausstoßes (Anfang April 2020 weltweit 17 Prozent weniger), eine Erhöhung der Nachfrage nach gesunden, häufig biologischen, selbst gekochten Nahrungsmitteln, mehr Interesse an Naturheilmitteln, eine größere Wertschätzung der Natur, vermehrte gegenseitige Hilfe und Aufmerksamkeit für Pflegeheimbewohner, für Farmarbeiter, Kleinbauern, Pflegemitarbeiter und Angestellte im Nahrungsmittelsektor.

Doch leider waren die meisten Auswirkungen der Pandemie äußerst negativ, ja im Grunde katastrophal, denn es kam zu massenhaften

Krankenhauseinweisungen und Todesfällen, die Covid-19 zugeschrieben wurden, zu weitverbreiteter Angst und Panik, zu einer extremen politischen Polarisierung, Medienzensur, drakonischen Lockdowns, zur Schließung von Schulen und Geschäften sowie zu einem allgemeinen wirtschaftlichen Zusammenbruch und damit verbunden zu vermehrten Konkursen kleiner, mittlerer und sogar großer Unternehmen, die allein in den USA 30 Millionen Arbeitslose zur Folge hatten. Am 20. Januar 2021 berichteten die Centers for Disease Control (CDC, die US-Gesundheitsbehörden), dass etwas mehr als 400 000 Amerikaner an oder mit Covid-19 gestorben sind, im Jahresverlauf durchschnittlich 1096 täglich.[5] Doch die von den CDC am 26. August 2020 veröffentlichten Daten zeigen, dass nur bei 6 Prozent der Covid-19-Toten in den USA auf dem Totenschein als alleinige Todesursache Covid-19 aufgeführt wurde. Bei den verbleibenden 94 Prozent lagen durchschnittlich 2,6 Begleiterkrankungen oder andere Todesursachen vor.[6]

Die überwältigende Mehrzahl der Covid-19-Todesopfer (80 Prozent) in den USA waren Ältere (65 Jahre und älter)[7], von denen fast alle an ernsthaften chronischen Vorerkrankungen oder Problemen gelitten hatten, und fast die Hälfte aller Todesfälle waren in Pflegeheimen zu verzeichnen.[8] Weltweit wird die Zahl der 2020 an Covid-19 Verstorbenen auf 2,8 Millionen[9] und der wirtschaftliche Schaden auf 16 Billionen Dollar geschätzt.[10]

Millionen Amerikaner (und weltweit Hunderte Millionen Menschen) – insbesondere Arbeiter mit geringem Einkommen – haben ihre Arbeit und ihre Erwerbsquelle verloren, und unzählige US-Unternehmen, darunter vor allem kleine Betriebe, sind in Konkurs gegangen. Während 40 Prozent der amerikanischen Bevölkerung sich eine Notfallbehandlung für 400 Dollar nicht leisten können,[11] sind viele transnationale Unternehmen (Amazon, Pharmariesen, Walmart, McDonald's und andere) sowie Milliardäre wie Bill Gates,

Jeff Bezos und Mark Zuckerberg noch reicher geworden. Laut einer Untersuchung des Institute for Political Studies kletterte das Gesamtvermögen der amerikanischen Milliardäre auf dem Höhepunkt der Pandemie auf über eine Billion Dollar.[12]

Bildung und Leben einer ganzen Generation von Kindern und Studenten wurden auf den Kopf gestellt. Covid-19 war für die meisten der 7 Milliarden Menschen auf der Welt das zerstörerischste Ereignis in ihrem Leben, ein Wendepunkt in der Weltgeschichte.

Der Beginn einer digitalen Diktatur

Von Angst, Verwirrung und einem fabrizierten Konsens angetrieben, scheinen die USA und ein Großteil der Welt zu dem zu verkommen, was die indische Wissenschaftlerin, Autorin und Umweltaktivistin Dr. Vandana Shiva und andere als digitale Diktatur bezeichnen.

Diese digitale Diktatur des 21. Jahrhunderts ist in China, der größten und am schnellsten wachsenden Wirtschaftsnation der Welt, mit seinem militarisierten und autoritären Überwachungsregime, der zentralistischen Planung, Zensur und totalen Kontrolle, schon weit fortgeschritten. Doch auch ein verwestlichtes, globalistisches Modell elitärer Manipulation und Kontrolle tritt zutage, das mit der chinesischen Elite konkurriert, aber auch kollaboriert.

Diese westliche Elite wird von hyperkapitalistischen Milliardären wie Bill Gates (Microsoft) und Eric Schmidt (Google) zusammen mit weiteren Technologiegiganten im Silicon Valley angeführt (Facebook, Amazon, Apple, Oracle etc.), den Pharmariesen, der Wall Street, multinationalen Konzernleitungen, dem Weltwirtschaftsforum und dem militärisch-industriellen Komplex der biologischen Kriegsführung.

Diese globale Elite, die von abhängigen Politikern, Wissenschaftlern, Medienmogulen und Regierungsbürokraten versorgt und begünstigt wird, bemüht sich, die aktuelle Pandemie und den wirtschaftlichen Zusammenbruch zu nutzen, um Zugriff auf beispiellose Macht und Reichtum zu erlangen (Naomi Klein nennt das »Schock-Strategie«) und im Namen der öffentlichen Gesundheit und der »Bioverteidigung« drakonische Überwachungs-, Zensur- und Kontrollmaßnahmen zu erlassen.

Zur beispiellosen Machtergreifung der globalen Elite gehört die Beseitigung der letzten Reste partizipatorischer Demokratie, der Meinungsfreiheit, kulturellen Diversität, ökologischen Biodiversität und der individuellen Freiheit.

In einem Artikel für *The Intercept* vom Mai 2020 liefert Naomi Klein eine Vorschau auf diese sich abzeichnende Dystopie, die sie als »Screen New Deal« (Bildschirm-New-Deal) bezeichnet:

> ... eine Zukunft, in der unser Zuhause nie mehr ausschließlich ein persönlicher Raum ist, sondern via High-Speed-Verbindungen zugleich unsere Schule, die Praxis unseres Hausarztes, unser Fitnessstudio, und, falls vom Staat beschlossen, auch unser Gefängnis ... Zukünftig sind alle diese überstürzt in Gang gebrachten Entwicklungen für eine Beschleunigung in Warpgeschwindigkeit bereit.

> Das ist eine Zukunft, in der den Privilegierten fast alles nach Hause geliefert wird, entweder virtuell via Streaming und Cloud-Technologie, oder physisch via fahrerlose Vehikel oder Drohnen, und dann auf einer Vermittlungsplattform am Bildschirm »geteilt«. Das ist eine Zukunft, in der deutlich weniger Lehrer, Ärzte und Fahrer Arbeit haben. Sie akzeptiert kein Bargeld und keine Kreditkarten mehr (unter dem Deckmantel der Viruskontrolle) und ist von einem

rudimentären öffentlichen Verkehr und deutlich weniger Live Art gekennzeichnet. Das ist eine Zukunft, die angeblich von »künstlicher Intelligenz« gesteuert, in Wahrheit aber von vielen Millionen anonymen Arbeitern am Laufen gehalten wird, die in Lagerhäusern, Rechenzentren, Fabriken zur Zufriedenheitsmessung, elektronischen Ausbeutungsbetrieben, Lithiumminen, Industriefarmen, Fleisch produzierenden Anlagen und Gefängnissen versteckt werden, wo sie vor Krankheiten und extremer Ausbeutung ungeschützt sind.

Das ist eine Zukunft, in der jede unserer Bewegungen, jedes Wort und jede Beziehung erfasst, nachverfolgt und zu einer Datenmine wird – und zwar aufgrund der beispiellosen Kollaboration von Regierung und Technologiegiganten.[13]

Und wie wollen diese digitalen Oberherren und Milliardäre uns davon überzeugen, unsere Grundfreiheiten und demokratischen Rechte aufzugeben und loyale Leibeigene eines »Great Reset« und einer Neuen Weltordnung zu werden? Indem sie auf die Angst, Hilflosigkeit, Spaltung und Verwirrung rund um die Welt setzen – indem sie Desinformationen verbreiten, Panik schüren, falsche Heilung durch die Impfstoffe und Arzneimittel der Pharmariesen versprechen und indem sie die Öffentlichkeit letztlich spalten und unterwerfen.

Es ist an der Zeit, uns einige dringliche Fragen zu stellen. Dienen Maßnahmen gegen die Pandemie wie zum Beispiel Lockdowns, Maskenpflicht, Abstands- und Quarantäneregeln dazu, die Weltbevölkerung vor Covid-19 zu schützen, oder sind sie einzig und allein dazu gedacht, die Angst zu verstärken und damit die Einhaltung tyrannischer, die Freiheiten beschneidender Edikte zu erleichtern?

Inzwischen wird immer mehr Menschen klar, dass die unter dem Deckmantel des Schutzes der öffentlichen Gesundheit erlassenen Beschränkungen alles andere als vorübergehend sind und wahrscheinlich dauerhaft verhängt bleiben. Sie sind Teil eines größeren langfristigen Plans, und das Ziel besteht letztlich darin, uns zu einem neuen Lebensstil mit deutlich weniger Freiheiten als zuvor zu zwingen. Das bedeutet, dass jeder irgendwann entscheiden muss, was wichtiger ist: persönliche Freiheit oder falsche Sicherheit?

Wie können wir Wahlmöglichkeiten als Verbraucher – auch im Gesundheitswesen – aufrechterhalten und regenerative Nahrung, ökologische Landwirtschaft, natürliche Gesundheit und partizipatorische Demokratie fördern? Wie können wir die Angst überwinden, uns und unsere Familien vor chronischen Krankheiten, Covid-19 und sogar vor der Bedrohung durch zukünftige Pandemien schützen?

Warum wir dieses Buch geschrieben haben

Wir haben dieses Buch geschrieben, weil wir glauben, dass die Covid-19-Pandemie nicht eine dystopische Sackgasse, sondern ein Tor zu einer besseren Welt werden kann. Die aktuelle Krise ist alarmierend, aber sie bietet uns die Gelegenheit, die Qualität der öffentlichen Gesundheit sowie die Gesundheit des Planeten zu verbessern und die globale Basis zu erneuern. Wir können von dem, was man nur als die Krankheit der Nationen beschreiben kann, zu echter Gesundheit und Demokratie gelangen.

Wir glauben, dass es möglich ist, den Durchschnittsmenschen fortzubilden und zu ermächtigen und die digitalen Diktatoren, Angstverbreiter, verrückten Wissenschaftler, Medizinfaschisten sowie die abhängigen und gekauften Politiker in die Schranken zu verweisen. Individuell und ganz besonders in der Zusammenarbeit können wir die Bedrohung der digitalen Diktatur und des sogenannten Great Reset abwenden. Wir können Kontrolle über unsere Gesundheit, unsere Gemeinden und unser Schicksal gewinnen.

Wir glauben, dass sich die Biotechnokraten, das Militär und die transnationale Wirtschaftselite in ihrer Versessenheit auf die Weltherrschaft übernommen haben. Mitten in einer beispiellosen globalen Katastrophe und dem Versagen der Regierungen, die Covid-19-Krise zu lösen, ist es Zeit, dass wir die Sache selbst in die Hand nehmen. Die Zeit für ein globales Erwachen ist angebrochen, die Zeit für lokalen, ja globalen Widerstand ist gekommen.

Skrupellose Wissenschaft und Biowaffen

Mit zunehmenden Beweisen und wachsender Gewissheit hat eine steigende Zahl von unabhängigen Wissenschaftlern, Prüfern und Rechtsanwälten begonnen, die »offizielle Geschichte« über Ursprung, Eigenschaften, Gefahren, Verhinderung und Behandlung der Covid-19-Pandemie zu widerlegen und zu kritisieren.[14]

Die »offizielle Geschichte«, an der die chinesische Regierung, das chinesische Militär, die Pharmariesen, Bill Gates, die US-amerikanischen Gesundheitsbehörden, die National Institutes for Health (NIH), die Massenmedien und Technologiegiganten dogmatisch festhalten, lautet, dass das SARS-CoV-2-Virus in der Natur »auf natürliche Weise« aufgetaucht ist, dann unerklärlicherweise die Speziesschranke von der Fledermaus auf den Menschen übersprungen und damit die schwerste und tödlichste Epidemie seit der Spanischen Grippe vor 100 Jahren ausgelöst hat, die damals ein Drittel der Weltbevölkerung infizierte und an der bis zu 50 Millionen Menschen starben.

Laut den Virologen und Gentechnikern des Establishments (die ihr Geld von militärischen Biosicherheitsprogrammen, staatlichen Mitteln und Big Pharma erhalten) mutierte ein relativ harmloses und bis dahin nicht ansteckendes Coronavirus rasch zu einem tödlichen Killer, der keinerlei biologische oder epidemiologische Spuren seiner schnellen Entwicklung hinterlassen hat.[15]

Zudem traten diese tödliche Virusmutation, zu der es mit einer Wahrscheinlichkeit von einer Milliarde zu eins kommt, und die darauf folgende Epidemie ausgerechnet in der dicht besiedelten Stadt Wuhan in China auf (Hunderte Kilometer von der nächsten Fledermaushöhle entfernt), in der eine Reihe von umstrittenen Gentechnik-Experimenten in mehreren schlecht geleiteten und unfallgefährdeten Laboren durchgeführt wurden, darunter auch die Umwandlung von Coronaviren in Waffen (was beschönigend als Gain-of-Function-Forschung bezeichnet wird[16]).[17]

Die Regierenden in Peking und Washington versichern uns gerne, dass Forscher an Orten wie dem Wuhan Institute for Virology, dem Wuhan Center for Disease Control and Prevention, den Forschungslaboren der US-Armee für biologische Kriegsführung in Fort Detrick, Maryland, der Universität von North Carolina und dem Johns Hopkins Center for Health Security gefährliche Pathogene wie Fledermaus-Coronaviren lediglich »untersuchen« (nicht etwa manipulieren oder in Waffen verwandeln) und dass die Sicherheitsvorschriften in diesen von der Regierung, der WHO und den National Institutes of Health (NIH) überwachten Laboren so streng seien, dass es niemals zu Unfällen komme.

Doch eine Reihe angesehener wissenschaftlicher Kritiker der Gentechnik und der biologischen Kriegsführung hat seit Jahrzehnten Alarm geschlagen.

Kritiker wie Francis Boyle (der 1989 Forschungsergebnisse über Bio-
terrorismus veröffentlichte, die zum Verbot von Biowaffen führten)
und Dr. Richard Ebright vom Waksman Institute für Mikrobiologie
der Rutgers University haben gewarnt, dass Experimente und Manipulationen von Viren und anderen Pathogenen angesichts mensch-
licher Fehler und der Tatsache, dass die Sicherheitsvorkehrungen in
den Biowaffen-/Bioverteidigung-Laboren der Welt gefährlich nach-
lässig umgesetzt werden, grundsätzlich extrem gefährlich sind (ganz
abgesehen davon, dass sie internationale Gesetze verletzen).[18]

Zu den Verteidigern der offiziellen Geschichte, dass das SARS-
Cov-2-Virus auf »natürliche Weise« entstand, gehören die mit den
Pharmariesen verbandelte EcoHealth Alliance[19] ebenso wie ein geheimnisvolles, wenig bekanntes Netzwerk von Geldgebern der Bio-
waffen-/Bioverteidigungsprogramme des US-Miltärs, zu denen die
Defense Advanced Research Projects Agency (DARPA) und die Behörde des Vizeministers für Notfallvorsorge und Gefahrenabwehr
(Preparedness and Response, ASPR) des US-Gesundheitsministe-
riums zählen.[20]

Einen Großteil der Mittel für das Labor in Wuhan hatte Amerikas
militärischer/pharmazeutischer Komplex bereitgestellt: die Universität von North Carolina (wo Wissenschaftler SARS-Viren in Waffen verwandelt haben), das militärische chemische und biologische
Waffenlabor in Fort Detrick, Maryland, ebenso wie mehrere Hundert
andere Biomedizin-/Biowaffenlabore rund um die Welt.[21]

Ein weiterer lauter Verfechter der offiziellen Geschichte ist die Weltgesundheitsorganisation (WHO), die Behörde, die das unfallanfällige
Labor in Wuhan angeblich überwachte.[22] Zu den größten Geldgebern
der WHO zählen China, die US-Regierung, Bill Gates sowie Arznei-
und Impfstoffhersteller von Big Pharma.

Biologische Kriegsführung:
Die Nutzung von Viren als Waffen

Trotz der andauernden Verschleierung durch chinesische und US-amerikanische Regierungsbehörden, durch die Biotech-Industrie, die Pharmariesen, den militärisch-industriellen Komplex und die Massenmedien besteht wachsender wissenschaftlicher Konsens darüber, dass das Covid-19-Virus erzeugt und (höchstwahrscheinlich versehentlich) aus dem sowohl militärisch als auch zivil genutzten Labor in Wuhan, China, entwichen ist.[23]

Ohne dass die Öffentlichkeit davon Kenntnis hat, verwandelt ein geheimnisvolles internationales Netzwerk, das sich aus Tausenden von Virologen, Gentechnikern, Militärforschern und Biotech-Firmen zusammensetzt, Viren, Bakterien und Mikroorganismen in zivilen und militärischen Laboren unter dem beschönigenden Begriff der »Gain-of-Function-Forschung« in Waffen.

Sie verbergen sich hinter dem Deckmantel der Bioschutz-, Biomedizin- und Impfstoffforschung. Doch wie der Enthüllungsjournalist und Biowaffenexperte Sam Husseini schreibt, brechen Forscher auf dem Gebiet von Gain-of-Function und biologischer Kriegsführung in Laboren wie Wuhan und Fort Detrick wissentlich und skrupellos internationale Gesetze:

> Regierungen, die sich an solchen Forschungen zu biologischen Waffen beteiligen, unterscheiden grundsätzlich zwischen »biologischer Kriegsführung« und »Bioverteidigung«, als wollten sie solche »Verteidigungsprogramme« als notwendig darstellen. Aber das ist rhetorische Taschenspielerei; die beiden Konzepte sind kaum voneinander zu unterscheiden.

»Bioverteidigung« impliziert stillschweigend Kriegsführung und die Züchtung immer gefährlicherer Pathogene, angeblich mit dem Ziel, eine Möglichkeit zu finden, diese zu bekämpfen. Während es dadurch gelungen zu sein scheint, tödliche und infektiöse Erreger zu erzeugen, auch tödlichere Grippeerreger, ist die »Verteidigungs«-Forschung unfähig, uns vor dieser Pandemie zu schützen.[24]

Der amerikanischen und internationalen Gesetzgebung zum Trotz, die biologische Kriegsführung und entsprechende Experimente angeblich untersagt, wird das produzierte Arsenal von Frankenstein-Viren und -Mikroorganismen immer größer.[25] Im Laufe der vergangenen 30 Jahren ist es in einer beunruhigenden Anzahl dieser sogenannten »Dual-Use«-Labore (Labore mit Doppelfunktion) für biologische Kriegsführung und Bioverteidigung zu Lecks, Unfällen, Diebstählen und sogar bewusster Freisetzung gekommen, so zum Beispiel 2001 mit den Anthrax-Angriffen in den USA.[26]

Nun soll das SARS-CoV-2-Virus aber so infektiös und gefährlich sein, dass die pandemischen Panikmacher uns erklären, es gebe aktuell keine Arzneimittel, Behandlungsmöglichkeiten, Ergänzungsmittel, Kräuter, Ernährungs- oder Naturheilkundeverfahren, um unser natürliches Immunsystem zu stärken und uns vor schweren Verläufen, Krankenhausaufenthalten oder sogar dem Tod zu schützen.

Also bleibt uns, ob wir nun jung oder alt, gesund oder gesundheitlich schwer angeschlagen sind, nichts anderes übrig, als Masken zu tragen, und das nicht nur in geschlossenen öffentlichen Räumen, sondern überall. Darüber hinaus müssen wir uns ständig die Hände waschen, 1,5 Meter oder mehr Abstand halten, Schulen, Kirchen, Geschäfte und ganze Wirtschaftszweige schließen und auf gesellschaftliches Beisammensein verzichten.

Big Government und Big Pharma erzählen uns, wir hätten keine andere Wahl, als zu Hause zu bleiben, den Behörden zu gehorchen und darauf zu warten, bis die Pharmakonzerne oder die chinesische Regierung uns eine »Heilmethode« liefern, einen Zauberimpfstoff, der nicht ausreichend getestet, eiligst auf den Markt gebracht, wahrscheinlich gentechnisch erzeugt und entwickelt wurde, um die Firmengewinne zu vergrößern.

Gewissenlose medizinische Praktiken

Wir dürfen nicht vergessen, dass es Big Pharma trotz jahrzehntelanger massiv finanzierter Forschung nie gelungen ist, einen wirksamen Impfstoff gegen ein Coronavirus zu entwickeln. Ein gentechnischer Impfstoff, der entwickelt wurde, um die menschliche DNA (vielleicht dauerhaft) zu verändern, ist nie zugelassen worden, vielleicht auch deshalb, weil eine Reihe dieser Corona-Impfstoffe ganz besonders bei älteren Impfprobanden gefährliche ADE-Nebenwirkungen (infektionsverstärkende Antikörperbildung) hervorgerufen zu haben scheinen, die sie für gefährliche Krankheiten anfälliger machen.[27]

Und was ist mit dem Sicherheitsprotokoll[28] und den skrupellosen, jede Haftung ausschließenden Praktiken der Pharmakonzerne, die Impfstoffe herstellen (Merck, AstraZeneca, Johnson & Johnson, BioNTech, GlaxoSmithKline, Pfizer und so weiter)?[29]

Angesichts dessen müssen wir uns alle mit den Massenmedien, Pharmariesen, der WHO und den Technologiegiganten auseinandersetzen, die Informationen zensieren, welche erfolgreiche, kostengünstige Behandlungen mit wirksamen Arzneimitteln und Ergänzungsstoffen betreffen, die weltweit von Ärzten durchgeführt wurden: zum Beispiel mit Zink und Quercetin (Schweizer Proto-koll)[30], Hydroxychloroquin (niedrig dosiert im Zusammenspiel mit Zink-Ergänzung und dem Antibiotikum Azithromycin)[31], mit Iver-mectin[32] (das eine Infektion mit SARS-CoV-2 besonders effektiv zu verhindern scheint), mit Vitamin-D-Ergänzungsmitteln[33] und mit der Zerstäubung von Wasserstoffperoxid in Nase, Hals und Lungen[34] sowie mit den auch unter dem Begriff MATH+-Protokoll bekannten Maßnahmen von »COVID-19 Critical Care«[35]; mit den beiden letzt-genannten Methoden können sowohl Infektionen verhindert wie auch Patienten behandelt werden, die ins Krankenhaus eingeliefert werden müssen.[36]

Man muss sich bewusst machen, dass immer mehr dieser Big-Phar-ma-Firmen mit dem Verkauf von COVID-19-Impfstoffen an Regie-rungen und das Militär bereits jetzt Milliarden Dollar verdienen, und zwar über Verträge ohne Ausschreibung[37] und ohne eine gründliche Sicherheitsüberprüfung dieser Impfstoffe – sie wurden einfach als sicher und wirksam durchgewinkt.

Möchtegern-Digitaldiktatoren wie Bill Gates,[38] die Überwachungska-pitalisten des Silicon Valley[39] und von der Pharmaindustrie bezahl-te, abhängige Politiker erarbeiten Vorschläge für eine Impfpflicht, für injizierbare Computerchips zur Bio-Überwachung, verpflichtende Nachverfolgung, Impfpässe und die Beschneidung grundlegender verfassungsmäßiger Rechte.[40]

Gentechniker und Laboranten, die unter dem Deckmantel der bio-medizinischen und Impfstoffforschung biologische Waffen entwi-ckeln, sind in diesem Augenblick dabei, neue Viren und Bakterien in Waffen zu verwandeln (sie kombinieren zum Beispiel das tödliche Anthrax-Bakterium mit SARS-CoV-2 und aerosolisieren das Vogelgrippevirus), in Laboren, die im Grunde nicht kontrolliert und dementsprechend unfallträchtig sind.[41]

Und schließlich gibt es massive finanzielle Interessenskonflikte und zunehmende Verletzungen der Meinungsfreiheit durch die großen Mediennetzwerke und Internetgiganten Facebook, Google, Amazon und ihre Tochterunternehmen, die damit alternative Informationen über den Ursprung, die Eigenschaften, Vorbeugung und Behandlung von Covid-19 marginalisieren oder komplett zensieren.[42]

Junkfood, Umweltverschmutzung und chronische Erkrankungen

Allmählich kommt die schockierende Wahrheit über den tatsächlichen Ursprung von Covid-19 ans Licht.[43] Vielleicht noch schockierender ist, wie diese Krankheit die Anfälligkeit unserer Nahrungsversorgung, den Mangel an Transparenz unserer Kontrollinstanzen und Wissenschaftskreise sowie die erschreckende Verletzlichkeit des menschlichen Körpers in den Fokus rückt, der durch lebenslang konsumiertes Junkfood und den Kontakt mit toxischen Chemikalien seine Widerstandskraft verloren hat.

Im Endeffekt bedeutet dies für die öffentliche Gesundheit, dass das SARS-CoV-2-Virus an sich keine allzu tödliche Seuche ist, sondern ein viraler Auslöser, der chronische Begleiterkrankungen verstärkt und verschärft, die Pathologen unter dem Begriff Komorbiditäten zusammenfassen. Und natürlich hängt die Mehrzahl dieser Begleiterkrankungen mit der Ernährung zusammen. Weitere werden durch unseren Kontakt mit toxischen Chemikalien, elektromagnetischer Strahlung[44] und anderen Umweltschadstoffen verursacht.

Den US-Gesundheitsbehörden (CDC) zufolge werden auf 94 Prozent der Totenscheine von Covid-19-Opfern in den USA eine Reihe von Begleiterkrankungen oder zugrundeliegende gesundheitliche Co-Faktoren als Todesursache aufgelistet, zu welchen Diabetes, Fettleibigkeit, Herzerkrankung, Lungenerkrankung, Nierenerkrankung, Demenz und Bluthochdruck zählen.[45] In der *New York Times*[46] hieß es dazu:

> Der Zusammenhang zwischen Covid-19 und Fettleibigkeit ist besorgniserregend. In einem im vergangenen Monat veröffentlichten Bericht haben Forscher festgestellt, dass fettleibige Menschen, die sich mit dem Coronavirus infiziert hatten, mehr als doppelt so häufig im Krankenhaus behandelt werden mussten und dass die Wahrscheinlichkeit, an Covid-19 zu sterben, bei ihnen um 50 Prozent höher liegt.[47] Eine andere Studie, die noch nicht von Fachleuten überprüft wurde, ergab, dass in den Vereinigten Staaten unter fast 17 000 hospitalisierten Covid-19-Patienten mehr als 77 Prozent übergewichtig oder fettleibig waren.[48]

Leider sind viele Menschen, vor allem die Älteren in Pflegeheimen, in keinem guten gesundheitlichen Zustand. Das Virus macht ältere Menschen mit Gesundheitsproblemen krank und tötet sie, aber auch gefährdete Erwachsene, vor allem diejenigen in einkommensschwachen Kommunen, die an chronischen Erkrankungen, unter Luft- und Wasserverschmutzung sowie schlechter Ernährung leiden und eingeschränkten Zugang zu gesunden Lebensmitteln, Nahrungsergänzungsmitteln und Informationen über natürliche Gesundheit und Behandlungen haben.

SARS-CoV-2 trifft insbesondere ältere Erwachsene, die bereits durch die Auswirkungen industriell verarbeiteter Lebensmittel und der Umweltverschmutzung Schäden davongetragen haben. Als Opfer der

Waren herkömmlicher Lebensmittelgeschäfte und Restaurants sind sie mit Kohlenhydraten und Kalorien der Lebensmittel- und Agrarindustrie vollgestopft, durch die typisch amerikanische Kost mangelernährt und haben einen unausgewogenen Stoffwechsel.

Diese prädestinierten Opfer leiden in der Regel an einer Vielzahl chronischer Erkrankungen (insbesondere Fettleibigkeit, Diabetes und Bluthochdruck), an einem geschwächten Immunsystem, niedrigem Vitamin-D-Spiegel und schlechter Darmgesundheit.

Die Hauptursache dafür, dass so viele Amerikaner chronisch krank sind, liegt darin begründet, dass die mächtige Lebensmittel- und Agrarindustrie in den USA (und in der ganzen Welt) im Grunde das produziert, was man nicht anders denn als Junkfood-Rohstoffe bezeichnen kann, und die Erzeugung dieser Rohstoffe wird von Regierungen sogar subventioniert. Dieses Junkfood und die minderwertigen Getränke, die in der typisch amerikanischen Ernährung 60 Prozent oder mehr der täglichen Kalorien liefern, sind stark verarbeitet, voller Zucker und Kohlenhydrate und mit Pestiziden, Antibiotika und chemischen Rückständen belastet. Durch die fatale Kombination mit dem typisch amerikanischen Überkonsum fabrikmäßig erzeugten Fleischs und tierischer Produkte stellt die amerikanische Junkfood-Ernährungsweise buchstäblich ein Rezept für chronische Erkrankungen und den vorzeitigen Tod dar.[49]

Ein Hauptgrund für die Verbreitung von Junkfood in der heutigen Ernährung ist, dass diese Nahrungsmittel – zumindest an der Supermarktkasse oder im Schnellrestaurant – billig sind, denn in der Regel kostet Junkfood pro Kalorie nur ein Viertel so viel wie vollwertige Nahrungsmittel (Gemüse, Obst, Getreide). Dabei werden aber die wahren Kosten, die bei Herstellung und Konsum solcher Produkte anfallen, vor der Öffentlichkeit verheimlicht; dazu gehört nämlich auch der Schaden für die öffentliche Gesundheit, die Umwelt und das Klima.

Junkfood und Softdrinks werden so hergestellt, dass sie schmecken und süchtig machen, billig und im Überfluss vorhanden sind, doch letztlich sind sie pures Gift. Sicherlich sind sie in der Lage, Ihren Magen rasch zu füllen, vor allem, wenn Ihnen nur ein geringes Budget zur Verfügung steht, aber sie können Sie dick machen, Ihre Arterien verstopfen und zu Krebs, Herzerkrankung und Demenz führen. Junkfood zerstört Ihre Gesundheit, schädigt Ihre Darm-flora und Ihr Immunsystem und bereitet den Weg für chronische Erkrankungen und virale Trigger, die vorhandene Erkrankungen verstärken und verschärfen – und zu diesen Triggern gehört bei-spielsweise Covid-19.

In einer Gesellschaft, die es wagen würde, die öffentliche Gesundheit über Unternehmensgewinne zu stellen, würde Junkfood verboten oder so stark besteuert werden (wie etwa Tabak), dass es von echten Nahrungsmitteln verdrängt werden würde. Dann würden die Lebens-mittel- und Agrarindustrie zusammenbrechen und die Gewinne der Pharmariesen drastisch zurückgehen. Schließlich würden biologische und regenerative Nahrungsmittelerzeugung (und Landwirtschaft) für jeden zur Normalität werden, statt die Ausnahme darzustellen.

Wir müssen nicht nur die skrupellose militärisch-wissenschaftliche Gentechnik beenden, die zu dieser Pandemie und dem globalen wirt-schaftlichen Zusammenbruch, zur Medienzensur und Einschrän-kung fundamentaler demokratischer Rechte geführt hat, wir müssen uns und unsere Familien auch schützen, indem wir unsere Ernäh-rung ändern und uns von dem industrialisierten, entarteten System der Lebensmittelherstellung und Landwirtschaft verabschieden, das die Menschen krank macht und vorzeitig sterben lässt.[50]

Der Grund, weshalb so viele Menschen mit oder an Covid-19 und anderen vermeidbaren chronischen Krankheiten sterben, die auf den Totenscheinen aufgelistet werden, ist der, dass die USA eine der ungesündesten Bevölkerungen der industrialisierten Welt hat.[51]

Die »Heilung« von chronischen Krankheiten, der Schutz vor vorzeitigen Todesfällen und die wichtigste Vorsorgemaßnahme zur Bekämpfung eindringender Viren ist eine gesunde, regenerative Ernährung, die durch richtig ausgewählte Nahrungsergänzungsmittel, Kräuter und Naturheilmittel ergänzt wird. Chronische Krankheiten und Begleiterkrankungen können nicht nur verhindert und gelindert, sondern auch geheilt werden, vor allem, wenn wir als Gesellschaft höchsten Wert auf gesunde Nahrungsmittel, Sport und Nahrungsergänzungsmittel sowie eine saubere Umwelt legen. Doch derzeit wird in unseren Pflegeheimen, Kliniken, Krankenhäusern und Betreuungseinrichtungen genau das Gegenteil getan.

Wir müssen der Subventionierung der Herstellung von Junkfood ein Ende machen und diese Gelder stattdessen dafür einsetzen, dass jeder Bürger – ob jung oder alt, arm oder reich – mit gesunden, biologischen Nahrungsmitteln versorgt wird. Und wir brauchen einen grundsätzlichen Wechsel in der medizinischen Prioritätensetzung – weg von der Behandlung chronischer Krankheiten mit Arzneimitteln und hin zur Vorbeugung chronischer Erkrankungen mithilfe von gesunden »Lebensmitteln als Medizin«, aber auch anderen natürlichen, die Gesundheit fördernden Mitteln wie Heilpflanzen, Vitaminen und Nahrungsergänzungsmitteln. So können wir Covid-19 und die Epidemie von Fettleibigkeit, Diabetes, Krebs, Herzerkrankungen und anderen chronischen Krankheiten besiegen.

Darüber hinaus müssen wir die kriminellen Verursacher von Covid-19 identifizieren und vor Gericht bringen und Experimente für die biologische Kriegsführung – etwa Viren in Waffen zu verwandeln – für immer verbieten.

Zugleich aber müssen wir der Öffentlichkeit klarmachen, dass hinter dieser Pandemie und folglich den Lockdowns sowie dem Zusammenbruch der globalen Wirtschaft die bisher praktizierten, zur Normalität gewordenen Geschäftspraktiken und -strategien (schlechte Nahrung, Luft- und Umweltverschmutzung, Pestizide und kontaminierte Impfstoffe) stehen: Sie sind die eigentlichen Antreiber des Todes.

Auch wenn Facebook und die Massenmedien die Wahrheit zensieren,[52] müssen wir unsere Mitmenschen darüber informieren, dass der Verzehr gesunder Nahrungsmittel, die Stärkung unseres Immunsystems, reichlich frische Luft und Sonnenschein sowie Sport unsere besten Waffen gegen Covid-19 und die Epidemie chronischer Krankheiten sind, die die öffentliche Gesundheit untergraben. Auch wenn das Gemeinwesen derzeit noch in Gruppen gespalten ist – jene, die in Angst vor Covid-19 leben, jene, die sich Sorgen machen, wie sie wirtschaftlich überleben sollen, und jene, die nach Quarantäne und sozialer Isolation an ihrer psychischen Belastungsgrenze angekommen sind –, es lässt sich wieder vereinen.

Wir können uns gemeinsam weiterentwickeln und diese Krise hinter uns bringen, doch nur dann, wenn wir Informationen und Erfahrungen ungehindert austauschen, an die Wahrheit hinter der Entstehung dieser Pandemie herankommen und herausfinden können, wer uns anlügt, wer versucht, uns zu manipulieren und zu kontrollieren, und wenn wir uns darüber klarwerden, dass wir diesen Albtraum hinter uns lassen können, indem wir positive präventive und therapeutische Lösungen anwenden, die in bestimmten Gegenden rund um die Welt tatsächlich funktioniert haben.

Wir müssen aufhören, uns gegenseitig zu bekämpfen – Demokraten, Unabhängige, Republikaner, Liberale, Liberalisten, Radikale und Konservative –, und uns stattdessen auf die grundlegenden ethischen Werte und sozialen Ziele konzentrieren, die uns miteinander verbinden. Wir müssen uns bemühen, uns eine neue Welt vorzustellen und diese dann auf den Ruinen der alten aufbauen. Gemeinsam können wir diese Angst, die Ratlosigkeit und Resignation überwinden. Die bekannte indische Aktivistin Vandana Shiva erklärte kürzlich in einem Interview: »Wir müssen der Angst widerstehen und dem Hass ... wir dürfen auf keinen Fall Opfer der Panikmache werden ... wir können es uns nicht leisten, hoffnungslos zu sein ... Heute zu leben heißt, dass man die Hoffnung tagtäglich pflegen muss. Die Pflege von Hoffnung ist Pflege von Widerstand.«[53]

Als lokale wie auch globale Gemeinschaft können wir die positiven Lösungen für unsere verfallende öffentliche Gesundheit und die Krankheit ganzer Nationen miteinander teilen und umsetzen. Diese positiven Lösungen stehen bereits zur Verfügung – gesunde, biologische und regenerative Nahrungsmittel, Landwirtschaft und Landnutzung; erneuerbare Energie und saubere Umwelt; natürliche und ganzheitliche Heilmethoden; Frieden, Gerechtigkeit und partizipatorische Demokratie.

Aber um die Pandemie und die Angst hinter uns zu lassen, müssen wir aufhören, uns in Streitigkeiten über zweitrangige Unterschiede hineinzusteigern, anstatt uns darauf zu konzentrieren, was wir alle unterstützen: Heilung und Erneuerung des Staatswesens und der Gesundheit der menschlichen Zivilisation und ihrer Umwelt.

Als Mitmenschen auf einem in der Krise befindlichen Planeten müssen wir die Falle vermeiden, unsere Differenzen zu verstärken und einander als Feinde zu betrachten. Robert F. Kennedy jr. erinnert uns: »Der Feind ist Big Tech, Big Data, Big Oil, Big Pharma, das Ärztekartell, die totalitären Elemente der Regierung, die versuchen, uns zu unterdrücken, die versuchen, uns unserer Freiheiten und unserer Demokratie zu berauben, unserer Gedankenfreiheit, unserer Meinungsfreiheit, unserer Versammlungsfreiheit und all der Freiheiten, die dem Menschen Würde verleihen.«[54]

Lassen Sie uns gemeinsam untersuchen, was bei Covid-19 wirklich geschehen ist und was tatsächlich weiterhin geschieht: Ursprung, Eigenschaften, Virulenz, Bedrohlichkeit, Vorbeugung und Behandlung. Und lassen Sie uns versuchen, eine Strategie zu entwickeln, um den aktuellen Versuch eines Staatsstreichs durch die globale Elite und die digitalen Diktatoren zu durchkreuzen und eine neue Zukunft aufzubauen, die gesund, regenerativ, gerecht, partizipatorisch und demokratisch ist.

Kapitel 2

Laborunfall oder natürlicher Ursprung?

Von Ronnie Cummins

David A. Relman, Mikrobiologe
an der Stanford-Universität, schreibt in den
Proceedings of the National Academy of Sciences:
»Der ›Ursprungsgeschichte‹ fehlen viele
entscheidende Details«, so zum Beispiel eine aktuelle
detaillierte Evolutionsgeschichte des Virus, die Identität
seiner jüngsten Vorfahren und »überraschenderweise
Ort, Zeitpunkt und Mechanismus der ersten
Übertragung auf den Menschen«.[1]

Redaktionsleitung der *Washington Post*, 14. November 2020

Seit fast 30 Jahren hat eine wachsende Zahl von Wissenschaftlern und Aktivisten, darunter auch die Autoren dieses Buches, die Welt vor den Gefahren zu warnen versucht, die es mit sich bringt, wenn man »Gott spielt«, das heißt, wenn man genmanipulierte DNA, die Bausteine des Lebens, und jetzt Messenger-RNA entwickelt (beispielsweise in den neuen experimentellen Covid-19-Impstoffen).

Gott zu spielen ist zum Teil deshalb so gefährlich, weil die damit verfolgten Ziele wenigen oder keinen gesetzlichen Bestimmungen unterliegen und die möglichen Gefahren genetisch veränderter Organismen (GMOs) für die menschliche Gesundheit und die Umwelt nicht berücksichtigt werden.

Infolge unserer Aufklärungsbemühungen stehen weltweit viele, wenn nicht sogar die meisten Konsumenten gentechnisch veränderten Lebensmitteln und Feldfrüchten skeptisch gegenüber, aber auch toxischen Chemikalien wie zum Beispiel dem Pestizid Glyphosat/Roundup von Bayer/Monsanto, mit dem die gentechnisch veränderten Organismen stets belastet sind. Leider haben die meisten Menschen noch nichts über den anderen Zweig der Gentechnik und Genomchirurgie gehört – der geheimnisvollen und undurchsichtigen Welt der Biowaffen-, Biosicherheits- und Biomedizinforschung.

In dieser hochtechnisierten Welt der Biotechnokratie erzeugen weltweit Tausende Wissenschaftler und Forscher, finanziert von Big Pharma und dem militärisch-wirtschaftlichen Komplex, mithilfe der Gentechnik Viren, Bakterien und Mikroorganismen, um sie infektiöser, bösartiger und gefährlicher zu machen.

Die Biotechnokratie versteckt sich hinter dem Vorwand, es handle sich nicht um Biowaffen, die offiziell durch ein internationales Ab kommen über biologische und giftige Waffen verboten sind, sondern um biomedizinische Forschung und Experimente zur Biosicherheit mit dem Ziel, der Menschheit zu helfen und neue Medikamente oder Impfstoffe zur Bekämpfung von Epidemien und Krankheiten zur Verfügung zu stellen.[2]

Doch in den 30 Jahren sogenannter Biosicherheitsforschung ereigneten sich leider jährlich Hunderte dokumentierte Lecks, Diebstähle, Unfälle und sogar absichtliche Freisetzungen (wie zum Beispiel bei den Anthrax-Anschlägen 2001 in den USA). Nicht erfasst sind dabei nicht gemeldete Unfälle mit Viren und Bakterien, die in Waffen verwandelt wurden. Doch diese gefährliche Gain-of-Function-Forschung hat bis jetzt noch überhaupt keine neuen wirksamen Impfstoffe oder Medikamente hervorgebracht.[3]

Auch wenn der Begriff Gain-of-Function nach etwas Positivem klingen mag, bezieht er sich in Wirklichkeit auf das Verfahren, Viren – häufig durch Genmanipulation – in Waffen zu verwandeln. Coronaviren wie SARS haben in der Regel ein begrenztes Wirtsspektrum und infizieren eine oder nur wenige Spezies wie zum Beispiel Fledermäuse. Doch Gentechniker können durch den Einsatz gezielter RNA-Neukombinationen Viren wie das Covid-19-Virus zu Gain-of-Function-Zwecken manipulieren und in die Lage versetzen, auch andere Spezies (menschliche Zellen) zu infizieren, die Immunreaktion zu beeinträchtigen und sich leicht durch die Luft zu verbreiten.[4]

Die offizielle Geschichte zerbröckelt

Die offizielle Geschichte, laut der das SARS-CoV-2-Virus natürlichen Ursprungs ist und nicht im Labor erzeugt wurde, zerbröckelt langsam, aber stetig. Immer mehr unabhängige Wissenschaftler und Prüfer enthüllen die faktischen Fehler und glatten Lügen der Darstellung des Establishments, indem sie immer mehr Beweismaterial analysieren und ihre Ergebnisse der weitverbreiteten Zensur durch Fachzeitschriften, Massenmedien und Internetgiganten zum Trotz veröffentlichen.

Zu den internationalen Kritikern, die die offizielle Geschichte öffentlich widerlegen, gehören Hunderte angesehener Wissenschaftler und Forscher – unter ihnen Chris Martenson, Alina Chan, Meryl Nass, Moreno Colaiacovo, Richard Ebright, Nikolai Petrovsky, Etienne Decroly, David Relman, Milton Leitenberg, Stuart Newman, Aksel Fridstrøm, Nils August Andresen, Rossana Segreto, Yuri Deigin, Jonathan Latham, Alison Wilson, Vandana Shiva, Sam Husseini, Luc Montagnier, Carey Gillam, Claire Robinson, Jonathan Matthews, Michael Antoniou, Joseph Tritto, Lynn Klotz, Filippa Lentzos, Richard Pilch, Miles Pomper, Jill Luster, Birger Sørensen, Angus Dalgleish, Andres Susrud, Monali Rahalkar, Rahul Bahulikar und viele andere.[5]

Die Regierungen Chinas und der USA, Big Pharma, Silicon Valley und die globale Biomedizin-/Bioverteidigungselite, die an der offiziellen Geschichte festhalten und diese Kritiker häufig als »Verschwörungstheoretiker« verunglimpfen, behaupten, dass das SARS-CoV-2-Virus, ein entfernter Verwandter des deutlich weniger infektiösen SARS-CoV-Virus, das zwischen 2002 und 2004 8000 Menschen infizierte und dann wieder verschwand, durch eine wilde Fledermaus auf natürliche Weise entstanden sei. Das Virus dieser wilden Fledermaus tauchte dann irgendwie wieder auf, kombinierte seine Gene mit einem anderen Wildtier (einer Art Ameisenbär, einem Schuppentier) und wurde dadurch infektiöser und virulenter.[6] Nach dieser wundersamen Neukombination mutierte das SARS-CoV-2-Virus erneut und gewann die Fähigkeit, Menschen zu infizieren. Damit löste es eine globale Pandemie aus, ohne biologische, genomische oder epidemiologische Spuren seiner Entstehungsgeschichte zu hinterlassen.

Sollte es tatsächlich eine natürliche Erklärung des Ursprungs von Covid-19 geben, brauchen die Regierungen Chinas und der USA sowie die beteiligten Wissenschaftler sich nur dementsprechend zu äußern und uns den Beweis zu liefern.

Dieser Beweis, so hebt Dr. David Relman in *Proceecings of the National Academy of Sciences* hervor, müsste Laborproben und wissenschaftliche Daten über die Identität der jüngsten Vorfahren von SARS-CoV-2 liefern, aber auch »Ort, Zeitpunkt sowie den Übertragungsmechanismus der ersten Infektion eines Menschen« benennen.[7]

Aber warten Sie lieber nicht darauf, dass dies geschehen wird, denn niemand wird die Verantwortung und die Kosten für diesen Laborunfall oder diese Laborfreisetzung übernehmen wollen, der/die zu den verheerendsten der Menschheitsgeschichte gehört.

Die Geschichte eines »natürlichen Ursprungs« wurde von den Massenmedien, den Internetgiganten, der Wissenschaft, dem medizinischen Establishment und den Regierungsbehörden so oft nachgeplappert, dass man sich nicht zu wundern braucht, dass die meisten normalen Leute verwirrt, falschinformiert und verängstigt bleiben.

Jeder, der es wagt, die offizielle Geschichte infrage zu stellen, und auf die überwältigenden Beweise verweist, dass SARS-CoV-2 ein synthetisches Gebilde zu sein scheint, das in einem Biomedizin-/Biowaffenlabor in Wuhan, China, gentechnisch erzeugt und freigesetzt wurde, entweder versehentlich (was sehr wahrscheinlich ist) oder absichtlich, wird als »Verschwörungstheoretiker« beschimpft und abgetan und in der Regel anschließend zensiert und/oder von den Plattformen der sozialen Medien verbannt.

Das offizielle Narrativ besagt, dass SARS-CoV-2 plötzlich, ohne Vorwarnung und wie eine Seuche – fast wie ein göttlicher Akt – aufgetaucht ist. Es stammt angeblich vom Großhandelsmarkt für Fische und Meeresfrüchte in Wuhan, einem »Feinkost-Nassmarkt«, auf dem lebende exotische Tiere wie Fledermäuse und Schuppentiere verkauft, getötet und dann verzehrt worden sein sollen.

Es erübrigt sich zu sagen, dass das schaurige Bild von einem chinesischen Marktverkäufer und seinen Kunden auf dem Großhandelsmarkt in Wuhan, die eine Fledermaus töten, sie verzehren und sich dann eine schreckliche Krankheit zuziehen, unheimlich und abstoßend war, als stamme es direkt aus einem Horrorfilm. Außerdem hat es einen rassistischen Beigeschmack, weil es mit Klischees spielt, dass Asiaten Nahrungsmittel essen, die westlichen Gaumen fremd – und damit abstoßend – sind.

Die meisten Medien in der Welt sowie eine Gruppe von Elitewissenschaftlern, die mit Fledermäusen und Viren experimentieren, wiederholten diese Geschichtsversion der chinesischen Regierung »von der Fledermaus auf dem Nassmarkt« bis zum Erbrechen. Und so war

es auch keine Überraschung, dass weltweit der Ruf laut wurde, Nass-
märkte und Wildtierfleisch zu verbieten.

Die große Vertuschung

Um ihr wissenschaftliches Fehlverhalten und ihre kriminelle Fahrlässigkeit zu kaschieren und ihr »Recht« zu verteidigen, gefährliche,
unkontrollierte Forschungen fortzuführen, die das globale Biowaf-
fen-Forschungsverbot verletzen, sowie die jährlichen Milliardenpro-
fite der Pharmariesen und der Gentechnikindustrie zu sichern, haben chinesische und US-amerikanische Behörden, die Pharmariesen,
Facebook, Google und ein ebenso arrogantes wie skrupelloses globales Wissenschaftlernetzwerk verzweifelt versucht, die Herkunft der
Covid-19-Pandemie aus dem Labor zu vertuschen.

Chinesische Regierungsvertreter haben von Anfang an gelogen und
darauf gesetzt, die Fakten rund um Covid-19 zu verschleiern. Unterstützt und gefördert wurden sie dabei von der Weltgesundheitsorganisation (deren Hauptgeldgeber China und Bill Gates sind – eine
Tatsache, auf die wir in Kapitel 3 näher eingehen werden) und einem
vertraglich gebundenen Netzwerk von Gentechnikern und Virologen
aus den USA und anderen Ländern, die unter dem Vorwand, Forschung auf dem Gebiet der Biomedizin und der Impfstoffe zu betreiben, Viren und Bakterien untersuchen und in Waffen verwandeln.

Die erste Phase der Vertuschung bestand in dem Versuch, die Möglichkeit zu leugnen oder zumindest ihr Eingeständnis hinauszuzö-
gern, dass eine neue SARS-ähnliche Epidemie in Wuhan aufgetreten
und dass dieses Virus – im Gegensatz zum ersten SARS-Ausbruch in
China 2002–2004 – hochansteckend war. Obwohl die Medien in aller Welt pflichtschuldig die später verworfene Erklärung wiederhol-

ten, Covid-19 stamme vom Wildtiermarkt in Wuhan, begann eine
Reihe von Nachrichtenorganisationen, Nachforschungen anzustellen und einen Teil der frühen Doppelzüngigkeit, Hinhaltetaktiken
und Lügen der chinesischen Regierung aufzudecken.

Diese Nachrichtenmedien begannen über die Tatsache zu berichten, dass die chinesische Regierung ihr Eingeständnis einen Monat
oder länger hinausgezögert hatte, dass im November/Dezember
2019 eine neue, bisher unbekannte und schwere Lungenkrankheit –
Covid-19 – aufgetreten war. Dann schoben die chinesischen Regierungsvertreter (und die WHO) trotz der Warnungen einiger ihrer
Spitzenwissenschaftler die Information, dass sich dieses SARS-CoV-
2-Virus in Wuhan rasch von Mensch zu Mensch übertrug, bis zum
19. Februar 2020 hinaus.

Unterdessen zensierte und unterdrückte die chinesische Regierung
Wissenschaftler und Ärzte, die die Nachricht zu verbreiten versuchten, dass eine ernste Gesundheitskrise bevorstehe. Der kanadische
Journalist Andrew Nikiforuk schrieb: »Laut umfassenden Berichten
des *Wall Street Journal* und der *New York Times* haben die chinesischen Behörden angesichts der Bedrohung durch das Coronavirus
Whistleblower unterdrückt, entscheidende Hinweise ignoriert und
auf den Ausbruch so verspätet reagiert, dass sie dazu übergingen, ihr
Versagen mit einem drakonischen Lockdown auszugleichen.«[8]

Von der Weltpresse jedoch kaum beachtet wurden die wachsenden
Hinweise auf eine andere, noch hinterhältigere Vertuschung, nämlich der Tatsache, dass SARS-CoV-2 nicht natürlich entstanden,
sondern aus einem der beiden Labore in Wuhan zur Biosicherheitsforschung entkommen oder freigesetzt worden war, in denen Gain-
of-Function-Experimente in schlecht geleiteten und unfallträchtigen
Einrichtungen durchgeführt wurden. Der Welt war allerdings nicht

bekannt, dass in diesen Laboren Tausende Fledermaus-Coronaviren gelagert und in einigen Fällen in Waffen verwandelt wurden.

Laborunfälle mit gefährlichen Viren und Bakterien

In sogenannten Biowaffen-/Bioverteidigungs-, also Dual-Use-Laboren wurde trotz der Tatsache, dass amerikanische und internationale Gesetze Biowaffen und Experimente auf diesem Gebiet verbieten,[9] gentechnisch ein wachsendes Arsenal synthetischer Viren erzeugt. In den vergangenen 30 Jahren kam es in beunruhigend vielen dieser Labore zu Lecks, Unfällen und Diebstählen.

Das angesehene *Bulletin of the Atomic Scientists* warnte vor einiger Zeit: »Man geht davon aus, dass eine Sicherheitslücke in einem Labor eines chinesischen Seuchenbekämpfungs- und Präventionszentrums für die Verbreitung von vier mutmaßlichen SARS-Fällen und einem Todesfall 2004 in Peking verantwortlich war. Bei einem ähnlichen Unfall im Dezember 2019 im Veterinärforschungsinstitut von Lanzhou infizierten sich 65 Labormitarbeiter mit Brucellose ... Im Januar 2020 wurde der bekannte chinesische Wissenschaftler Li Ning zu 12 Jahren Gefängnis verurteilt, weil er Versuchstiere an lokale Märkte verkaufte.«[10]

China ist wohl kaum der einzige Ort, der diese Art skrupelloser Forschungsexperimente zulässt und es dann mit solchen Unfällen zu tun bekommt. Immer wieder wurden in Laboren, die mit den tödlichsten und gefährlichsten Pathogenen der Welt arbeiten, Sicherheitslücken aufgedeckt.[11] Eine Recherche von *USA Today* enthüllte 2016 beispielsweise einen Vorfall von kaskadierendem Geräteausfall in einer Dekontaminierungskammer, als Forscher der Centers for Disease

Control and Prevention (CDC) ein Biosicherheitslabor der Stufe 4 verlassen wollten. Dem Bericht zufolge wurden in dem Labor wahrscheinlich Proben von Ebola- und Pockenviren gelagert.[12]

Im Jahr 2014 wurden in einem Laborlagerraum der U.S. Food and Drug Administration (FDA) in den National Institutes of Health zufällig sechs Glasfläschchen mit Pockenviren entdeckt.[13] Es war das zweite Mal in einem Monat, dass der unsachgemäße Umgang mit potenziell tödlichen Infektionserregern aufgedeckt wurde. Kurz vor dieser schockierenden Entdeckung war den amerikanischen Gesundheitsbehörden klar geworden, dass Angestellte versehentlich lebende Anthrax-Bakterien zwischen den Laboren verschickt und dadurch mindestens 84 Arbeiter gefährdet hatten. Bei einer Untersuchung stellten Beamte fest, dass es in den vorangegangen 10 Jahren zu weiteren Pannen gekommen war.[14]

Im darauffolgenden Jahr bemerkte das Pentagon, dass ein Labor im Dugway Proving Ground in den vergangenen 12 Jahren nicht komplett inaktivierte Anthrax-Bakterien an 200 Labore weltweit verschickt hatte. Einem im August 2016 veröffentlichten Bericht des US-Rechnungshofs (Government Accountability Office) zufolge wurden zwischen 2003 und 2015 in mindestens 21 Fällen nicht komplett inaktivierte Anthrax-Bakterien verschickt.[15]

Das Labor mit biologischer Schutzstufe 4 auf Galveston Island wurde 2017 von einem starken Sturm und ernsten Überschwemmungen getroffen, und dies warf Fragen auf, was wohl passieren könnte, wenn einige der dort aufbewahrten Pathogene freigesetzt werden würden.[16] Im August 2019 wurde laut einem Bericht der *New York Times* das Labor für biologische Kriegswaffen der US-Armee in Fort Detrick, Maryland, wegen unsachgemäßer Lagerung gefährlicher Pathogene vorübergehend geschlossen. Die Behörden weigerten sich, Details über die Pathogene oder das Leck zu nennen und verwiesen auf »nationale Sicherheitsinteressen«[17].

Tim Trevan, ein Berater in Sachen Biosicherheit aus Maryland, brachte 2017 seine Besorgnis zum Ausdruck, dass speziell vom Nationalen Biosicherheitslabor in Wuhan eine virale Bedrohung ausgehen könnte.[18] US-Botschaftsdepeschen warnten 2018 vor »möglichen Sicherheitslücken in einem Labor in Wuhan«.[19]

Selbstverständlich wollen weder das US-Militär noch die CIA, noch ihre chinesischen Gegenspieler mit anderen Nationen zusammen, die Biowaffen-Experimente unter dem Vorwand der Biosicherheits- oder Impfstoffforschung finanzieren, zugeben, dass die offizielle Geschichte über den natürlichen Ursprung von Covid-19 auf Propaganda, nicht etwa auf Fakten basiert. Der globale Wettlauf bei der Entwicklung biologischer Waffen ist uns jetzt buchstäblich um die Ohren geflogen. Weder Donald Trump, Dr. Fauci noch die NIH wollten, dass die wahre Geschichte herauskommt, weil die von den NIH finanzierte EcoHealth Alliance Gelder für die skrupellosen Gain-of-Function-Forschungsexperimente an Coronaviren im Wuhan-Labor bereitgestellt hatte.

Laut *Newsweek* fand diese Forschung in zwei Phasen statt.[20] Die erste, die 2014 begann und 2019 abgeschlossen wurde, konzentrierte sich darauf, »das Risiko, dass ein Fledermaus-Coronavirus auftaucht, einzuschätzen«.[21] Die ersten Ergebnisse wurden 2015 in *Nature Medicine* publiziert.[22] Das Programm, das ein Budget von 3,7 Millionen Dollar vorsah, wurde unter der Leitung der Virologin Shi Zhengli in Wuhan durchgeführt und hatte das Ziel, Coronaviren wilder Fledermäuse zu katalogisieren. Auch US-Wissenschaftler der Universitäten von North Carolina und Harvard waren daran beteiligt.[23] Die zweite Phase, die 2019 begann, umfasste die zusätzliche Überwachung von Coronaviren im Zuge der Gain-of-Function-Forschung, um zu untersuchen, ob Fledermaus-Coronaviren so mutieren könnten, dass sie Menschen infizieren. Diese zweite Phase wurde von der EcoHealth Alliance unter der Leitung ihres Präsidenten Peter Daszak, einem Experten auf dem Gebiet der Krankheitsökologie, organisiert.

Aber um nicht nur das chinesische Militär oder die Trump-Administration verantwortlich zu machen, sollten wir uns daran erinnern, dass diese unglaublich gefährliche und verrückte Wissenschaft, die unter Finanzierung und Leitung der US-Regierung und dem US-Militär bis heute an Orten wie Fort Detrick, an der Columbia-Universität und der Universität von North Carolina stattfindet, bereits seit dem Zweiten Weltkrieg vorgenommen wurde. Sie wurde also schon unter der Präsidentschaft von Truman, Eisenhower, Kennedy, Nixon, Carter, Reagan, Bush senior, Clinton, Bush junior und Obama finanziert und durchgeführt.[24]

Die zweite Phase der Vertuschung

Die von den meisten Medien leider ignorierte zweite Phase der Vertuschung umfasste die systematische Zerstörung forensischer Beweise. Dazu zählten:

→ Tests und Proben, die Ende Dezember 2019 vom Wuhan-Markt und den nahen Laboren genommen worden waren.[25]

→ Die Übernahme des Wuhan-Instituts für Virologie durch das chinesische Militär und dessen Topspezialisten für biologische Waffen am 26. Januar 2020.[26]

→ Die Löschung zugänglicher Online-Datenbanken von 20 000 Fledermaus-Virusgenomen, die vom Wuhan-Institut für Virologie und anderen gesammelt worden waren.[27]

→ Das Zensieren und sogar Verschwinden chinesischer Wissenschaftler, die darauf hinwiesen, dass SARS-CoV-2 wahrscheinlich aus einem Labor entwichen sei und das Potenzial habe, eine gefährliche Pandemie auszulösen.

→ Das Verbot, irgendwelche Artikel über SARS-CoV-2 ohne die vorherige offizielle Erlaubnis des chinesischen Militärs zu veröffentlichen.

→ Die geheime Änderung von Datensätzen in publizierten Arbeiten ohne Angabe von Korrekturhinweisen.[28]

→ Die Löschung von geschätzt 300 Studien über Coronaviren der staatlichen Nationalen Stiftung für Naturwissenschaften in China im Januar 2021, darunter Untersuchungen, die im Wuhan-Institut für Virologie durchgeführt worden waren.[29]

Neben der Vernichtung von Beweisen wurde schon früh eine Geschichte fabriziert und in Umlauf gebracht, die die Theorie des Laborursprungs komplett außen vorließ und an der seitdem festgehalten wird. Peter Daszak von der EcoHealth Alliance, der die NIH-Zuschüsse für die Forschung an Coronaviren an das Institut für Virologie in Wuhan weiterleitete, spielte bei diesem Plan eine entscheidende Rolle.

Am 19. Februar 2020 veröffentlichte *The Lancet* eine von 27 Forschern unterzeichnete wissenschaftliche Stellungnahme, in der Theorien zurückgewiesen wurden, Covid-19 stamme aus einem Labor, und in der es hieß: »Wir stehen zusammen und verurteilen Verschwörungstheorien aufs Schärfste, die suggerieren, dass Covid-19 keinen natürlichen Ursprung hat. Wissenschaftler aus vielen Ländern haben Genome des Erregers SARS-CoV-2 analysiert und publiziert ..., und sie kommen durchweg zu dem Schluss, dass dieses Coronavirus von Wildtieren stammt ...«[30]

Wie gewohnt, vertrauten die Faktenchecker der sozialen Medien dieser Aussage und zensierten Beweise, die belegen, dass SARS-CoV-2 offenbar vom Menschen gemacht ist. Es stellte sich heraus, dass Daszak der Hauptregisseur dieses Komplotts war, das die öffentliche Diskussion über den Ursprung des Virus steuern sollte.[31] Er entwarf die Stellungnahme, doch E-Mails, an die man dank des Freedom of Information Act (FOIA) gelangen konnte, verraten, dass er nicht wollte, dass diese »einer bestimmten Organisation oder Person zugewiesen werden«[32] könne. Stattdessen sollte sie seinem Wunsch gemäß wie ein »Schreiben führender Wissenschaftler« aussehen.[33]

Als der Jahreswechsel 2021 bevorstand und Rufe nach einer wirklichen Untersuchung des Ursprungs von SARS-CoV-2 immer lauter wurden, wurde Daszak nicht nur einer, sondern gleich zwei Kommissionen zugeteilt, die mit diesem Vorhaben beauftragt wurden: der Covid-19-Kommission von *The Lancet*[34] und der Untersuchungskommission der Weltgesundheitsorganisation[35].

Wie hoch ist wohl die Chance, dass Daszak, der an der Version der Geschichte, der Ursprung von SARS-CoV-2 sei zoonotisch, entscheidend mitgebaut hatte, am Ende dieser Untersuchungen zu einem anderen Ergebnis kommen wird? Fünf weitere Mitglieder der *Lancet*-Kommission unterzeichneten das Statement vom 19. Februar 2020 in *The Lancet,* was auch ihre Glaubwürdigkeit in Frage stellt.

Obwohl der Vorwurf eines Laborunfalls von den chinesischen Behörden weiterhin abgestritten wird, haben interessanterweise Biomedizin-/Biosicherheitslabore in China, darunter auch das Wuhan-Institut für Virologie und das Zentrum für Krankheitskontrolle, neue Laborvorschriften erlassen, um im Schlepptau der Pandemie die Sicherheitsmaßnahmen zu verschärfen.[36]

Die Geschichte vom Ursprung auf dem Wildtiermarkt bricht zusammen

Noch Monate nach Ausbruch der Epidemie haben die Massenmedien eine Reihe wissenschaftlicher Berichte und Medienbeiträge grundsätzlich ignoriert, denen zufolge keine Tiere auf dem Wuhan-Markt positiv auf Covid-19 getestet worden waren und etwa ein Drittel der ursprünglich gemeldeten Covid-19-Fälle in Wuhan Anfang Dezember 2019 überhaupt keinen Kontakt zum Wildtiermarkt gehabt hatten, auch die ersten gemeldeten Betroffenen nicht. [37]

Außerdem ignorierten die Medien die Aussage zahlreicher Menschen vom Huanan-Wildtiermarkt weitgehend, die kategorisch feststellten, dass im Markt keine Fledermäuse zum Verkauf angeboten und verzehrt wurden. Tatsächlich sind die dem Wuhan-Markt nächsten Fledermaushöhlen knapp 1000 Kilometer entfernt, und als SARS-CoV-2 in Wuhan auftauchte, befanden sich die wilden Fledermäuse im Winterschlaf.

Im Januar 2020 hatte eine Zeitung in Peking berichtet, dass »Patient Nr. 1«, also das erste Opfer des Covid-19-Virus, Huang Yanling gewesen sei, ein Wissenschaftler des Wuhan-Instituts für Virologie, und obwohl dieser Bericht inzwischen aus dem Internet entfernt wurde, halten sich die Gerüchte hartnäckig.[38] Im Februar schrieben die angesehenen chinesischen Forscher Botao Xiao und Lei Xiao in einer Vorveröffentlichung eines wissenschaftlichen Artikels (der von der chinesischen Regierung rasch gestoppt und aus dem Internet entfernt wurde): »Laut städtischen Berichten und der Aussage von 31 Bewohnern und 28 Besuchern waren Fledermäuse in der Stadt nie Nahrungsmittel, und auf dem Markt wurde nicht mit Fledermäusen gehandelt.«[39]

Während im Wuhan-Markt also offenkundig keine wilden Fledermäuse verkauft oder verzehrt wurden, wurden viele Fledermäuse und Fledermausviren in zwei angeblichen Hochsicherheitsforschungslaboren aufbewahrt, und dort wurde auch damit experimentiert.

Eines davon, das chinesische Zentrum für Seuchenbekämpfung, liegt nur knapp 300 Meter vom Huanan-Wildtiermarkt entfernt und neben dem Union Hospital, in dem mehrere frühe Covid-19-Infektionen von Krankenhausärzten gemeldet wurden. Ein anderes, das Wuhan-Institut für Virologie, liegt 11 Kilometer entfernt. Die Schlussfolgerung von Botao Xiao und Lei Xiao, die von der chinesischen Regierung unterdrückt wurde, lautete, dass »das Killer-Coronavirus wahrscheinlich aus einem Labor in Wuhan stammt«[40].

Es war bekannt, dass beide Labore in Wuhan Hunderte lebender Fledermausviren sammelten, analysierten und damit herumexperimentierten, mitunter, um sie virulenter und infektiöser zu machen. Man bedenke, dass diese Labore in einer Stadt mit 10 Millionen Einwohnern ansässig sind – einem klassischen Umfeld, das für die schnelle Virusausbreitung prädestiniert ist. Die Durchführung von Gain-of-Function-Forschung ist zweifellos die größte Bedrohung für die Menschheit – aber warum führt man diese gefährliche Forschung mit ansteckenden Viren ausgerechnet in einer so dicht besiedelten Gegend durch?

Eine Reihe von Wissenschaftlern, die in diesen Laboren arbeiteten – insbesondere Dr. Shi Zhengli, von der chinesischen Presse als »Fledermaus-Frau« tituliert –, hatte in wissenschaftlichen Zeitschriften von Fachleuten begutachtete Artikel veröffentlicht, häufig in Zusammenarbeit mit amerikanischen Forschern und Wissenschaftlern aus anderen Ländern, und dabei beschrieben, wie sie Gain-of-Function-Techniken –besipielsweise Gentechnik und Labormanipulationen – einsetzten, um Coronaviren infektiöser und bösartiger zu machen.[41]

Später sollte sich herausstellen, dass diese Gain-of-Function-Experimente nicht nur von der chinesischen Regierung und dem chinesischen Militär finanziert und durchgeführt wurden, sondern auch von der US-Regierung, von Dr. Anthony Faucis National Institute of Allergy and Infectious Disease (NIAID), von Instituten wie der Eco-Health Alliance ebenso wie von einem undurchsichtigen Netzwerk von Pentagon- und Geheimdienstbehörden.[42]

In einem Instagram-Post beschrieb Robert F. Kennedy jr. die Komplizenschaft von Dr. Anthony Fauci, der mutmaßlich »rationalen Stimme« der Trump-Administration in Sachen Covid-19, bei der Finanzierung der Umwandlung von Viren in Waffen in den Laboren in Wuhan:

> Die *Daily Mail* berichtet heute, dass sie Dokumente aufgedeckt hat, die belegen, dass Anthony Faucis NIAID inmitten der Untersuchung über die Freisetzung des Coronavirus Wissenschaftlern des Wuhan-Labors 3,7 Millionen Dollar überwiesen hat.
>
> Laut der britischen Zeitung »finanzierte der Bundeszuschuss Experimente an Fledermäusen, die aus jenen Höhlen stammen, aus denen vermutlich auch das Virus stammt«. Hintergrund: Nach dem SARS-Coronavirusausbruch von 2002–2003 finanzierten die NIH eine

Zusammenarbeit mit chinesischen Wissenschaftlern, den Virologen des US-Militärs vom Biowaffenlabor in Fort Detrick und Forschern der NIH vom NIAID, um durch Untersuchung der Entstehung bösartiger Virenstämme aus Fledermäusen in menschlichem Gewebe zukünftige Coronavirusausbrüche zu verhindern.

Zu diesen Untersuchungen zählten »Gain-of-Function«-Forschungen, die einen Prozess namens »beschleunigte Evolution« nutzten, um Superkeime für eine Covid-Pandemie zu erzeugen: verstärkte, Fledermäusen entstammende Covid-Mutanten, die tödlicher und ansteckender sind als wilde Covid-Viren. Faucis Untersuchungen alarmierten Wissenschaftler rund um den Globus, die sich laut einem Artikel vom Dezember 2017 in der *New York Times* beschwerten, dass »diese Forscher riskieren, einen Monsterkeim zu schaffen, der aus dem Labor entkommen und eine Pandemie auslösen könnte«.

Dr. Mark Lipsitch vom Cummunicable Disease Centre der Harvard School of Public Health erklärte der *Times,* dass Dr. Faucis NIAID-Experimente »uns einige bescheidene wissenschaftliche Einblicke gewährten und fast nichts dazu beitrugen, unsere Vorbereitungen auf eine Pandemie zu verbessern, aber Gefahr liefen, versehentlich eine Pandemie auszulösen«. Im Oktober 2014, nach einer Reihe von Unfällen in US-Laboren, bei denen solche tödlichen, absichtlich erzeugten Viren beinahe freigesetzt wurden, ordnete Präsident Obama den Stopp jeglicher Bundesmittel für Faucis gefährliche Experimente an.

Jetzt hat es den Anschein, als könnte Dr. Fauci die US-Restriktionen umgangen haben, indem er die Forschungen ins Militärlabor nach Wuhan verlagerte. Der Kongress muss eine Untersuchung der Machenschaften des NIAID in China einleiten.[43]

Kennedy weist darauf hin, einer der Gründe, weshalb manche dieser Gain-of-Function-Experimente ab 2014 bis heute in Wuhan durchgeführt werden, liege darin, dass man (von 2014 bis 2017) davon ausging, an diesen Orten würde nach einer Reihe von Laborunfällen und -lecks in den Vereinigten Staaten und andernorts ein Verbot solcher Experimente verhängt werden.[44]

Leider sind Laborunfälle, Diebstähle und Lecks nicht nur in den USA, sondern auch in China sehr häufig geworden, und so geschah dies auch bei SARS-CoV (dem viralen Vorfahren von Sars-CoV-2), das 2003 und 2004 aus Laboren in Peking, Singapur und andernorts entkam und Laborarbeiter infizierte und sogar tötete. Die Zeitschrift *Science* warnte im Jahr 2004: »Nach vier unabhängigen Infektionen innerhalb des vergangenen Jahres in drei verschiedenen Institutionen in Peking, Singapur und Taipeh befürchten Gesundheitsexperten, dass die nächste SARS-Epidemie mit größerer Wahrscheinlichkeit von einem Forschungslabor ausgehen wird als – wie vermutet – von der Tierwelt.«[45]

Im Januar 2018 schickten mehrere Beamte des US-Außenministeriums nach einem Besuch im Wuhan-Institut für Virologie Warnungen nach Washington, das Labor scheine gefährlich schlecht geführt und mit unangemessenem Personal ausgestattet zu sein, was eine große Gefahr für die versehentliche Freisetzung eines potenziell pandemischen Pathogens (PPP) darstelle.[46]

Angesichts der wachsenden Skepsis und Kritik seitens unabhängiger Prüfer räumte Gao Fu, der Direktor der chinesischen Seuchenschutzbehörde, Ende Mai 2020 im chinesischen Fernsehen ein, in Tierproben des Huanan-Markts seien keine SARS-CoV-2-Viren entdeckt worden, weshalb der Wildtiermarkt nicht die Quelle der Epidemie, sondern ein Ort sei, an dem zuvor infizierte Menschen das Virus verbreitet hatten.

»Zuerst gingen wir davon aus, dass das Virus auf dem Wildtiermarkt grassiert haben könnte, aber jetzt wird uns klar, dass der Markt eher ein Opfer ist.«[47] Gao Fus Eingeständnis stimmte mit zahlreichen Untersuchungsergebnissen überein, die zeigten, dass das Covid-19-Virus in Wuhan zirkulierte, bevor ein Mensch auf dem Wildtiermarkt damit infiziert wurde.[48]

Ständig neue Wendungen der offiziellen Geschichte

Da die meisten internationalen Medien und Gesundheitsbehörden ziemlich betreten und perplex waren, berichteten sie zunächst nur sehr zurückhaltend über die Rücknahme der Wildtiermarkt-Theorie seitens der chinesischen Regierung.

Daraufhin begannen die chinesischen Funktionäre und Gain-of-Function-Forscher rasch, die offizielle Geschichte des Ursprungs zu ändern, und behaupteten, die Wirtsart des Coronavirus, die Hufeisennase (aus der Ordnung der Fledertiere), müsse beim Transport wilder Schuppentiere, die aus Malaysia – 1600 Kilometer von den Fledermaushöhlen entfernt – ins Land geschmuggelt wurden, irgendwie durch eine wundersame genetische Rekombination auf ein einzelnes Gürteltierexemplar übergesprungen sein, sodass das Fledermaus-Coronavirus hochinfektiös werden und damit in die Lage versetzt werden konnte, eine Pandemie auszulösen.

Doch nachdem unzählige Artikel erschienen waren, die der Fledermaus-zu-Gürteltier-These zuarbeiteten, und Rufe laut geworden waren, beim Wildtierschmuggel hart durchzugreifen, begannen Wissenschaftler weltweit Arbeiten zu veröffentlichen, in denen sie darauf hinwiesen, dass die Fledermaus-auf-Gürteltier-Hypothese keine plausible Erklärung für das plötzliche Auftauchen von SARS-CoV-2 abgebe.[49] Es sei höchst unwahrscheinlich, dass das ursprüngliche SARS-Fledermausvirus (welches grundsätzlich nicht auf den Menschen übertragbar ist) bereits existiert habe und es dann zum Genaustausch mit einem einzelnen Gürteltier gekommen sei, um ein spezielles Spikeprotein mit einer speziellen Aktivierungssequenz an der sogenannten S1/S2-Spaltstelle zu bilden, wodurch es dann leicht auf den Menschen hätte übertragen werden können.

Diese vermutete Rekombination war angesichts der Tatsache, dass Fledermäuse und Gürteltiere Tausende Kilometer voneinander entfernt leben, besonders unglaubwürdig (es sei denn, sie wurde in einem Labor gentechnisch herbeigeführt). Falls dieses hypothetische hochinfektiöse Fledermaus-/Gürteltiervirus überhaupt existierte, wäre es darüber hinaus extrem unwahrscheinlich, dass es keinerlei biologische oder epidemiologische Spuren hinterlässt. Experten wiesen darauf hin, dass es Jahrzehnte dauern würde, bis diese Art komplexer artübergreifender Rekombination so weit wäre, die ersten Menschen zu infizieren, und dann noch mehr Zeit der Weiterentwicklung, um für Menschen hochansteckend zu werden.

Doch obwohl Fledermausjäger, Epidemiologen und Virologen rund um die Welt nach Beweisen gesucht haben, liegen überhaupt keine Beweise dafür vor, dass dieses Fledermaus-/Gürteltiervirus jemals existiert oder jemanden infiziert hat. Falls eine Version dieses Fledermaus-/Gürteltiervirus existierte, muss es in einem Labor in Wuhan erzeugt worden sein, aus dem es im Spätherbst entkam oder freigesetzt wurde.

Andere Verfechter des natürlichen Ursprungs von SARS-CoV-2 behaupteten, wäre das Genom des SARS-CoV-2 Virus gentechnisch hergestellt worden, müsste es Spuren oder Narben von Stellen aufweisen, an denen Einfügungen vorgenommen wurden. Noch andere erklärten, das Fehlen eines bekannten »viralen Rückgrats« bei SARS-CoV-2 (notwendig für gentechnische Verfahren in einem Labor) würde die Hypothese entkräften.

Doch Moreno Colaiacovo, ein italienischer Genom-Datenwissenschaftler, und viele weitere Forscher wiesen darauf hin, dass moderne gentechnische Verfahren neue virale Grundgerüste erzeugen, ohne irgendeine Spur zu hinterlassen (das nennt man »nahtlose Techniken«). Dies wissen inzwischen alle Gentechniker und Virologen, nicht aber die Massenmedien und die Öffentlichkeit.

Zwar trifft es zu, dass selbst die geschicktesten Gentechniker ein vorhandenes virales Grundgerüst benötigen, um Viren im Labor zu manipulieren und in Waffen zu verwandeln, doch in die Welt der bekannten Viren, zu dem auch das Grundgerüst von SARS-CoV-2 gehört, sind die Tausenden anderen »öffentlich nicht bekannten« Viren nicht mit einbezogen, die das Militär Chinas und anderer Länder in ihrem Besitz haben, aber lieber nicht öffentlich machen. Durch den Einsatz dieser »nicht öffentlich bekannten« Viren als Grundgerüst könnten Gain-of-Function-Wissenschaftler problemlos ein SARS-CoV-2-Virus aus einem vorhandenen, aber nicht publizierten Virus und viralen Grundgerüst herstellen.[50]

Rätsel rund um den Ursprung des Coronavirus

Wo kam das neue SARS-CoV-2-Virus also her? Wo hat es seine einzigartige biologische Eigenschaft aufgegabelt, die dem ursprünglichen SARS-Coronavirus SARS-CoV fehlte, um die menschliche Zellabwehr effektiv zu überlisten? Genauer gefragt, wo hat das ursprüngliche SARS-CoV-Coronavirus dieses einzigartige, aus vier Aminosäuren bestehende Segment aufgelesen, das perfekt in sein Genom eingebaut ist und es ihm ermöglicht, das Protein Furin und andere Enzyme im menschlichen Körper zu nutzen, um seine Virushülle aufzulösen, damit es in menschliche Zellen eindringen, diese infizieren und sich darin zu vermehren beginnen kann?

Obwohl Wissenschaftler rund um die Welt Proben von SARS-CoV-2-Viren, die Menschen infiziert hatten, einer sorgfältigen Analyse unterzogen haben, fanden sich keine Hinweise darauf, dass sich das Virus mit der Zeit von einem für Menschen weniger infektiösen zu einem verstärkt infektiösen entwickelt hat.

Das Coronavirus wurde irgendwie so »optimiert«, dass es Menschen vom ersten Tag an infizieren konnte, wie man es bei etwas erwarten würde, was in einem Labor hergestellt wurde – nicht etwa von einem Virus, das außerhalb eines Laborumfelds allmählich unter den Menschen in Umlauf geriet.

Eine Forschergruppe stellte fest: »Unsere Beobachtungen legen den Schluss nahe, dass SARS-CoV-2 bereits vor seiner Entdeckung Ende 2019 in ähnlichem Ausmaß wie bei der vorangegangenen SARS-CoV-Epidemie für die Übertragung auf den Menschen angepasst war. Doch es wurden keine Vorstufen oder Entwicklungsvarianten von einem weniger an Menschen angepassten SARS-CoV-2 ähnlichen Virus entdeckt.«[51]

Eine andere Forschergruppe nutzte ein Computermodell, um zu testen, wie sich das Spikeprotein von SARS-CoV-2 mit den Rezeptorzellen vieler Spezies verbindet. Sie fanden heraus, dass das Spikeprotein stärker an die menschlichen ACE2-Rezeptoren (ACE2: Angiotensinkonvertiertes Enzym 2) andockte als an diejenigen anderer Spezies:

Insbesondere dieser Ansatz ergab überraschenderweise, dass die Bindungsenergie zwischen dem Spikeprotein von SARS-CoV-2 und ACE2 von allen getesteten Spezies beim Menschen am höchsten war, was den Schluss nahelegt, dass das SARS-CoV-2-Spikeprotein speziell dazu entwickelt wurde, um sich an Zellen mit menschlichem ACE2 zu binden und diese zu infizieren.

Dieses Ergebnis ist besonders überraschend, weil man in der Regel erwarten kann, dass ein Virus die höchste Rezeptoraffinität mit seiner ursprünglichen Wirtsart, das heißt der Fledermaus, und eine geringere anfängliche Bindekraft bei den Rezeptoren eines neuen Wirts aufweist, das heißt des Menschen.[52]

Mit anderen Worten liegen also sehr starke wissenschaftliche Beweise vor, dass das SARS-CoV-2-Virus in einem Labor hergestellt wurde, und nicht etwa ein Virus ist, das sich in Fledermäusen und Zwischenwirten auf natürliche Weise entwickelt hat und dann auf den Menschen »übergesprungen ist«, wo es mit der Zeit immer infektiöser wurde.

Und was ist, von der überwältigenden wissenschaftlichen Beweislage mal abgesehen, mit der Tatsache, dass SARS-CoV-2 – wenn zufällig, dann mit einer Wahrscheinlichkeit von einer Milliarde zu eins – zuerst in genau dem Stadtviertel aufgetaucht zu sein scheint, in dem chinesische Wissenschaftler in einer US/China-Partnerschaft Viren wilder Fledermäuse sammelten und diese in mehreren schlecht geführten, unfallträchtigen Laboren unter dem Vorwand biomedizinischer und Impfstoffforschung in Waffen verwandelten?

Das heißt natürlich nicht, dass SARS-CoV-2 absichtlich freigesetzt wurde, aber es deutet auf die extreme Wahrscheinlichkeit hin, dass es, bereits darauf vorbereitet, Menschen zu infizieren, aus einem Labor entwichen ist.

Vielleicht versuchten die chinesischen und amerikanischen Wissenschaftler, die die Gain-of-Function-Forschung leiten, ja ein bösartigeres und infektiöseres Coronavirus herzustellen, mit dem sie Mäuse oder andere Versuchstiere infizieren wollten, um dann einen Impfstoff – und nicht etwa eine Biowaffe – zu entwickeln.

Tatsächlich erwähnte Dr. Shi Zhengli, die im Labor in Wuhan arbeitete, die dortige Verwendung transgener Mäuse, um eine spezielle Affinität zwischen Viren und menschlichen ACE2- Rezeptoren zu erzeugen. (Angiotensin-konvertiertes Enzym 2, das heißt ACE2, ist ein Protein, dessen Rezeptoren auf der Zellmembran liegen; es ist verantwortlich für die Art und Weise, wie das SARS-CoV-2-Virus in die Zelle eindringt.)

Viele hatten Schwierigkeiten zu verstehen, weshalb diese Affinität zwischen SARS-CoV-2 und menschlichen Zellen so ausgeprägt war und warum wir, wenn es nicht das Gürteltier war, den Zwischenwirt nicht ausfindig machen konnten, der es dem Virus ermöglichte, von Fledermäusen auf Menschen überzuspringen. Im Juli 2020 erzählte Dr. Zhengli der Zeitschrift *Science:*

> Wir führten 2018 und 2019 im Biosicherheitslabor des Instituts in vivo Experimente mit transgenen Mäusen (mit menschlicher ACE2-Expression) und Zibetkatzen durch. Die von uns genutzten Viren waren Fledermaus-SARSr-CoV, die den SARS-CoV ähnlich sind. Diese Arbeit wurde unter strikter Einhaltung der Regulierungen des Biosicherheitsumgangs mit pathogenen Mikroben in chinesischen Laboren vorgenommen. Die Ergebnisse legten den Schluss nahe,

dass Fledermaus-SARSr-CoV Zibetkatzen direkt infizieren und auch Mäuse mit menschlichen ACE2-Rezeptoren infizieren kann. Aber es zeigte bei Mäusen eine geringe und bei Zibetkatzen gar keine Pathogenität.[53]

Das erklärt, warum Big Pharma beziehungsweise Anthony Faucis National Institutes of Health solche umstrittenen Laboruntersuchungen in Wuhan finanzieren, selbst nachdem die meisten der in den USA angesiedelten Gain-of-Function-Forschungen als zu gefährlich eingestuft und vorübergehend (zwischen 2014 und 2017) verboten wurden.[54]

Man kann aber sicher sein, dass das chinesische sowie das US-Militär und Sicherheitsbehörden, die weltweit die größten Geldgeber für diese Art von Biowaffen-/Bioverteidigungsforschung sind, ein Virus wie SARS-CoV-2 als mögliche Biowaffe betrachten, vor allem im Kontext eines globalen Wettlaufs um chemische und biologische Kampfstoffe.[55] Leider ist es, wie der Wissenschaftler und Autor André Leu, Direktor von Regeneration International, betont, » … höchst unwahrscheinlich, dass die Forscher vom Wuhan-Institut für Virologie und die chinesische Regierung angesichts der immensen Vertuschung jemals die Wahrheit sagen werden … Wie sie wissen, werden der Aufschrei und die Wut, wenn die Wahrheit herauskommt, dass Gain-of-Function Forschungen diese globale Pandemie ausgelöst haben, die das Leben vieler Millionen Menschen zerstört hat, so groß sein, dass diese Art der Forschung verboten wird.«[56]

Darüber hinaus würden die Regierungen Chinas und der USA, die diese skrupellosen Experimente finanzierten, sowie der militärisch-industrielle Komplex und dessen Wissenschaftler, die sie durchführten, für durch die Covid-19-Pandemie entstandene Schäden in Höhe von Billionen von Dollar haftbar gemacht und wahrscheinlich mit Strafanzeigen überzogen werden, sobald bewiesen werden kann, dass sie das globale Abkommen, das die Entwicklung chemischer und biologischer Waffen untersagt, verletzt haben.

Die Schatten früherer Pandemien

Es gab bereits andere Ausbrüche neuartiger Coronaviren, die unser globales Unheil ankündigten. Der erste war die Spanische Grippe von 1918. Sie war von einem Vogelgrippevirus ausgelöst worden, dem es gelang, sowohl auf Schweine als auch den Menschen überzuspringen. Es trat 1918 während des Ersten Weltkriegs auf, infizierte weltweit 500 Millionen Menschen und tötete schätzungsweise 50 Millionen, das heißt 2,7 Prozent der Weltbevölkerung.[57]

Die Spanische Grippe führte mitunter innerhalb von 12 Stunden zum Tod. Wie das aktuelle Coronavirus SARS-CoV-2 verbreitete sich auch dieses Virus sehr leicht und schnell. Doch im Gegensatz zu Covid-19 waren Menschen im Alter zwischen 20 und 40 Jahren am stärksten infektionsgefährdet. Bei Covid-19 haben die Älteren und Immungeschwächten das höchste Risiko, doch selbst in diesen Hochrisikogruppen liegt die Sterberate weit unter der der Spanischen Grippe. Zwar wird viel darüber gesprochen, Covid-19 sei in der Wirkung der Spanischen Grippe ähnlich, doch es hat deutlich mehr Ähnlichkeiten mit der Panik vor der späteren Vogel- und Schweinegrippe.

Im Jahr 1976 nämlich infizierte ein neues Schweinegrippevirus in Fort Dix, New Jersey, 230 Soldaten und führte zu einem Todesfall. Weil eine Wiederholung einer Pandemie wie bei der Spanischen Grippe 1918 befürchtet wurde, wurde mit beschleunigtem Verfahren ein Impfstoff entwickelt, und die Maschine der Regierungspropaganda lief an und verbreitete, alle Amerikaner sollten geimpft werden. Was als beschränkter Ausbruch begonnen hatte, führte zu einer massiven Kampagne für die Schweinegrippeimpfung, und mehr als 45 Millionen Amerikaner wurden geimpft.

In den folgenden Jahren meldeten fast 4000 Amerikaner der US-Regierung Impfschäden,[58] die sich auf 3,2 Milliarden Dollar beliefen.[59] Zu den Nebenwirkungen zählten mehrere Hundert Fälle des Guillain-Barré-Syndroms (eine seltene Begleiterscheinung von Grippeimpfstoffen). Sogar gesunde 20-Jährige waren am Ende querschnittsgelähmt. Darüber hinaus wurde die Impfung für mindestens 300 Todesfälle verantwortlich gemacht.[60] Unterdessen überstieg die Todesrate durch dieses »pandemische Virus« nie die Zahl eins.

Dann gab es die Panik im Jahr 2005 vor der H5N1-Vogelgrippe, die Präsident Bush zu der Voraussage veranlasste, 2 Millionen Amerikaner würden daran sterben.[61] Diese Panikmache wurde als grausamer Schwindel entlarvt, der dazu dienen sollte, Angst zu verbreiten und die Brieftaschen verschiedener Personen und Industrien zu füllen. Dr. Mercolas *New York Times*-Bestseller *The Bird Flu Hoax* (zu Deutsch: »Der große Vogelgripppenschwindel«) enthüllt im Detail den umfassenden Betrug mit dieser Epidemie, zu der es nie kam.

Doch ein Langzeiteffekt dieser Vogelgrippe-Panik ist, dass die WHO ein koordiniertes Beschleunigungsverfahren für die Zulassung und Freigabe von Impfstoffen gegen Pandemien erarbeitete. Auf der Webseite der WHO steht: »Es wurde nach Möglichkeiten gesucht, um die Zeit zwischen dem Auftreten eines pandemischen Virus und der Verfügbarkeit sicherer und wirksamer Impfstoffe abzukürzen.«[62]

Eine dieser in Europa genutzten Methoden besteht in der Durchführung von »Vorausstudien« mit einem »Modell-Impfstoff«, der eine aktive Substanz für ein Grippevirus enthält, das in jüngster Zeit nicht in der Bevölkerung grassierte. Beim Test dieser Modell-Impfstoffe kommt es sehr leicht zur Freisetzung des neuen Influenzavirus auf die Bevölkerung, da sein Zweck darin besteht, »die Neuheit eines pandemischen Virus zu imitieren« und »die regulatorische Zulassung deutlich zu beschleunigen«.

Schließlich brach 2009 die Schweinegrippe-Pandemie aus. In diesem Jahr warnten große Nachrichtenmedien, die Schweinegrippe könnte 90 000 Amerikanern das Leben kosten und 2 Millionen eine Krankenhausbehandlung einbringen. Es wiederholte sich die Panikmache während der Vogelgrippe-Pandemie von 2005, zu der es nie kam.

Was schlugen die amerikanischen Gesundheitsbehörden als Reaktion auf die Schweinegrippe-Pandemie 2009 vor? Die Schweingrippeimpfung für alle! Die *Washington Post* berichtete, die Centers for Disease Control and Prevention hätten erklärt: »Sobald ein Impfstoff verfügbar ist, sollten Sie versuchen, ihn für jeden in Ihrer Familie zu erhalten.«[63] Und das, obwohl die Gefahr des H1N1-Virus von 2009 gering war – eine Infektion erforderte in der Regel weder einen Krankenhausaufenthalt noch medizinische Behandlung. Tatsächlich hatten die Betroffenen in den meisten Fällen nur milde Symptome, die von alleine wieder verschwanden.

Der 2009 für den europäischen Markt schnell zugelassene Impfstoff gegen die Schweinegrippe (Pandemrix) entpuppte sich als Katastrophe. Im Jahr 2011 wurde ein kausaler Zusammenhang[64] mit Narkolepsie bei Kindern festgestellt, deren Fallzahlen in einigen Ländern in die Höhe schossen.[65] Forscher entdeckten 2019 »einen neuen Zusammenhang zwischen der mit Pandemrix verbundenen Narkolepsie und der nichtkodierenden Ribonukleinsäure GDNF-AS1« – einem Gen, das mutmaßlich die Produktion des »von Gliazellen abgeleiteten neurotrophen Faktors« beziehungsweise GDNF steuert, eines Proteins, das für das Überleben der Neuronen eine entscheidende Rolle spielt. Außerdem bestätigten sie einen direkten Zusammenhang zwischen der durch den Impfstoff hervorgerufenen Narkolepsie und einem gewissen Haplotyps, was den Schluss zulässt, dass »bei manchen Menschen eine mit der Immunabwehr und dem neuronalen Überleben in Verbindung stehende Genvariation reagieren und die Anfälligkeit für die durch Pandemrix hervorgerufene Narkolepsie verstärken könnte«.[66]

Wie bei Covid-19 liegen Beweise vor, dass die Schweinegrippe von 2009 das Ergebnis von Gentechnik und einem Laborunfall war. In einem im *New England Journal of Medicine* erschienenen Artikel hieß es:[67] »Die gründliche Untersuchung des Virusursprungs ergab, dass es eng verwandt mit einem Virusstamm von 1950 war, aber keine Ähnlichkeiten mit Influenza-A (H1N1)-Stämmen aus den Jahren 1947 und 1957 vorlagen. Diese Ergebnisse legten die Schlussfolgerung nahe, dass der Stamm des Ausbruchs von 1977 seit 1950 aufbewahrt worden war.[68] Das Wiederauftauchen ging wahrscheinlich auf eine Freisetzung aus einem Labor in Verbindung mit nachlassender Immunität der Bevölkerung gegen H1 und N1- Antigene zurück.«[69]

Man muss sich fragen, wer profitiert von dieser Paranoia und Hysterie? Zweifellos kennen Sie die Antwort. Natürlich Big Pharma, aber auch Big Agrar, Big Tech und die Technokraten, die eine neue Weltordnung installieren wollen.

Covid-19: Geplant oder einfach prophezeit und ausgenutzt?

Dr. Anthony Fauci sagte selbst: »Und wenn es eine Botschaft gibt, die ich Ihnen heute, auf meinen Erfahrungen basierend, mitteilen will …, dann lautet sie, dass zweifelsfrei feststeht, dass die kommende Regierung [Trump] auf dem Gebiet von Infektionskrankheiten vor große Herausforderungen gestellt sein wird …., dass es aber auch einen überraschenden Ausbruch geben wird … Wir sind uns äußerst sicher, dass wir diesen in den kommenden Jahren erleben werden.«[70]

Wir sind hier möglicherweise mit dem größten Verbrechen oder dem schlimmsten Akt krimineller Fahrlässigkeit und Vertuschung der Neuzeit konfrontiert. Wenn ein Beschuldigter (die chinesische Regierung) oder eine Gruppe Beschuldigter (die Regierungen Chinas und Amerikas und deren Wissenschaftler) sich in einem Gerichtsverfahren wie Schuldige verhalten, indem sie Beweismaterial verstecken und vernichten, Zeugen einschüchtern, ihre Kritiker als »Verschwörungstheoretiker« verunglimpfen und ihre Geschichten und ihr Alibi ständig ändern, dann sind sie wahrscheinlich schuldig, oder aber sie versuchen, einen anderen Schuldigen zu decken.

Sollte jemand – möglicherweise ein Komplize oder Kollaborateur dieser Täter – von einem Verbrechen, einer Katastrophe oder der Vertuschung des wahren Ursprungs dieses Verbrechens oder Desasters wirtschaftlich oder politisch zum Ausbau seiner Macht und Kontrolle profitieren, müssen wir uns diese Leute und ihre Statements oder Aussagen ganz genau ansehen.

Sollte jemand – in diesem Fall eine Gruppe sehr reicher und mächtiger Leute (zu ihnen gehören Bill Gates, die Weltgesundheitsorganisation und das Weltwirtschaftsforum) – eine Pandemie wie Covid-19 seltsamerweise sehr detailliert vorhersagen (was sie bei einer hochrangigen Übung namens Event 201 tatsächlich getan haben) und sollte diese dann tatsächlich ausbrechen, müssen wir aufhorchen. Vor allem dann, wenn dieselbe globale Elite weitermacht und die Katastrophe zu ihrem Nutzen instrumentalisiert, die Geschichte sorgfältig kontrolliert und manipuliert und ehrgeizige Pläne für eine Neue Weltordnung mit technokratischer und totalitärer Kontrolle namens The Great Reset[71] entwickelt. (Mit Event 201 und dem Great Reset werden wir uns im nächsten Kapitel eingehend befassen.)

Das Urteil

Es liegen sowohl zunehmende Indizienbeweise als auch forensisches Beweismaterial vor, die uns Skepsis hinsichtlich der offiziellen Ursprungsgeschichte von Covid-19 nahelegen, wie sie von den Regierungen Chinas und der USA, Big Pharma, dem wissenschaftlichen Establishment, Big Tech, dem Weltwirtschaftsforum, der Weltgesundheitsorganisation, Bill Gates, dem militärisch-industriellen Komplex und anderen öffentlich gemacht und verteidigt wurde.

Überprüfen wir die wissenschaftlichen Daten und halten uns die immer zahlreicher werdenden Indizienbeweise (Verdächtigte/Beschuldigte, Verhalten, Geld, Motive, Belohnungen, Nutznießer, soziale Kontrolle, Geschichte der Unfälle und Freisetzungen, Vorahnungen beziehungsweise Vorhersagen) vor Augen, so kommen wir unweigerlich zu dem Schluss, dass SARS-CoV-2 aus einem Labor stammt und nicht natürlich entstanden ist – entweder aufgrund eines Unfalls (was wahrscheinlicher ist) oder weil es absichtlich freigesetzt wurde.[72] Doch wir müssen wissen, in welchem Labor es entstand, welche Wissenschaftler beteiligt waren, welches Virus genutzt wurde und welche viralen Bestandteile entwichen sind.

Wir benötigen eine globale, von unabhängigen Wissenschaftlern, Anwälten und Prüfern geleitete Untersuchung, um Beweise zu sammeln, was bei Covid-19 wirklich geschehen ist. Dann sollte ein internationales Tribunal über Biowaffen-Verbrechen analog den Nürnberger Prozessen nach dem Zweiten Weltkrieg einberufen werden, damit wir die Täter dieser Pandemie vor Gericht bringen und verhindern können, dass sich eine derartige Katastrophe wiederholt.

Haben wir die Täter von Covid-19 und ihre Komplizen einmal identifiziert und zusammen mit ihren Geldgebern, Unterstützern und Anstiftern entlarvt, müssen die globalen Basisorganisationen die Biowaffenkonvention wieder aufgreifen. Wir müssen die Verbote verschärfen und sämtliche Lücken im globalen Abkommen über das Verbot chemischer und biologischer Kampfstoffe schließen, und dazu gehört auch die Verwandlung von Viren, Bakterien und Mikroorganismen in Waffen.

Diese Vertragsergänzung muss allen Biowaffen-Forschungen ein Ende setzen und Militärs und Gentechnikern die Ausflucht verwehren, Biowaffen-Forschung als »Biomedizin«- oder »Biosicherheits«-Forschung zu etikettieren. Außerdem müssen, wann und wo auch immer Verletzungen des internationalen Abkommens vermutet werden, obligatorische Inspektionen durchgeführt werden (so wie sie inzwischen für Atomwaffen vorgeschrieben sind).

Der Biowaffenexperte Lynn Klotz stellte fest:

> Nach seiner Verabschiedung 1975 lautete eine Kritik an dem großen internationalen Abkommen zum Verbot biologischer Kampfstoffe, der Biowaffenkonvention, dass darin keine Vorkehrungen vorgesehen waren, zu überwachen, ob sich die Länder tatsächlich daran halten. Weil es mitten im Kalten Krieg ausgehandelt wurde, war es höchst unwahrscheinlich, dass die Sowjetunion internationalen Inspektoren Zutritt zu ihren Biosicherheitsanlagen gewähren würde ...

Nach dem Zusammenbruch der Sowjetunion versuchten einige Länder, die diese Schwäche des Abkommens erkannt hatten, sich damit zu befassen ..., indem sie Maßnahmen für zufällig ausgewählte Standortbesuche und ein schnelles Eingreifen [vorschlugen], um die Entwicklung, Lagerung und den Einsatz von Waffen zu untersuchen. Doch 2001 wurde die Hoffnung der Befürworter dieser Maßnahmen enttäuscht, als die Vereinigten Staaten sich ad hoc aus einer UN-Kommission zurückzogen, die mit dem Entwurf des Protokolls beauftragt war, was bedeutete, dass die vorgeschlagenen Maßnahmen nie internationales Gesetz wurden.[73]

Es ist an der Zeit, alle Dual-Use-Labore für Biowaffen und Biosicherheit auf der Welt zu schließen und ein echtes globales Verbot von Massenvernichtungswaffen – einschließlich aller chemischen und biologischen Kampfstoffe und Experimente an solchen Waffen – zu erlassen.

Dann, und nur dann, werden wir Covid-19 wirklich verstehen, uns davor schützen und die nächste Pandemie verhindern können, vor der uns Bill Gates bereits in Form eines bioterroristischen Angriffs gewarnt hat.[74]

Bis es so weit ist, wird keiner von uns mehr sicher sein.

Kapitel 3

Event 201 und der Great Reset

Von Dr. Joseph Mercola

Es mag zwar schwer zu glauben sein, doch das Beweismaterial legt den Schluss nahe, dass die Covid-19-Pandemie alles andere als ein Zufall war. In diesem Kapitel beschäftige ich mich mit Simulationen, die gerade einmal 10 Wochen vor dem Pandemieausbruch durchgeführt wurden und mit den nachfolgenden Ereignissen in der realen Welt gespenstisch identisch waren. Zeitgleich nutzten Technokraten rund um den Globus die Pandemie rasch als Rechtfertigung zur Umsetzung von Plänen, die seit Jahrzehnten hinter den Kulissen ausgeheckt wurden.

Die Identität der technokratischen Elite festzustellen ist schwierig, doch Experten wie Patrick Wood – ein Ökonom, Finanzanalyst und US-Verfassungsrechtler, der sein ganzes Leben der Erforschung der Technokratie gewidmet hat – raten uns, den Blick auf die privaten globalen Organisationen zu richten, die bei der Gestaltung unserer globalen Volkswirtschaften sowie der Sozial- und Umweltschutzbewegungen eine führende Rolle spielen.

Auch wenn die Technokratie früher eigentlich ein Privatclub war, sind die heutigen Technokraten nicht notwendigerweise im Besitz von Mitgliedskarten. Gleichwohl gehören Mitglieder der Trilateralen Kommission zu den Schlüsselfiguren, und so findet man unter den Mitgliedern der amerikanischen Trilateralen Kommission bekannte Namen wie Henry Kissinger, Michael Bloomberg und die Google-Schwergewichte Eric Schmidt und Susan Molinari, Leiterin der Lobbyabteilung des Unternehmens, wieder. Weitere Gruppen, die man ins Auge fassen sollte, sind:

→ der **Club of Rome**

→ das **Aspen Institute**, in dem Führungskräfte aus der ganzen Welt vorbereitet und in die Feinheiten der Globalisierung eingeweiht werden. Viele dieser Vorstandsmitglieder sind auch Mitglieder der Trilateralen Kommission.

→ das **Atlantic Institute**

→ die **Brookings Institution** und andere **Denkfabriken**.

Die Weltgesundheitsorganisation (WHO), die medizinische Sonderorganisation der UNO, spielt in dem technokratischen Plan eine ebenso entscheidende Rolle wie das Weltwirtschaftsforum (WEF), das als sozialer und wirtschaftlicher Zweig der UNO fungiert und die jährliche Konferenz der Milliardäre in Davos ausrichtet. Das Weltwirtschaftsforum wurde von Klaus Schwab gegründet, der auch die Bücher *Die Vierte Industrielle Revolution* (2016), *Die Zukunft der Vierten Industriellen Revolution* (2019) und – zusammen mit Thierry Malleret – *Covid-19: Der Grosse Umbruch* (2020) verfasste.

Die Bill & Melinda Gates Foundation wurde zum größten Geldgeber der WHO, als die US-Regierung Mitte April 2020 ihre Finanzierung einstellte, bis das Weiße Haus seine Überprüfung des Umgangs der WHO mit der Covid-19-Pandemie abgeschlossen haben würde.[1] Die Impfallianz Gavi, eine Partnerschaft von Bill Gates und Big Pharma mit dem erklärten Ziel, mithilfe von Impfstoffen die globalen Gesundheitsprobleme zu lösen, ist ebenfalls ein großer Geldgeber der WHO und einer der Hauptinitiatoren des Weltwirtschaftsforums.[2] Die Art und Weise, wie Klaus Schwab Gavi beschreibt, sagt eine Menge aus: »[Gavi] ist in vielerlei Hinsicht ein Vorbild dafür, wie der öffentliche und private Sektor miteinander kooperieren sollten – sie könnten viel wirkungsvoller zusammenarbeiten, als es Regierungen, Unternehmen oder die Zivilgesellschaft jeweils alleine zu tun vermögen.«[3] Das mag reizvoll klingen, bis einem klar wird, dass sie wirkungsvoll daran arbeiten, uns unsere Freiheiten zu rauben.

Das Weltwirtschaftsforum ist ein Konglomerat der größten und mächtigsten Unternehmen der Welt, die alle dazu beitragen, die technokratische Agenda voranzubringen. Zu ihnen gehören Microsoft, das Bill Gates zum Milliardär machte; MasterCard, das die globalistische Aufgabe übernommen hat, digitale Ausweise und Bankdienstleistungen zu entwickeln; Google, der größte Datensammler der Welt und führender Entwickler künstlicher Intelligenz; aber auch Stiftungen, die von den reichsten Menschen der Welt gegründet wurden, wie zum Beispiel die Rockefeller Foundation, der Rockefeller Brothers Fund, die Ford Foundation, die Bloomberg Philanthropies und die Open Society Foundations von George Soros.[4]

Blickt man hinter die Kulissen des WEF und der WHO, so findet man dieselben reichen Personen und deren Unternehmen und Stiftungen, die zwar behaupten, sich für eine gerechtere Gesellschaft und einen gesünderen Planeten einzusetzen, aber in Wirklichkeit nur versuchen, Profit und Macht zu zentralisieren.

Viele Begriffe, die uns in den vergangenen Jahren immer zu Ohren kamen, klingen zwar anders, haben aber ebenfalls mit Technokratie zu tun. Dazu gehören Begriffe wie nachhaltige Entwicklung, Agenda 21, die Agenda 2030, neue Stadtentwicklung, ökologische Wirtschaft, der neue Green Deal und generell die Bewegung gegen die Erderwärmung. Sie alle beziehen sich auf Technokratie sowie die auf Ressourcenverteilung basierte Wirtschaft und sind Teil davon. Andere Begriffe wiederum sind Synonyme von Technokratie, dazu zählen Great Reset[5], die Vierte Industrielle Revolution[6] und der Slogan »Build Back Better« (auf Deutsch etwa: »im Rückblick besser wiederaufbauen«)[7]. Auch das Pariser Klimaabkommen ist wesentlicher Bestandteil der technokratischen Agenda.

Das gemeinsame Ziel des Great Reset und all dieser Bewegungen und Agenden besteht darin, sich sämtliche Ressourcen der Welt zu sichern – sie zum Eigentum einer kleinen globalen Elite zu machen, die das Know-how besitzt, die Computersysteme so zu programmieren, dass sie letztlich das Leben von jedem Einzelnen diktieren. Das ist dann wirklich die ultimative Form von Totalitarismus. Wenn sie von einer »Umverteilung des Wohlstands« sprechen, meinen sie in Wahrheit die Umverteilung der Ressourcen von uns auf sie selbst. Ein kurzer Einblick in diese Zukunft lieferte ein im November 2016 in *Forbes* erschienener Artikel von Ida Auken vom Führungsstrategieteam des Weltwirtschaftsforums. Darin heißt es:

> Willkommen im Jahr 2030. Willkommen in meiner Stadt – oder sollte ich sagen »in unserer Stadt«? Ich besitze gar nichts. Ich habe kein Auto. Ich besitze kein Haus. Ich besitze keine Geräte und keine Kleider ... Alles, was Sie einmal als Produkt betrachteten, ist inzwischen zu einem Service geworden ... In unserer Stadt bezahlen wir keine Miete, weil irgendjemand anderes unsere freie Fläche nutzt, wann immer wir sie nicht benötigen. Mein Wohnzimmer wird für Geschäftsmeetings genutzt, wenn ich nicht da bin ... Hin und wieder ärgere ich mich über die Tatsache, dass ich keine echte Privatsphäre habe. Ich kann nirgends hingehen, ohne registriert zu werden. Ich weiß, dass irgendwo alles, was ich mache, denke und träume, aufgezeichnet wird. Ich hoffe nur, dass dies niemand gegen mich verwenden wird. Alles in allem ist es ein gutes Leben.[8]

Wenn Sie alles vermieten und kein Privateigentum haben, wem gehören dann all diese Dinge? Der technokratischen Elite, der alle Energieressourcen gehören. Folgt man den Hinweisen von Patentanträgen, scheinen die modernen Technokraten beunruhigenderweise auch den menschlichen Körper als eine Form von Energiequelle nutzen zu wollen. So beschreibt, um ein Beispiel zu geben, das internationale Patent WO/2020/060606 von Microsoft »das System einer Kryptowährung, das die Daten der Körperaktivität nutzt«[9]. Dieses Patent würde, sollte es erteilt werden, Menschen im Grunde zu Robotern machen. Die Menschen würden auf die Ebene geistloser Drohnen reduziert werden und ihre Tage damit zubringen, Arbeiten zu erledigen, die ihnen im Gegenzug für eine »Belohnung« in Kryptowährung über – sagen wir mal – eine Handy-App zugewiesen werden.

Das öffentliche Gesicht der Technokratie: Bill Gates

Sobald Sie die technokratische Agenda einmal kennen, können Sie die Akteure recht einfach ausmachen. Einer der offensichtlichsten von ihnen ist Bill Gates. Fast alles, was er tut, treibt die technokratische Agenda voran.

Gates, Mitbegründer von Microsoft 1975, ist vielleicht einer der gefährlichsten Philanthropen der modernen Geschichte, weil er Milliarden Dollar in globale Gesundheitsinitiativen gesteckt hat, die auf wackeligen wissenschaftlichen und moralischen Grundlagen stehen – so auch in die Covid-19-Pandemie.

Die Antworten von Gates auf die Probleme der Welt konzentrieren sich stets auf die Steigerung von Unternehmensgewinnen mithilfe sehr gefährlicher Methoden, sei es durch die chemische Landwirtschaft und gentechnisch veränderte Organismen oder pharmazeutische Mittel und Impfstoffe. Falls überhaupt, fördert Gates nur selten eine gesunde und anständige Lebensweise oder kostengünstige ganzheitliche Gesundheitsstrategien, und das ließ sich natürlich auch während dieser Pandemie beobachten. Impfstoffe und unterschiedliche

Überwachungstechnologien waren jeweils seine Antworten, und das sind genau die Industrien, an denen er ein persönliches Interesse hat.

Gates spendet Privatunternehmen Milliarden

Ein Artikel vom 17. März 2020 in *The Nation* mit der Überschrift »Bill Gates's Charity Paradox« (Bill Gates' Wohltätigkeits-Paradox) befasste sich ausführlich mit »dem moralischen Fehlverhalten rund um das 50 Milliarden Dollar umfassende Wohltätigkeitsunternehmen der Gates Foundation, dessen in den letzten zwei Jahrzehnten wuchernde Aktivitäten erstaunlich wenig in den Blick der staatlichen Aufsicht oder der Öffentlichkeit gerieten.«[10]

In diesem Artikel wird darauf hingewiesen, dass Gates eine einfache Möglichkeit gefunden hat, um politische Macht zu gewinnen – »eine, die es nichtgewählten Milliardären erlaubt, die öffentliche Ordnung mitzugestalten« –, nämlich mithilfe von Wohltätigkeit. Gates beschrieb seine Wohltätigkeitsstrategie als »katalytische Philanthropie«, bei der die »Werkzeuge des Kapitalismus« zum Wohle der Armen eingesetzt werden.

Das Problem dabei ist nur, dass die wahren Nutznießer der philanthropischen Unternehmungen von Gates meist diejenigen sind, die bereits unvorstellbar reich sind, und dazu gehört auch Gates' eigene Wohltätigkeitsstiftung. Die Armen sind am Ende mit teuren Lösungen, etwa mit patentiertem gentechnisch veränderten Saatgut und Impfstoffen konfrontiert, die in einigen Fällen mehr geschadet als genutzt haben.

Neben gemeinnützigen Organisationen verteilt Gates seine Spenden auch an profitorientierte Privatunternehmen. Laut *The Nation* hat die

Gates Foundation annährend 250 Millionen Dollar für gemeinnützi-
ge Zwecke an Firmen gestiftet, an denen die Foundation Aktien und
Bonds hält. Mit anderen Worten: Die Gates Foundation gibt Firmen
Geld, von denen sie selbst aufgrund ihrer »Spenden« finanziell profitiert. Je mehr Geld Gates und seine Stiftung also spenden, desto reicher werden sie. Dieser Vermögenszuwachs scheint teilweise auch auf
die Steuernachlässe für wohltätige Spenden zurückzuführen zu sein.
Kurzum, es handelt sich um einen perfekten Plan zum Geldscheffeln,
der es ihm ermöglicht, Steuern zu umgehen und gleichzeitig seine
Ertragsgenerierung zu maximieren.

Gates' »Philanthropie« hat bei der Covid-19-Pandemie mit Sicherheit
eine entscheidende Rolle gespielt, denn auch hier profitiert er ordent-
lich, indem er in Industrien investiert, denen er Spenden zukommen
lässt, und eine globale Agenda der öffentlichen Gesundheit voran-
treibt, von denen Firmen profitieren, in die er investiert hat.

Buchstäblich jeder Aspekt der Pandemie betrifft Organisationen,
Gruppen und Personen, die Gates finanziert. Dazu zählen neben der
Weltgesundheitsorganisation auch die beiden Forschungsgruppen,
die für die Gestaltung der Entscheidungen über die Lockdowns in
Großbritannien und den USA verantwortlich waren – das Imperial
College Covid-19 Research Team und das Institute for Health Metrics
and Evaluation.

Neil Ferguson, Professor für Biomathematik am Imperial College in
London, hat eine Reihe von Pandemieprognosen erarbeitet, die sich
als spektakulär falsch entpuppt haben, so seine Vorhersage aus dem
Jahr 2005, 200 Millionen Menschen würden der Vogelgrippe zum
Opfer fallen.[11] Tatsächlich starben zwischen 2003 und 2009 weltweit
lediglich 282 Personen daran.[12]

Fergusons Imperial-College-Modell für Covid-19 – auf das sich Regierungen rund um die Welt stützten – führte zu den drakonischsten Pandemiemaßnahmen der modernen Geschichte.[13] Es sagte für Großbritannien eine Todesrate von mehr als 500 000 und für die USA etwa 2,2 Millionen voraus, falls nicht gehandelt würde. Das ist genau die Art praktischer Desinformation und grober Risikoüberschätzung, die Gates benötigt und auf die er vertraut, um seine Impfstoff- und Technologiepläne voranzutreiben.

Dass das philanthropische Engagement von Gates seine eigenen Investments schützt, kann man auch an seiner Haltung als Patentbefürworter erkennen. James Love, Direktor der gemeinnützigen Organisation Knowledge Ecology International, wies in *The Nation* darauf hin, dass Gates »… seine Philanthropie nutzt, um einen Plan voranzutreiben, der Patente für pharmazeutische Mittel auch in wirklich armen Ländern befürwortet … Er untergräbt viele Dinge, die wirklich notwendig sind, um Medikamente erschwinglich zu machen … Er spendet so viel Geld, um die Armut [zu bekämpfen,] und ist trotzdem das größte Hindernis für eine Reihe von Reformen.«[14]

Gates ist ein entschiedener und langjähriger Verteidiger der Arzneimittelindustrie, und seine Absicht, die pharmazeutische Agenda zu unterstützen, ist auch in der Covid-19-Pandemie deutlich erkennbar. Als einer der Ersten sagte Gates, nichts würde wieder normal sein, bis die gesamte Weltbevölkerung geimpft sei und die Länder Tracking-und-Tracing-Technologie sowie »Impfausweise« eingeführt hätten. Gleichzeitig investiert er viel Geld in Projekte für digitale Ausweise und Pläne für eine bargeldlose Gesellschaft. Alle diese Dinge zusammengenommen werden letztlich ein »digitales Gefängnis« bilden, in dem die technokratische Elite die absolute Kontrolle über die Weltbevölkerung haben wird.

Positive Presse wird erkauft

Während Gates in seiner Karriere mehrere Male mit einer öffentlichen Gegenreaktion konfrontiert war, vor allem, als er in den 1990er-Jahren Vorstandsvorsitzender von Microsoft war, wird er dank der Tatsache, dass er auch große Medienkonzerne und Journalismus finanziert, von negativen Berichten zunehmend verschont.

In einem Artikel vom 21. August 2020 im *Columbia Journalism Review*[15] beleuchtete Tim Schwab die Verbindungen zwischen der Bill & Melinda Gates Foundation und einer Reihe von Nachrichtenredaktionen, darunter auch dem NPR (National Public Radio). Diese Nachrichtenstudios bringen routinemäßig positive Meldungen über Gates und die von ihm finanzierten und unterstützten Projekte. Dass die in solchen Berichten zitierten Experten fast immer mit der Gates Foundation in Verbindung stehen, überrascht kaum.

Schwab untersuchte die Empfänger von fast 20 000 Zuwendungen der Gates-Stiftung und fand heraus, dass mehr als 250 Millionen Dollar an große Medienunternehmen geflossen waren, darunter an die BBC, NBC, Al Jazeera, ProPublica, das *National Journal*, den *Guardian, Univision, Medium,* die *Financial Times, The Atlantic,* die *Texas Tribune, Gannett, Washington Monthly, Le Monde, PBS NewsHour* und das Center for Investigative Reporting. (Der Zeitraum für diese Zuwendungen ist leider unklar.)

Die Gates Foundation hat auch gemeinnützigen Organisationen Subventionen zukommen lassen, die wiederum mit Nachrichtenmedien wie zum Beispiel der BBC Media Action und dem Neediest Cases Fund der *New York Times* in Verbindung stehen. Presseorganisationen wie das Pulitzer Center on Crisis Reporting, die National Press

Foundation, das International Center for Journalists, das Solutions Journalism Network und das Poynter Institute for Media Studies haben ebenfalls Zuwendungen von der Gates Foundation erhalten.

Ironischerweise, so schreibt Schwab, »half die Foundation 2016 sogar, einen Bericht vom American Press Institute zu finanzieren, der genutzt wurde, um Richtlinien zu entwickeln, wie Nachrichtenzentralen die redaktionelle Unabhängigkeit gegenüber philanthropischen Geldgebern beibehalten können«, schreibt Schwab.

Die Gates Foundation hat auch an Dutzenden Medienkonferenzen – wie am Journalismusfestival in Perugia, am Global Editors Summit und an der Weltkonferenz der Wissenschaftsjournalisten – teilgenommen und hat eine unbekannte Anzahl von geheim gehaltenen Verträgen mit Medienunternehmen, um gesponserte Inhalte zu produzieren.

Bei genauerem Hinsehen wird absolut klar, dass es sich, wenn Gates dem Journalismus Zuschüsse gibt, nicht um bedingungsfreie Gelder handelt, mit denen diese Unternehmen tun können, was sie für richtig halten. Sie kommen mit eindeutigen Vorgaben daher und sind in Wahrheit wenig mehr als der Kauf stiller Selbstvermarktung, also im Grunde heimliche Eigenwerbung.

Ein weiterer Empfänger von Subventionen der Gates Foundation ist die Leo Burnett Company, eine Werbeagentur, die Nachrichteninhalte erzeugt und mit Journalisten zusammenarbeitet. Wir werden ihre Rolle später in diesem Kapitel eingehender beleuchten.

Event 201 –
die Generalprobe für Covid-19

Es liegen jede Menge Beweise vor, die darauf hindeuten, dass Covid-19 ein geplantes Ereignis war, das jetzt mit aller Kraft ausgeschlachtet wird, obwohl es sich nicht annähernd als so tödlich entpuppte wie ursprünglich geplant. Im Oktober 2019, gerade einmal 10 Wochen vor dem Covid-19-Ausbruch im chinesischen Wuhan, war die Bill & Melinda Gates Foundation zusammen mit dem Johns Hopkins Center for Health Security und dem Weltwirtschaftsforum Mitorganisator einer Präventionssimulation gegen ein »neues Coronavirus«, die unter dem Begriff Event 201 bekannt ist.

Dieses Planspiel umfasste alles, was sich in der realen Welt seitdem abgespielt hat, vom Mangel an Schutzausrüstung, Lockdowns, Zensur und Beschränkung bürgerlicher Freiheiten bis hin zu Impfpflichtkampagnen, Ausschreitungen, wirtschaftlichen Turbulenzen und dem Zusammenbruch des sozialen Zusammenhalts.

Genau wie im realen Leben, so hieß es, müsse man auch »Falschinformationen« wie Gerüchten, das Virus sei in einem Biowaffenlabor erzeugt und freigesetzt worden, sowie Fragen rund um die Sicherheit eilig zugelassener Impfstoffe entgegentreten.

Die Johns-Hopkins-Universität mag eine angesehene Institution sein, doch man muss bedenken, dass sie von der Rockefeller Foundation gegründet wurde und dass Wissenschaftler von der Rockefeller Foundation und der Johns-Hopkins-Universität hinter den infamen und grausamen Experimenten an 600 schwarzen Farmpächtern in Tuskegee, Alabama, steckten, die von Forschern ohne ihr Wissen mit Syphilis infiziert wurden und nie eine richtige Behandlung, nur Placebos, erhielten, selbst nachdem sie ihre Frauen und Kinder angesteckt hatten.

Forscher der Rockefeller Foundation und der Johns-Hopkins-Universität waren auch an den schrecklichen Guatemala-Experimenten zwischen 1946 und 1948 beteiligt, als 5000 vulnerable Guatemalteken, darunter Prostituierte, Waisen und geistig Behinderte, barbarisch mit Bakterien infiziert wurden, die zahlreiche sexuell übertragbare Krankheiten, einschließlich Syphilis und Gonorrhö, verursachten.[16]

Dr. Bradley Stoner, früherer Präsident der Amercian Sexually Transmitted Diseases Association, beschrieb die Guatemala-Experimente als »etwas, was direkt aus Dr. Mengeles Notizbuch stammen könnte« – ein Hinweis auf die Experimente, die die Nazis während des Zweiten Weltkriegs an Juden durchführten.[17] Zusammen scheinen die Gates Foundation, das Weltwirtschaftsforum und die Johns-Hopkins-Universität eine technokratische Triade zu bilden, deren Pandemiesimulation eher eine Generalprobe als sonst irgendetwas war.

Event 201 prophezeite die »Notwendigkeit« der Zensur

Die Planer von Event 201 brachten viel Zeit mit Diskussionen über Möglichkeiten zu, die Verbreitung erwarteter »Falschinformationen« über die Pandemie und die dagegen entwickelten Impfstoffe zu begrenzen und ihnen gegenzusteuern. Neben der unverblümten Zensur bestimmter Ansichten entwickelte Event 201 einen Plan, zu dem der Einsatz von »Soft Power« gehörte, was so viel wie »sanfte Macht« beziehungsweise heimliche Einflussnahme bedeutet. Diese

Strategie nutzt Berühmtheiten und andere Influencer, um ein Modell für das ideale Verhalten zu liefern und so die Einhaltung der Pandemiebekämpfungsmaßnahmen zu fördern.

Nehmen wir zum Beispiel Tom Hanks und seine Frau, Rita Wilson, von denen berichtet wurde, dass sie beide zu Beginn der Pandemie positiv auf Covid-19 getestet wurden. Pflichtgemäß gaben sie das Vorbild für das gewünschte Verhalten an – sie ließen sich testen, gingen in Quarantäne und unterwarfen sich ständiger Beobachtung, bis sicher war, dass sie niemanden angesteckt hatten – und verbreiteten jeden ihrer Schritte in den sozialen Medien und traditionellen Medienkanälen. Das ist ein Paradebeispiel für Soft Power.

Stars hielten auch ein virtuelles Benefizkonzert mit dem Titel »One World Together at Home« ab, um Geld für die WHO zu beschaffen und die Weltbürger für die Idee zu gewinnen, dass wir das Ganze durchstehen, wenn wir einfach die Vorschriften befolgen und zu Hause bleiben. Im Mai 2020 kamen Promis und Influencer überein, »das Mikrophon weiterzugeben«, indem sie der WHO und anderen Entscheidern der Pandemiemaßnahmen wie zum Beispiel Dr. Anthony Fauci gestatteten, ihre Medienaccounts zu nutzen, um ihre Botschaften zu verbreiten.

Sollten Sie allerdings der Meinung sein, diese Dinge hätten sich mehr oder weniger organisch ereignet, so irren Sie sich. Denn am 17. Juli 2020 ließ der *Daily Caller* mit einem Artikel die Katze aus dem Sack: »Die Weltgesundheitsorganisation engagierte eine PR-Agentur, um berühmte ›Influenzer‹ auszumachen und die Virusbotschaften zu verbreiten.«[18] Im *Daily Caller* heißt es:

Die Weltgesundheitsorganisation engagierte eine leistungsstarke PR-Firma, um sogenannte Influencer ausfindig zu machen, die dazu beitragen könnten, Vertrauen in die Reaktion der Organisation auf das Coronavirus aufzubauen.

Die WHO zahlte der Firma Hill and Knowlton Strategies laut Dokumenten, die unter den Foreign Agents Registration Act fielen, 135 000 Dollar ... Der Vertrag wies 35 000 Dollar für »Influencer-Identifizierung«, 65 000 Dollar für »Aussagenprüfungen« und 40 000 Dollar für einen »Rahmen der Kampagnenplanung« aus.[19]

Hill and Knowlton ... schlugen die Identifizierung dreier Gruppen von Influencern vor: Promis mit vielen Followern in den sozialen Medien, Einzelpersonen mit kleinerer, aber engagierterer Anhängerzahl und »heimliche Helden« – Nutzer mit wenigen Followern, die aber dennoch »Gespräche gestalten und leiten«.

Natürlich ist die WHO nicht die einzige Organisation, die versucht, das Narrativ zu kontrollieren. Viele andere Organisationen sind daran beteiligt, und alle haben das gleiche Ziel. So stellte die UN beispielsweise 10 000 »Digital-Freiwillige« ein, um das aus dem Internet zu entfernen, was sie für »Falschinformationen« über Covid-19 halten, und das zu verbreiten, was sie als »UN-geprüfte und wissenschaftsbasierte Inhalte« bezeichnen.

Die Kampagne mit dem Namen »Geprüfte Initiative«[20] wird von einer Armee von Internet-Trollen geführt, die in dem Versuch, Widerstand und Meinungen abzuschalten, die dem Status quo widersprechen, Zensur anwenden.

Wer entscheidet, was wahr ist?

Die »Geprüfte Initiative« der UN erinnert an NewsGuard, einen anderen selbst ernannten Internet-Wachhund, der behauptet, Informationen als »verlässliche« oder »gefälschte« Nachrichten einzustufen, und Ihnen bei Suchanfragen bei Google oder Bing, aber auch bei Artikeln in den sozialen Medien, einen ehrfurchtgebietenden farbigen Rating-Badge liefert.

Wenn Sie den Einstufungen von NewsGuard vertrauen, können Sie entscheiden, Artikel von Quellen mit hellroter Markierung zugunsten der angeblich vertrauenswürdigeren grün markierten Artikel zu überspringen – und darin liegt das Problem. NewsGuard hat selbst mit Interessenskonflikten zu kämpfen, weil es zum großen Teil von Publicis, einem globalen Kommunikationsgiganten, finanziert wird, der mit Big Pharma und dem Weltwirtschaftsforum verpartnert ist, sodass er eher als Zensurwerkzeug denn als Internet-Wachhund bezeichnet werden muss.[21]

Mehr noch, die Leo Burnett Company, die ebenfalls Publicis gehört, ist Empfänger von Zuwendungen von keiner anderen Adresse als der Gates Foundation, und zu ihren Partnern gehören auch NewsGuard und die von Gates gegründete Technologiefirma Microsoft.[22]

So kündigte NewsGuard zum Beispiel an, dass unsere Plattform *Mercola.com* als Fake-News eingestuft wurde, weil sie berichtet hatte, dass das SARS-CoV-2-Virus möglicherweise aus einem Hochsicherheitslabor der Stufe 4 (BSL 4) in der Stadt Wuhan, China, dem Epizentrum des Covid-19-Ausbruchs, entwichen sei. Doch die Position von NewsGuard steht in direktem Widerspruch zu publizierten wissenschaftlichen Beweisen, die den Schluss nahelegen, dass das Virus in einem Labor erzeugt und nicht zoonotisch übertragen wurde.

Tyrannischer Freiheitsverlust
unter dem Vorwand der Pandemie

Können Sie erkennen, wie sich das Bild einer größeren Agenda abzeichnet?

Seit Jahrzehnten liefern drohende Konflikte und die Angst vor Angriffen eine Rechtfertigung nicht nur für Kriege und militärische Besetzungen, sondern auch für die Demontage bürgerlicher Freiheiten. Der nach den Angriffen vom 11. September 2001 erlassene Patriot Act ist dafür nur ein ungeheuerliches Beispiel.

Die aufgepeitschte Hysterie rund um den 11. September und die Anthrax-Anschläge schufen die Bedingungen für die Verabschiedung des Patriot Act – ein 342 Seiten umfassendes Dokument, das eindeutig schon fertig geschrieben war und nicht etwa in nur 2 Wochen nach den Angriffen verfasst wurde[23] –, der fünfzehn Gesetze veränderte und es der Transportation Security Administration gestattete, legal jedermanns Anrufe aufzuzeichnen. All das fand unter dem Deckmantel des »Freiheitsschutzes« statt, stellte in Wahrheit aber einen der größten Schritte zur Einschränkung von Bürgerrechten in der Geschichte der USA dar.

Der Patriot Act wurde durch den Kongress gepeitscht, und ominöserweise bekamen zwei Kongressabgeordnete, die dagegen stimmten – Senator Tom Daschle aus South Dakota und Senator Patrick Leahy aus Vermont –, Briefe mit waffentauglichem Anthrax von militärischem Kaliber in ihre Abgeordnetenbüros zugeschickt.

Heute können wir die Verabschiedung des Patriot Act als ersten Schritt der technokratischen Elite ausmachen, um uns viele unse-

rer verfassungsmäßigen Rechte und persönlichen Freiheiten zu entziehen und den Grundstein für einen modernen Überwachungs-
und Polizeistaat zu legen. Die Nichtregierungsorganisation ACLU
(American Civil Liberties Union) schreibt dazu:

> Der Patriot Act, nur 45 Tage nach dem 11. September im Namen der
> nationalen Sicherheit eilig verabschiedet, war die erste von vielen
> Änderungen der Überwachungsgesetze, die es der Regierung erleich-
> terte, durch die Ausdehnung der Befugnis, Telefon- und Mailverkehr
> zu überwachen, Bank- und Kreditkartendaten zu sammeln und die
> Aktivitäten unschuldiger Amerikaner im Internet nachzuverfolgen,
> normale US-Bürger auszuspähen. Die meisten Amerikaner meinen
> zwar, er wäre erlassen worden, um Terroristen zu fangen, doch in
> Wahrheit macht der Patriot Act aus normalen Bürgern Verdächtige.[24]

Kurzum, der Patriot Act macht die invasive Überwachung und die
Einschränkung privater Rechte zur Norm. Inzwischen sind Pandemien, die Gefahr von Infektionsausbrüchen und Bioterrorismus die
neuen Werkzeuge für Kriege und soziale Kontrolle. In den Augen
der Autoren dieses Buches sind Manipulationen und Panikmache,
die den Weg zum Überwachungsstaat ebnen, weit gefährlicher und
heimtückischer als die Virusinfektion selbst. Die globale technokratische Elite lässt George Orwells Buch *1984* zur Realität werden.
Zwischen dem Patriot Act und den Pandemiemaßnahmen wurde der
Grundstein für den Great Reset gelegt.

Seit mehr als 10 Jahren hat Gates darüber hinaus die globale Psyche
auf einen neuen Feind vorbereitet: tödliche, unsichtbare Viren, die jederzeit auftauchen können.[25] Und laut Gates besteht die einzige Möglichkeit, uns zu schützen, darin, »altmodische« Vorstellungen von
Privatsphäre, Freiheit und persönlichen Entscheidungen aufzugeben.

Aufgrund der Covid-19-Pandemie müssen wir von anderen Abstand halten, auch von Familienangehörigen. Uns wird angeordnet, Masken zu tragen, auch bei uns zu Hause und beim Sex. Kleine Geschäfte wurden gezwungen zu schließen, und viele sind dadurch bankrottgegangen. Büroarbeiter müssen ins Homeoffice. Uns wird gesagt, wir müssten die ganze Weltbevölkerung impfen und strenge Reisebeschränkungen erlassen, um die Ausbreitung zu verhindern (zu Informationen über die Corona-Impfstoffe siehe Kapitel 8). Wir werden Tag und Nacht jede Minute verfolgt und aufgespürt, und es gibt Pläne, jedem ein biometrisches Lesegerät in den Körper einzupflanzen, um herauszufinden, wer mögliche Risikoträger sind. Infizierte Menschen sind die neue Bedrohung, der neue unsichtbare Feind. Das ist es, was die technokratische Elite (eine »Definition von Technokratie« finden Sie im nächsten Kapitel), angeführt von Bill Gates, uns glauben machen will, und es ist wirklich erstaunlich, wie es ihr innerhalb weniger Monate gelungen ist, einen großen Teil der Bevölkerung davon zu überzeugen.

Doch die gegenwärtig umgesetzte technokratische Agenda war mit Sicherheit schon lange vor Ausbruch der Pandemie ausgearbeitet. Gavi, die von der Gates Foundation in Partnerschaft mit der WHO, der Weltbank und verschiedenen Impfstoffherstellern gegründete Impfstoff-Allianz, beschloss im Jahr 2017, jedes Kind mit einer digitalen biometrischen Identität auszustatten, die seine oder ihre Impfungen speichern soll.

Kurz darauf wurde Gavi zusammen mit Microsoft und der Rockefeller Foundation Gründungsmitglied der ID2020 Alliance. Im Jahr 2019 arbeitete Gates mit Professor Robert Langer vom Massachusetts Institute of Technology zusammen, um eine neue Methode der Verabreichung von Impfstoffen zu entwickeln, bei der fluoreszierende Microdot-Marker genutzt werden – im Grunde ein unsichtbares »Tattoo«, das mit einem umgerüsteten Smartphone ausgelesen werden kann.

Der Investigativjournalist James Corbett schreibt in seinem *Corbett Report* im Abschnitt mit dem Titel »Bill Gates und das Raster zur Bevölkerungskontrolle«:

> Es sollte also nicht überraschen, dass Big-Pharma-Impfstoffhersteller sich in ihrem Bemühen, den Impfstoff gegen Corona zu produzieren, der laut Gates notwendig ist, um zum »normalen Leben zurückzukehren«, eine neue Methode der Impfstoffverabreichung ausgedacht haben: ein Pflaster mit auflösbarer Mikronadel ... Wie bei so vielen anderen Aspekten zu Beginn dieser Krise wird die unwissenschaftliche Ankündigung von Gates, dass wir digitale Ausweise benötigen werden, um unsere Immunität in der »Neuen Normalität« nach der Corona-Pandemie nachzuweisen, inzwischen von einer Reihe von Regierungen umgesetzt.[26]

In seinem Bericht über Bill Gates kommt Corbett auch auf die schnelle Entwicklung und Einführung biometrischer Identifizierungsprogramme zu sprechen, die mit digitalen Währungen verknüpft sind. Der Plan ist zweifellos, alles miteinander zu verbinden – Ihre Identifikation, Ihre persönlichen Finanzen, Ihre Krankenakten und Ihren Impfpass. Höchstwahrscheinlich wird Ihnen Ihrer eigenen »Bequemlichkeit« zuliebe ein Chip in den Körper eingepflanzt, damit Sie ihn nicht verlieren können – abgesehen davon, dass alles, was gehackt werden kann, es irgendwann werden wird, wenn es dies nicht bereits ist. Darüber hinaus müssen westliche Nationen mit der Einführung eines sozialen Belohnungssystems ähnlich dem chinesischen rechnen. Im Dezember 2020 stellte der Internationale Währungsfonds einen Plan vor, die Kreditwürdigkeit der Menschen mit ihrer Suchhistorie im Internet zu verknüpfen.

Corbett schreibt dazu:

> Das ID-Kontrollraster ist ein entscheidender Teil der Digitalisierung der Wirtschaft ... Und obwohl dies als Gelegenheit für die »finanzielle Eingliederung« der Ärmsten der Welt in das von Leuten wie Gates und seinen Bank- und Geschäftspartnern bereitgestellte Bankensystem verkauft wird, handelt es sich tatsächlich um ein System der finanziellen Ausgrenzung. Es bedeutet die Ausgrenzung jeder Person oder Transaktion, die nicht von der Regierung oder den Providern des Zahlungssystems genehmigt wurden ...
>
> Die verschiedenen Teile dieses Rasters zur Bevölkerungskontrolle fügen sich wie Puzzlestücke zusammen. Die Impfkampagne fügt sich in die biometrische Identitätssteuerung ein, die sich wiederum in die Steuerung der bargeldlosen Gesellschaft einfügt.
>
> Gates hat die Vision, dass jeder die von der Regierung vorgeschriebenen Impfungen erhält und die biometrischen Daten jedes Einzelnen auf national verwalteten, global vernetzten digitalen Ausweisen gespeichert werden. Diese digitalen Identitäten werden mit allen unseren Aktionen und Transaktionen verknüpft und, falls sie für illegal erachtet werden, von der Regierung oder sogar von den Providern der Bezahlsysteme selbst einfach gesperrt werden.[27]

Wenn Sie der Meinung sind, dass Zensur im Internet ein Übel ist, sollten Sie sich einmal eine Welt vorstellen, in der Ihre Aktivitäten im Internet mit Ihrem biometrischen Chip verknüpft sind, der Ihre ganzen finanziellen und persönlichen Daten enthält. Es gibt keinen einfacheren Weg, Menschen zum Schweigen zu bringen, als ihnen den Zugriff auf ihr eigenes Geld zu verwehren. Und gewiss ließe sich ein solches System noch auf viele weitere Arten und Weisen nutzen, um jede Person zu kontrollieren.

Corbett fährt fort:

> Nur die bewusst Begriffsstutzigen können behaupten, die albtraum-
> haften Auswirkungen dieser Art einer alles beobachtenden, in alles
> eingreifenden Gesellschaft nicht zu erkennen, in der jede Transak-
> tion und jede Bewegung eines jeden Bürgers von der Regierung in
> Echtzeit überwacht, analysiert und gespeichert wird ... Und Bill Gates
> ist einer dieser bewusst Begriffsstutzigen. Bei der von Gates voran-
> getriebenen Agenda geht es nicht um Geld. Es geht um Kontrolle.
> Kontrolle über jeden Aspekt unseres Alltagslebens, von wo wir hin-
> gehen, über wen wir treffen bis hin zu was wir kaufen und tun.[28]

Facebook:
Ein Werkzeug für soziale Kontrolle

Das Rückgrat und die Infrastruktur der Technokratie ist die Technologie. Es gibt bereits verblüffende Möglichkeiten, unser Verhalten zu
überwachen, zu analysieren und zu manipulieren – und die Macht
der Technologie wächst in exponentieller Weise an.

Im März 2020, als die Pandemie ausbrach, begann das Office of
Science and Technology Policy im Weißen Haus eine Arbeitsgruppe
aus Technologiefirmen und Unternehmen für künstliche Intelligenz
zu bilden, um laut dem CNBC (Consumer News and Business Chan-
nel: amerikanischer Bezahlfernsehkanal für Wirtschaftsnachrichten)
»neue Techniken zur Text- und Datensammlung zu entwickeln, die
der Wissenschaftsgemeinde helfen könnten, wissenschaftliche Fragen
von hoher Priorität zu Covid-19 zu beantworten«[29]. Kaum verwun-
derlich, dass zu den sechzig Firmen auch Facebook zählte, das zusammen mit der Regierung, Wissenschaftlern und gemeinnützigen

Organisationen derzeit »Landkarten zur Krankheitsvermeidung« anhand von gesammelten Nutzerdaten entwickelt und weitergibt.

Definition von Technokratie

In diesem Abschnitt geht es um die technokratische Elite und ihre technokratische Agenda, die mithilfe der Manipulation der Pandemie vorangetrieben wird. Aber was ist Technokratie genau? Die Bücher von Patrick Wood haben uns bei dem Versuch geholfen, die Grundursache des vorliegenden Problems zu verstehen. Falls Sie Interesse haben, sich eingehender mit Technokratie zu befassen, empfehlen wir Ihnen seine Bücher *Technocracy Rising: The Trojan Horse of Global Transformation* und *Technocracy: The Hard Road to World Order.**

Zusammengefasst ist Technokratie ein auf Ressourcenverteilung basierendes Wirtschaftssystem, das in den 1930ern am Höhepunkt der Weltwirtschaftskrise seinen Anfang nahm, als Wissenschaftler und Techniker sich zusammentaten, um die wirtschaftlichen Probleme der Vereinigten Staaten zu lösen. Da es den Anschein hatte, als hätten Kapitalismus und freies Unternehmertum versagt, beschlossen sie, ein von Grund auf neues Wirtschaftssystem zu erfinden. Dieses System nannten sie Technokratie.

---

* Empfehlenswert zu diesem Thema ist der deutschsprachige Titel von Axel B. C. Krauss *Corona – Krone der Technokratie? Wie man unter dem Deckmantel einer Pandemie die Welt zwangstransformiert.*

Anstatt sich auf Preismechanismen wie beispielsweise Angebot und Nachfrage zu gründen, basiert die Technokratie auf Ressourcenzuteilung und Social Engineering mithilfe von Technologie. In einem solchen System würde Firmen mitgeteilt werden, welche Ressourcen sie wann und wofür nutzen dürfen, und den Verbrauchern, was sie kaufen sollen.

Künstliche Intelligenz (KI), digitale Überwachung und die Datensammlung von Big Data spielen dabei eine ebenso entscheidende Rolle wie die Digitalisierung von Industrien und Regierung, so zum Beispiel im Banken- und Gesundheitswesen. Zusammen ermöglichen diese Technologien die Automatisierung des Social Engineering und der sozialen Normen und machen gewählte Regierungsoberhäupter überflüssig. Nationen sollen von nichtgewählten Führern regiert werden, denen sämtliche Ressourcen der Welt gehören und die entscheiden, was damit geschieht.

Seit Jahrzehnten treiben Technokraten diese Agenda still und unermüdlich voran, doch inzwischen wird sie immer sichtbarer, weil die Staatschefs der Welt unverblümt nach einem globalen »Umbruch« der Wirtschaft und unserer Lebensweise allgemein rufen.

Der einzige Grund, weshalb es der Technokratie noch nicht gelungen ist, die USA komplett zu übernehmen – obwohl sie, wie Sie jetzt sehen, schon unglaublich nahe dran ist –, ist die US-Verfassung. Deshalb müssen wir unsere Verfassung mithilfe von Basisorganisationen und unserem Engagement in der Lokalpolitik um jeden Preis schützen.

Wenn die Leute Facebook-Apps auf ihren Smartphones nutzen, werden Karten generiert, auch wenn die Öffentlichkeit darüber nicht informiert wird.[30] Facebook erklärt, die von einem Projekt namens Data for Good generierten Karten

> ... sind konzipiert, um den öffentlichen Gesundheitsorganisationen zu helfen, Wissenslücken darüber zu schließen, wo die Menschen leben, wie sie sich bewegen, und den Status ihrer Mobilverbindungen zu erfassen, um die Effektivität von Gesundheitskampagnen und Epidemiemaßnahmen zu verbessern.

> Diese Datensätze unterstützen, wenn sie mit epidemiologischen Informationen von Gesundheitssystemen verknüpft werden, gemeinnütze Organisationen, um vulnerable Gemeinschaften effektiver zu erreichen und den Verlauf von Infektionsausbrüchen, die durch Mensch-zu-Mensch-Kontakt verbreitet werden, besser zu verstehen.[31]

Trotz der Zusicherung, dies erfolge anonym und ohne den Plan, Einzelpersonen nachzuverfolgen, ist die direkte Zusammenarbeit großer Technologiefirmen mit der Regierung besorgniserregend, was den Schutz unserer Privatsphäre anbelangt. Wer kann den Skandal von 2018 vergessen, als Cambridge Analytica, eine politische Datenfirma, Zugang zu privaten Informationen von mehr als 50 Millionen Facebook-Nutzern bekam?[32]

Auch wenn Facebook behauptet, seine Daten seien anonymisiert, sie zeigten nur allgemeine Trends und würden nicht genutzt, um Einzelpersonen zu verfolgen, würden die Pläne der Arbeitsgruppe die Rolle von Facebook bei der Datenlieferung an die Regierung weiter ausbauen. Mark Zuckerberg, der CEO von Facebook, erklärte, Bedenken über den Schutz der Privatsphäre rund um die Nachverfolgung seien »übertrieben«. Während einige Technologiefirmen schon jetzt Datenmengen, die von Nutzern gesammelt wurden, weitergeben, stellt die Computerzeitschrift *Wired* darüber hinaus fest, dass »es für Google und Facebook etwas Neues wäre, Nutzerbewegungen in diesem Ausmaß für die Regierung öffentlich zu verwenden. Die gesammelten Daten würden Muster von Nutzerbewegungen aufzeigen. Sie müssten mit Querverweisen zu den Daten über Tests und Diagnosen versehen werden, um anzeigen zu können, wie das Verhalten die Ausbreitung des Virus beeinflusst.«[33]

Caroline Buckee, außerordentliche Professorin an der Harvard T. H. Chan School of Public Health, erzählte *Wired,* dass angehäufte, anonymisierte Standortdaten von Google, Facebook, Uber und Telefongesellschaften zwar bereits erhältlich seien, aber es bestehe die Sorge, die gesammelten Daten könnten durch Reverse Engineering – also durch Nachkonstruktion – genutzt werden, um Menschen nachzuverfolgen.

Sorgen mit Blick auf die Privatsphäre hängen nicht nur mit dem Cambridge-Analytica-Skandal zusammen. Während des Covid-19-Ausbruchs im Staat Washington sind Daten von Facebook in Modelle eingegeben worden, die vom Institute for Disease Modeling in Bellevue entwickelt worden sind – einem Institut, welches, man staune, mit der Bill & Melinda Gates Foundation und anderen Gruppen zusammenarbeitet.

Forbes berichtete, dass Gates ein »dem südkoreanischen ähnelndes nationales Tracking-System« forderte, »damit man herausbekommt, wo sich die Krankheit häuft und ob wir das Social Distancing verschärfen müssen, um auf die Covid-19-Pandemie zu reagieren.[34]

In einem Reddit-Beitrag mit dem Titel »Du kannst mich alles fragen« beantwortete Gates eine der Fragen folgendermaßen: »Irgendwann werden wir ein paar digitale Zertifikate haben, die anzeigen, wer genesen ist, wer kürzlich getestet wurde, oder, wenn wir einen Impfstoff haben, wer geimpft ist.«[35]

»Digitale Zertifikate« … Erkennen Sie jetzt das Bild, das sich allmählich aus dem Puzzle zusammenfügt? Sie können sicher sein, dass buchstäblich alles, was Sie im Internet tun und sagen, von den Social-Media-Unternehmen gespeichert und manipuliert wird.

Wir befinden uns unter ihrer Kontrolle; wir teilen uns in politische Gruppen auf, kämpfen gegeneinander und leben in Angst, und das ist eine hocheffiziente Art, Kontrolle sicherzustellen. Die sozialen Medien, Tracking-Geräte, 5G, Satelliten, künstliche Intelligenz – auch wenn das alles nach einem dystopischen Science-Fiction-Roman klingen mag, so wird doch schmerzlich klar, dass wir bei der Umsetzung der Plots futuristischer Filme wie *Terminator* und *The Matrix* schon weit vorangeschritten sind. Wir beobachten in Echtzeit, wie sie sich abspielen.

Der Great Reset

Inzwischen haben Sie wahrscheinlich gehört, dass die Staatschefs der Welt vom »Great Reset« beziehungsweise dem »Großen Umbruch« und »der Vierten Industriellen Revolution« sprechen und die Forderung »Build Back Better« aufstellen. Wie bereits erwähnt, beziehen sich all diese Begriffe auf den für die Welt geplanten neuen Gesellschaftsvertrag, womit wiederum nichts anderes als die Neue Weltordnung gemeint ist.

Der »Great Reset« wurde Mitte 2020 vom Weltwirtschaftsforum vorgestellt. Ja, genau von *jenem* Weltwirtschaftsforum – der Organisation, die mit Gates eine Partnerschaft einging, um Event 201 auszurichten.

Die Leiter des WEF, der WHO und der UN und ihre Partnerorganisationen hatten diese Idee schon seit Langem. Ein Konglomerat der größten und mächtigsten Unternehmen der Welt hat auf den Great Reset hingearbeitet, der letztlich auf den größten Wohlstandstransfer der Weltgeschichte hinausläuft. Es ist ein langfristiger Plan, durch Nachverfolgung und Kontrolle der Welt mithilfe technischer Überwachung alle – mit Ausnahme der Reichsten – zu entmachten und zu entrechten. Zwar wäre dafür ein Weltkrieg ideal gewesen, doch Präsident Trumps Friedensbemühungen scheinen dieser Strategie einen Dämpfer versetzt zu haben, was dazu führte, dass stattdessen die Pandemie als Rechtfertigung für den Umbruch genutzt wurde.

Wie das Weltwirtschaftsforum klar hervorhebt, werden Sie nach dem Great Reset nichts mehr besitzen. Was sie Ihnen aber nicht sagen, ist, dass stattdessen die Partner des Weltwirtschaftsforums alles besitzen werden, und Ihre Bereitschaft, ihren Regeln zu folgen, wird direkt damit verknüpft werden, wie viele Güter Ihnen zugewiesen werden.[36]

Letztlich versucht die technokratische Agenda, die Menschheit in einen technologischen, von mächtiger künstlicher Intelligenz gemanagten Überwachungsapparat zu integrieren. Obwohl der tatsächliche Plan lautet, eine von Technik betriebene Dystopie einzuführen, die keiner demokratischen Kontrolle untersteht, geben sie ironischerweise vor, dieser Plan wäre eine Möglichkeit, Harmonie zwischen uns und der Natur wiederherzustellen.

Laut Weltwirtschaftsforum wird der Great Reset »der Notwendigkeit einer faireren, nachhaltigeren und stabileren Zukunft Rechnung tragen und einen neuen, auf die Menschenwürde und soziale Gerechtigkeit konzentrierten Gesellschaftsvertrag angehen, bei dem der gesellschaftliche Fortschritt nicht hinter der wirtschaftlichen Entwicklung zurückbleibt«.[37]

Sie verwenden Wohlfühlbegriffe wie *Nachhaltigkeit, soziale Gerechtigkeit, gerechte Nahrungsmittelverteilung, klimaneutrale Landwirtschaft* und *Armutsminderung.* Und das mit Absicht: Da sie wissen, dass die Menschen diese Dinge wollen, behaupten sie, ihr Plan würde dies bieten. Doch der Preis dafür ist Ihre persönliche Freiheit. Der Investigativjournalist James Corbett fasst den Great Reset in seinem Bericht so zusammen: »Im Grunde ist der Great Reset nichts anderes und nichts weniger als eine große Propagandamasche, eine Werbekampagne für die Einführung einer neuen Marke, die die globale Möchtegernelite der Öffentlichkeit gerne aufzwingen möchte ... Es handelt sich um bloße Schönrednerei. Es geht – nur neu definiert – um die Neue Weltordnung. Der Great Reset ist nur ein neues Etikett dafür.«

Und für diejenigen, die vergessen haben, worum es bei der Neuen Weltordnung geht, erklärt Corbett, es gehe nur um die »Zentralisierung der Kontrolle in noch weniger Händen, um Globalisierung [und] die Transformation der Gesellschaft mithilfe Orwell'scher Überwachungstechnologie«. Mit anderen Worten um Technokratie, bei der wir, das Volk, über die herrschende Elite gar nichts wissen, während jeder Aspekt unseres Lebens überwacht, nachverfolgt und zu deren Nutzen manipuliert wird. Der Great Reset ist keineswegs das Ende der Globalisierung, sondern die Turboglobalisierung. Der Plan lautet nicht, die Welt in einen früheren Zustand zurückzusetzen, der uns einen Neustart mit sauberer Umwelt und gerechteren sozialen Strukturen ermöglicht. Nein, der Plan lautet, die Demokratie zu unterlaufen und die Weltherrschaft in die Hände einiger weniger zu geben.

Klaus Schwab schreibt in seinem Buch *COVID-19: Der Große Umbruch:*

> Manche Industrieführer und leitende Angestellte könnten, wenn sie damit konfrontiert werden, versucht sein, Umbruch mit Neustart gleichzusetzen, in der Hoffnung, zur alten Normalität zurückzukehren und das wiederherzustellen, was früher funktioniert hat: Traditionen, erprobte Verfahren und vertraute Arten, Dinge zu tun – kurzum, zum Business as usual zurückzukehren. Dazu wird es nicht kommen, weil es nicht passieren kann. Weil »Business as usual« zum größten Teil an COVID-19 gestorben ist (oder zumindest davon infiziert wurde).[38]

Das Neue soll besser sein

Selbstverständlich hat die Pandemie enorme wirtschaftliche Schäden angerichtet. Brauchen wir deshalb nicht »einen besseren Wiederaufbau«? Fallen Sie nicht auf diesen griffigen Slogan herein, egal, wie altruistisch er klingen mag, denn er ist wesentlicher Bestandteil des Plans zum Great Reset und lässt sich davon nicht trennen. Joe Biden, dessen Wahlkampfslogan bei der Präsidentschaftswahl 2020 »Build Back Better« lautete, hat sich schon seit Langem gegen Privatsphäre und für Technologie eingesetzt.

So stand in einem Artikel auf der Medienwebsite CNET 2008 zu lesen:

> Auf dem Gebiet der Privatsphäre ist Bidens Bilanz alles andere als hervorragend. In den 1990ern war Biden Vorsitzender des Rechtsausschusses, und er brachte einen Gesetzesentwurf ein, der Comprehensive Counter-Terrorism Act genannt wurde ... Ein zweites Biden-

Gesetz hieß Violent Crime Control Act. Beide wandten sich mit der folgenden identischen Passage massiv gegen Datenverschlüsselung:

»Der Kongress spricht sich dafür aus, dass Anbieter elektronischer Kommunikationsdienste und Hersteller elektronischer Kommunikationsgeräte der Regierung gestatten, Zugriff auf die Textinhalte von Telefon-, Mail- und anderen Kommunikationsformen zu nehmen, wenn sie durch das Gesetz ordnungsgemäß dazu bevollmächtigt ist.« Im Klartext bedeutet das: Geben Sie Ihren Verschlüsselungscode preis.[39]

Doch der Slogan Build Back Better stammt nicht von Biden. Tatsächlich wurde er von der UN in einer Pressemitteilung eingeführt. Sie lautet:

Während die Welt Pläne für die Erholung nach der Pandemie schmiedet, appelliert die UN an die Regierungen, die Gelegenheit zu »build back better« zu nutzen, indem nachhaltigere, stabilere und inklusivere Gesellschaften aufgebaut werden. »Die aktuelle Krise ist ein nie da gewesener Weckruf«, sagte Generalsekretär António Guterres in seiner Botschaft am 22. April, dem internationalen Tag der Erde. »Wir müssen die Erholung in eine echte Gelegenheit verwandeln, die Dinge für die Zukunft richtig zu machen.«[40]

Die UN hat die Nationen weltweit direkt ermahnt, nach Covid-19 »das Neue besser zu machen«[41], und dieser Ausdruck wurde von Regierungschefs in Großbritannien[42], Neuseeland[43], Kanada und andernorts übernommen. Neben der Einschränkung der Privatsphäre ist Teil des »Build Back Better«-Plans, das Finanzsystem zu einem digitalen Zentralbank-Geldsystem (CBDC – Central Bank Digital Currency)[44] hin zu verschieben, das wiederum Teil des Systems der sozialen Kontrolle ist, weil es leicht genutzt werden kann, um Anreiz für erwünschte Verhaltensweisen zu schaffen und von unerwünschten abzulenken.

Die Experten sind sich darin einig, dass die meisten großen Länder innerhalb der kommenden 2 bis 4 Jahre ein CBDC, ein digitales Zentralbank-Geldsystem, einführen werden. Im Gegensatz zu der verbreiteten Ansicht werden diese CBDCs keineswegs den bereits existierenden Kryptowährungen, wie etwa Bitcoin, ähnlich sein. Während Bitcoin dezentralisiert ist und eine vernünftige Strategie verfolgt, um dem existierenden, von der Zentralbank kontrollierten System zu entgehen, werden CBDCs zentralisiert und von den Zentralbanken komplett kontrolliert sein. Und es wird ausgeklügelte Verträge geben, die es den Banken erlauben werden, Ihr Leben zu überwachen und zu kontrollieren.

Fürchten Sie sich, fürchten Sie sich sehr

Selbstverständlich ist es eine Herausforderung, derart radikale Transformationen jedes Bereichs der Gesellschaft durchzusetzen. Kein Mensch, der bei Verstand ist, würde dem zustimmen, wenn er die Details des Gesamtplans kennen würde. Um den Great Reset umzusetzen, musste die Elite also psychische Manipulation anwenden, und Angst ist grundsätzlich das allereffektivste Werkzeug.

Der Psychiater Dr. Peter Breggin erklärt, dass es eine ganze Schule öffentlicher Gesundheitsforschung gibt, die sich auf die Identifizierung der effektivsten Möglichkeiten konzentriert, Menschen in Angst zu versetzen, damit sie die gewünschten gesundheitlichen Maßnahmen akzeptieren.

Fügt man dieser Mischung noch Verwirrung und Unsicherheit hinzu, so vermag man eine Person nicht nur in Sorge, sondern sogar in Panik zu versetzen – in einen Zustand der Verwirrung, in der diese nicht mehr logisch denken kann und umso leichter zu manipulieren ist. Abbildung 1 illustriert die zentrale Rolle der Panikmache für die erfolgreiche Umsetzung des Great Reset.

Denken Sie daran, dass die Technokratie, die wir in diesem Kapitel dargelegt haben, naturgemäß eine technologische Gesellschaft ist, die durch Social Engineering gemanagt wird. Angst ist nur eines von mehreren Manipulationswerkzeugen. Die Konzentration auf die »Wissenschaft« ein anderes. Jedes Mal, wenn jemand widerspricht, wird er einfach als »unwissenschaftlich« abgestempelt, und jede Wissenschaft, die mit dem Status quo in Konflikt gerät, wird zur »widerlegten Wissenschaft« erklärt.

Die einzige Wissenschaft, die eine Rolle spielt, ist das, was die Technokraten für richtig halten, egal, wie viele Beweise dagegen sprechen. Wir konnten während dieser Pandemie direkt beobachten, wie Big Tech alles zensierte und löschte, was sich gegen die Meinungen der Weltgesundheitsorganisation aussprach, die nur ein weiteres Zahnrad in dieser technokratischen Maschine ist.

Wenn wir diese Zensur weiter zulassen, werden unsere Freiheitsrechte schnell erodieren und durch eine tyrannische Unterdrückung der Grundrechte ersetzt, für die unsere Vorfahren gekämpft und ihr Leben gelassen haben. Wir müssen uns einfach für Transparenz und Wahrheit einsetzen. Wir müssen auf medizinische sowie persönliche Freiheit und das Recht auf Privatsphäre bestehen.

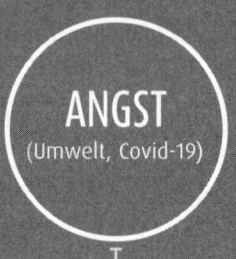

ANGST
(Umwelt, Covid-19)

4 STUFEN ZUR GLOBALEN TECHNOKRATIE

1. → Demoralisierung (Anprangern)
2. → Entmenschlichung (Masken)
3. → Krise (»Casedemic«-Freiheitsein-
   schränkungen auf Basis falscher Daten)
4. → Normalisierung (»Neue Normalität«)

Verhaltens-
modifikation

Gesundheits-
ausweise

Social Distancing   Gesundheits-   Impfung
                         und Kreditsystem

KONTROLLIERTE WELT EINER
GERINGEREN ZAHL PERFEKTER MENSCHEN

NACHHALTIGE
+ INKLUSIVE
UMWELT

MERCOLA
Übernehmen Sie die
Kontrolle über Ihre Gesundheit

Vor allem der Kampf gegen die Impfpflicht ist, davon bin ich überzeugt, ein Kampf, dem wir nicht ausweichen dürfen. Wenn wir uns
nicht deutlich dagegen aussprechen und für das Recht kämpfen, eine
eigene Entscheidung zu treffen, wird die nachfolgende medizinische Tyrannei kein Ende haben. In Kapitel 8 werden wir ausführlich
auf die Impfstoffe eingehen. Doch lassen Sie uns zunächst das Virus selbst genauer untersuchen, um seine tatsächliche Gefahr – oder
aber Harmlosigkeit – einzuschätzen, damit wir anfangen können, die
Angst zu zerstreuen, die die Technokratie weiter schürt, um ihren
Great Reset leichter in die Tat umsetzen zu können.

⬅— Abbildung 1 **Technokratie und der Great Reset:
Anleitung für psychologische Maßnahmen**

Kapitel 4

Covid-19 trifft die am meisten Gefährdeten

Von Dr. Joseph Mercola

Sie kennen die offizielle Geschichte: Covid-19 ist eine hochansteckende und tödliche Infektionskrankheit, die nur durch Abstandhalten, häufiges Händewaschen, Lockdowns, Masken, Massentestungen, Kontaktnachverfolgung und letztlich durch Impfstoffe aufgehalten werden kann. Doch in Wahrheit scheint Covid-19 ein hochansteckender, gefährlicher, im Labor erzeugter »Auslöser« für bereits existierende Krankheiten einer alternden und zunehmend chronisch kranken Gesellschaft zu sein.

Bei den meisten durch Covid-19 verursachten Krankenhausaufhalten und Todesfällen ist nicht das Virus selbst die Hauptursache. Das Virus nutzt vielmehr andere ernste Erkrankungen mit hoher Mortalität, die in der Bevölkerung weit verbreitet und an sich schon gefährlich sind. Es sind diese Komorbiditäten in Kombination mit um sich greifenden Behandlungsfehlern (und anderen Faktoren, die wir bereits angesprochen haben und auf die wir noch detaillierter eingehen werden), die für die Klinikeinweisungen und Todesfälle in Zusammenhang mit Covid-19 maßgeblich sind. Einfach ausgedrückt, sterben Menschen *mit* Covid-19, nicht *daran*.

Daten belegen, dass Covid-19 keine ernsthafte Bedrohung darstellt

Um den Unterschied zwischen der Wahrheit und der offiziellen Geschichte zu verstehen, müssen wir echte Statistiken über Fallzahlen, Klinikaufenthalte und Todesfälle von den »offiziellen« trennen. Eine relativ hohe »Fallzahl« bedeutet nicht, dass die Menschen tatsächlich erkranken und sterben. Durch Zusammenwürfeln positiver Testergebnisse mit tatsächlichen Covid-19-Erkrankungen haben die Medien die Öffentlichkeit absichtlich glauben lassen, die Infektion sei weit ernster und verbreiteter, als sie es tatsächlich ist.

Covid-19 wird *nicht* durch einen positiven Test nachgewiesen, sondern durch die klinische Diagnose eines mit SARS-CoV-2 infizierten Kranken, der schwere Symptome einer durch Fieber, Husten und Kurzatmigkeit charakterisierten Atemwegserkrankung aufweist. Indem Tests verwendet werden, die gesunde Menschen fälschlicherweise als krank und infektiös ausweisen, führt die Massentestung zu dem Narrativ, wir befänden uns in einer tödlichen Pandemie.

Tatsächlich ist der Einsatz von PCR-Tests (Polymerase-Kettenreaktionstest) das Herzstück des ganzen Betrugs. Gäbe es diesen mangelhaften Test nicht, würden wir gar nicht von einer Pandemie sprechen. Ich werde in Kapitel 5 näher darauf eingehen.

Falsche Angaben zur Todesursache

Den wegweisenden Daten zufolge, die die US-Gesundheitsbehörden (CDC – Centers for Disease Control and Prevention) am 26. August 2020 veröffentlichten, wurde nur bei *6 Prozent* der mit Covid-19 verbundenen Todesfälle in den USA auf den Todesbescheinigungen Covid-19 als *alleinige* Todesursache vermerkt.[1]

Um das zu verdeutlichen: 6 Prozent von 496 112 (der Gesamtzahl der von den Gesundheitsämtern am 21. Februar 2021 gemeldeten Todesopfern) sind 29 766. Mit anderen Worten war die SARS-CoV-2-Infektion für 29 766 Tote direkt verantwortlich, also für den Tod von ansonsten gesunden Personen – das sind also ganz andere Zahlen, als wenn in den Medien von über 200 000 (und steigend) die Rede ist. Die übrigen 94 Prozent der betroffenen Patienten hatten im Durchschnitt 2,6 Erkrankungen, die zu ihrem Tod mit beitrugen.

Diese Daten zeichnen ein Bild, das sich deutlich von dem der Johns-Hopkins-Universität unterscheidet, die im August 2020 berichtete, dass etwa 170 000 der 5,4 Millionen positiv auf Covid-19 getesteten Amerikaner gestorben seien, was Dr. Thomas Frieden, den ehemaligen Direktor der CDC, zu der Aussage veranlasste, Covid-19 sei in den USA inzwischen die dritthäufigste Todesursache und würde mehr Amerikaner töten als »Unfälle, Verletzungen, Lungenkrankheiten, Diabetes, Alzheimer und viele, viele andere Ursachen«[2]. Frieden schürt mit seiner Aussage nur Angst.

Die Johns-Hopkins-Universität tat sich allerdings schwer, an ihrer Geschichte festzuhalten. Im November 2020 veröffentlichte sie einen Artikel, in dem Irrtümer auf nationaler Ebene bezüglich der Covid-19-Todesfälle unter der älteren Bevölkerung eingeräumt wurden. »Erstaunlicherweise blieb die Todeszahl älterer Menschen vor und nach Covid-19 gleich«, schrieb der Verfasser des Artikels. »Weil Covid-19 in erster Linie die Älteren trifft, gingen Experten von einer prozentualen Zunahme der Todesfälle in älteren Altersgruppen aus. Doch diese Zunahme ist aus den CDC-Daten nicht erkennbar. Tatsächlich bleibt der Prozentsatz der Todeszahlen in allen Altersgruppen relativ gleich.« Nachdem aber ein Link zum Johns-Hopkins-Artikel bei Twitter gepostet worden war, verschwand er schnell wieder.[3] Zum Glück ist eine archivierte Datei dieses Artikels noch immer zugänglich.[4]

Das American Institute for Economic Research berichtete vom mysteriösen Verschwinden des Artikels und ging noch ein paar Schritte weiter, indem es seine eigene, anhand der CDC-Daten vom April 2020 erstellte Grafik postete. »Die Daten deuten auf die Möglichkeit hin, dass eine große Zahl der Todesfälle hauptsächlich auf ernste Krankheiten, beispielsweise Herzerkrankungen, zurückzuführen sein könnte, aber als Tod durch Covid-19, einer deutlich weniger tödlichen Krankheit, eingestuft wurde«[5], berichtete das Institut. Letzteres ist im Übrigen genau das, was Ärzte laut CDC-Richtlinien tun sollen.

Der Plan der US-Gesundheitsbehörden, die Todeszahlen von Covid-19 absichtlich in die Höhe zu treiben

Die US-Gesundheitsbehörden haben ihren Beitrag geleistet, um sicherzustellen, dass so viele Tote wie nur irgend möglich Covid-19 zugeschrieben werden – auch wenn Covid-19 nicht die Todesursache war. Dr. Meryl Nass berichtete im März 2020 in einem persönlichen Schreiben: »Die CDC haben neue Richtlinien herausgegeben, die von Ärzten, die Totenscheine ausstellen, verlangen, auf der Urkunde Covid-19 zu vermerken, wenn es zum Tod beitrug oder ihn verursachte. Das unterscheidet sich nicht von dem, was wir zuvor getan haben. Wir sind angehalten, alle Mitursachen aufzulisten.«

Die offizielle Anweisung lautete:

> Es ist wichtig zu betonen, dass die Corona-Erkrankung beziehungsweise Covid-19 auf den Totenscheinen aller Verstorbenen gemeldet werden sollte, bei denen die Krankheit ursächlich oder mutmaßlich zum Tod geführt oder dazu beigetragen hat ...

> Zum Beispiel in Fällen, bei denen Covid-19 zu Lungenentzündung und tödlicher Atemnot führt, sollten in Teil I Lungenentzündung und Atemnot neben Covid-19 aufgelistet werden ... Falls der Verstorbene andere chronische Krankheiten hatte wie zum Beispiel COPD oder Asthma, die auch zum Tod beigetragen haben könnten, sollten diese Erkrankungen in Teil II angegeben werden.[6]

Im April 2020 gaben die CDC neue Leitlinien für das Ausfüllen von Covid-19-Totenscheinen[7] heraus und hielten sogar ein Webinar dazu ab, doch laut Dr. Nass blieben die Richtlinien im Wesentlichen unverändert. Im Herbst 2020 änderten die CDC ihren Kurs jedoch dramatisch, allerdings ohne die Aufmerksamkeit auf die neuen Richtlinien zu lenken. Dr. Nass schrieb: »Die CDC bestätigten ohne großes Trara auf einer anderen Website, dass Covid, auch wenn es vom Arzt nicht als maßgebliche oder unmittelbare Todesursache aufgelistet ist, als die Todesursache vermerkt wird, solange es als eine Ursache oder Mitursache gilt.«

Tatsächlich heißt es auf der CDC-Website zum Zeitpunkt dieser Niederschrift (Kursivsetzung d. d. Autor): »Wenn Covid-19 auf der Todesbescheinigung als *eine* Todesursache aufgeführt wird, wird dieser Todesfall Covid-19 zugeordnet und zu den durch Covid-19 *verursachten* Todesfällen gezählt.«[8] All dies brachte Dr. Nass zu der Schlussfolgerung, dass das Trara vom April eine »bewusste Irreführung« war.

Vielleicht ist Ihnen nicht klar, wie absurd das ist, deshalb will ich Ihnen ein Beispiel nennen. Wenn ein junger, gesunder Mensch aufgrund eines Motorradunfalls sterben und positiv auf SARS-CoV-2 getestet werden würde, würde der Todesfall laut diesen CDC-Richtlinien als Covid-19-Opfer gelistet werden.

Diese ganzen Machenschaften mit den Totenscheinen kaschieren die Tatsache, dass für alle mit Ausnahme der Über-60-Jährigen die Gefahr, an Covid-19 zu sterben, deutlich geringer ist, als der Grippe zum Opfer zu fallen.

Covid versus Grippe

Zwar wurde die Behauptung in einem Artikel im *Scientific American,* die Sterblichkeitsrate bei diesem Virus sei jener der Grippe gleichzusetzen, als »Fake News«[9] bezeichnet, doch sie ist keineswegs falsch. Wir wollen Ihre Aufmerksamkeit auf Forschungsergebnisse zur Sterblichkeitsrate einer dem Durchschnitt entsprechenden Person – also unter Ausschluss jener, die in Pflegeheimen und anderen Langzeitpflegeeinrichtungen leben – lenken, die am 2. September 2020 in den *Annals of Internal Medicine* veröffentlicht wurden: »Die Gesamttodesrate [bei Covid-19-Infektion] von nicht in Heimen untergebrachten Menschen betrug 0,26 Prozent … Personen unter 40 Jahren hatten eine Todesrate durch die Infektion von 0,01 Prozent, bei den Über-60-Jährigen und Älteren lag die Todesrate aufgrund einer Infektion bei 1,71 Prozent.«[10]

Andere Quellen berichten von ähnlichen Ergebnissen. Bei einem Vortrag vor der Doctors for Disaster Preparedness Convention wies Dr. Lee Merritt am 16. August 2020 darauf hin, dass die Todesrate bei Covid-19, basierend auf der Zahl der Todesfälle pro Kopf – was die einzige Möglichkeit ist, einen korrekten Eindruck von der Letalität dieser Krankheit gewinnen –, zum damaligen Zeitpunkt bei etwa 0,009 Prozent lag.[11] Diese Zahl beruhte auf den globalen Todesopfern von 709 000 und einer Weltbevölkerung von 7,8 Milliarden Menschen. Das bedeutet auch, dass die Chance einer Durchschnittsperson, eine Ansteckung mit SARS-CoV-2 zu überleben, bei 99, 991 Prozent lag.

Im Vergleich dazu wird die geschätzte Todesrate der saisonalen Grippeinfektion in den *Annals of Internal Medicine* mit 0,8 Prozent angegeben. Andere Quellen nennen einen etwas höheren Prozentsatz. In beiden Fällen ist *eine Infektion mit SARS-CoV-2 nur für Menschen im Alter von über 60 Jahren gefährlicher als eine Grippeinfektion.* Alle anderen haben ein geringeres Risiko, an Covid-19 zu sterben als an der Grippe.

Die Koordinatorin der Coronavirus-Task-Force im Weißen Haus, Dr. Deborah Birx, bestätigte diese deutlich geringere als sonst gemeldete Sterberate, als sie Mitte August 2020 feststellte, dass es »immer schwieriger« wird, dafür zu sorgen, dass sich die Menschen an die Maskenpflicht halten, »weil ihnen langsam klar wird, dass für 99 Prozent von uns keine Gefahr besteht«[12].

Wer erkrankt?

Im April 2020 wurden fast alle Crewmitglieder des Flugzeugträgers *USS Theodore Roosevelt* auf SARS-CoV-2 getestet. Gegen Ende des Monats waren 840 der etwa 4800 Mann starken Besatzung positiv getestet worden. Doch 60 Prozent von ihnen waren asymptomatisch, das heißt sie hatten keine Symptome. Nur ein Crewmitglied starb, und keines musste auf der Intensivstation behandelt werden.[13]

Ähnlich war es bei den 3711 Passagieren und Crewmitgliedern an Bord des Kreuzfahrtschiffs *Diamond Princess*, unter denen 712 (19,2 Prozent) positiv auf SARS-CoV-2 getestet wurden, von denen 46,7 Prozent zur Zeit des Tests asymptomatisch waren. Von denjenigen, die Symptome hatten, mussten nur 9,7 Prozent auf die Intensivstation, und 1,3 Prozent starben.[14]

Zwar ist von Militärangehörigen in der Regel zu erwarten, dass sie gesünder als die Durchschnittsbevölkerung sind, gleichwohl liefern die Daten dieser beiden Fälle mehrere wichtige Aufschlüsse, die zu berücksichtigen sind. Zunächst einmal weisen sie darauf hin, dass die Infektionsrate, selbst wenn man in engen Verhältnissen dicht an dicht zusammenlebt, recht gering ist. Lediglich 17,5 Prozent der Mannschaft auf der *USS Theodore Roosevelt* infizierten sich, etwas weniger als die 19,2 Prozent an Bord der *Diamond Princess*, die einen höheren Anteil an älteren Passagieren hatte.

Zweitens sind körperlich fitte und gesunde Menschen mit größerer Wahrscheinlichkeit asymptomatisch – 60 Prozent des Marinepersonals wiesen im Vergleich zu 46,7 Prozent der Zivilisten an Bord der *Diamond Princess* trotz positiver Tests keine Symptome auf.

Für die meisten Covid-19-Todesfälle sind Behandlungsfehler verantwortlich

Da wir inzwischen festgestellt haben, dass uns die offiziellen Statistiken nicht die ganze Wahrheit sagen und Covid-19 nicht für annähernd so viele Tote verantwortlich ist, wie uns weisgemacht wird, wollen wir uns mit einer der Haupttodesursachen befassen, von der Sie in den Medien nichts erfahren: Behandlungsfehler.

Eine Studie der Johns-Hopkins-Universität fand 2016 heraus, dass jährlich mehr als 250 000 Amerikaner aufgrund von vermeidbaren Behandlungsfehlern sterben, was die moderne Medizin in den USA tatsächlich zur dritthäufigsten Todesursache macht.[15] Andere schätzen die Todeszahlen aufgrund von Behandlungsfehlern sogar auf 440 000 jährlich.[16] Der Grund für diese Zahlendiskrepanz ist, dass Behandlungsfehler auf Totenscheinen selten aufgeführt werden und die US-Gesundheitsbehörden für die Erstellung ihrer Todesstatistik auf die Totenscheine vertrauen.

Behandlungsfehler werden zwar ständig unter den sprichwörtlichen Teppich gekehrt, aber sie müssen jetzt mehr denn je ans Licht gebracht werden, weil sie auch bei den Todesopfern, die Covid-19 zugeschrieben werden, eine Rolle spielen. Denn ein bedeutender Anteil derjenigen, die an Covid-19 gestorben sind, waren tatsächlich Opfer von Behandlungsfehlern. Das Elmhurst Hospital Center in Queens, New York, – das »Epizentrum des Epizentrums« der Covid-19-Pandemie in den USA – scheint Covid-19-Patienten grob falsch behandelt und damit ihren Tod verursacht zu haben.[17]

Finanzielle Anreize erhöhen die Todeszahlen

Laut Aussage der in der Armee ausgebildeten Krankenschwester Erin Olszewski, die während des Höhepunkts des Ausbruchs in New York City im Elmhurst Hospital arbeitete, machten die Verwaltungsangestellten und die Ärzte eine ganze Reihe von Fehlern, wobei der schlimmste darin bestand, alle Covid-19-Patienten, einschließlich derjenigen, bei denen Covid-19 nur vermutet wurde, an Beatmungsgeräte anzuschließen, anstatt nur die weniger invasive Sauerstoffzufuhr zu verabreichen.

Während Erin dort arbeitete, wurden die meisten Patienten, die ins Krankenhaus kamen, gegen Covid-19 behandelt, ob sie positiv getestet worden waren oder nicht, und nur ein Patient überlebte. Außerdem versäumte das Hospital, Covid-positive und Covid-negative Patienten zu trennen, wodurch für eine maximale Ausbreitung der Krankheit unter nichtinfizierten Patienten gesorgt wurde, die wegen anderer Gesundheitsprobleme ins Krankenhaus gekommen waren.

Durch die künstliche Beatmung von Covid-negativen Patienten vergrößerte das Hospital künstlich die Fallzahlen und die Todesrate. Beunruhigenderweise scheinen finanzielle Anreize dabei eine Rolle gespielt zu haben. Laut Olszewski erhielt die Klinik neben anderen

Vergütungen für einen künstlich beatmeten Covid-19-Patienten zusätzlich 29 000 Dollar. Im August 2020 räumte der CDC-Direktor Robert Redfield ein, dass bestimmte Anreize die Hospitalisierungsraten und die Statistiken der Todesopfer wahrscheinlich überall in den USA in die Höhe getrieben haben.[18]

Verfehlte Maßnahmen vieler Gouverneure erhöhen die Todesraten unter den Älteren

Ein weiterer gravierender Fehler, der die Todesraten in den USA ansteigen ließ, war die Entscheidung von Gouverneuren, entgegen den Richtlinien der US-Regierung infizierte Patienten in Pflegeheimen unterzubringen.[19] Laut einer Analyse der Foundation for Research on Equal Opportunities, die Daten bis zum 22. Mai 2020 berücksichtigte, waren im Durchschnitt 42 Prozent aller Covid-19-Todesfälle in den USA in Pflegeheimen, Einrichtungen für betreutes Wohnen und anderen Langzeiteinrichtungen zu verzeichnen.[20]

Das ist ungewöhnlich, wenn man sich die Tatsache vor Augen hält, dass diese Gruppe nur 0,62 Prozent der US-Bevölkerung darstellt. Im Großen und Ganzen sind Pflegeheime für die Behandlung von Covid-19-Patienten schlecht gerüstet.[21] Zwar sind diese Einrichtungen dafür da, sich um ältere Patienten zu kümmern – egal, ob diese allgemein gesund sind oder an chronischen Krankheiten leiden –, doch sind sie selten in der Lage, Menschen mit hochinfektiösen Krankheiten unter Quarantäne zu stellen und zu behandeln.

Es ist nur logisch, davon auszugehen, dass die Vermischung von Infizierten und Nichtinfizierten in einem Pflegeheim zu erhöhten

Todeszahlen führt, weil die Älteren deutlich häufiger an Infektionen sterben, und das auch an einer gewöhnlichen Erkältung. Außerdem haben wir früh gelernt, dass die Älteren für schwere Verläufe einer SARS-CoV-2-Infektion überproportional anfällig sind.

Mehrere Gouverneure – Andrew Cuomo in New York, Tom Wolf in Pennsylvania, Phil Murphy in New Jersey, Gretchen Whitmer in Michigan und Gavin Newsom in Kalifornien – trafen explizit die Entscheidung, infizierte Patienten in Pflegeheime zu den allervulnerabelsten Menschen zu schicken.[22]

Am 16. Juni 2020 veröffentlichte ProPublica eine Untersuchung, bei der ein Pflegeheim in New York, das Cuomos törichte Anweisung umsetzte, mit einem anderen verglichen wurde, das sich widersetzte und sich stattdessen entschied, den nationalen Richtlinien zu folgen. Der Unterschied war immens.[23]

Am 18. Juni hatte das Pflegeheim Diamond Hill, das Cuomos Anweisungen befolgte, aufgrund der fehlenden Isolierung und unzureichender Infektionskontrolle achtzehn Patienten durch Covid-19 verloren. Die Hälfte des Personals (etwa fünfzig Angestellte) und 58 Patienten infizierten sich und erkrankten. Im Gegensatz dazu hatte Van Rensselaer Manor, eine Pflegeeinrichtung mit 320 Betten im gleichen Bezirk wie Diamond Hill, keinen einzigen Todesfall durch Covid-19 zu beklagen, weil man sich dort weigerte, den Anordnungen des Bundesstaates zu folgen, und keine Patienten mit Verdacht auf Covid-19 aufnahm. Ein ähnlicher Trend wurde auch in anderen Regionen beobachtet.

Beatmungsgeräte erhöhten nur die Zahl der Todesfälle

Der Fehleinsatz mechanischer Beatmungsgeräte beschränkte sich nicht auf das Elmhurst Hospital Center in Queens. Schon im Juni 2020 warnten Forscher, dass an Beatmungsgeräte angeschlossene Covid-19-Patienten einem erhöhten Sterberisiko ausgesetzt seien, und führende Experten äußerten die Meinung, die Maschinen würden übermäßig eingesetzt und wahrscheinlich würde es den Patienten mit weniger invasiven Behandlungen besser gehen. Laut einer Studie starben mehr als 50 Prozent der künstlich beatmeten Covid-19-Patienten.[24]

Dennoch wurde an dem Verfahren festgehalten. In einer Anwendungsbeobachtung von 1300 kritisch erkrankten Patienten auf Intensivstationen in der italienischen Lombardei betrug die Sterberate bei 88 Prozent künstlich beatmeten Patienten dennoch 26 Prozent.[25] In einer im *Journal of the American Medical Association* (JAMA) veröffentlichten Studie über 5700 zwischen dem 1. März und dem 4. April 2020 mit Covid-19 hospitalisierten Patienten lag die Sterberate bei denjenigen, die künstlich beatmet wurden, je nach Alter zwischen 76,4 und 97,2 Prozent.[26]

Eine Studie mit 24 Covid-19-Patienten, die in der Region Seattle auf Intensivstationen behandelt wurden, ergab, dass 75 Prozent künstlich beatmet wurden und dass die Hälfte der Patienten zwischen dem ersten und 18. Tag nach der Krankenhausaufnahme verstarb.[27]

Es gibt viele Gründe, weshalb an Beatmungsgeräte angeschlossene Patienten ein hohes Sterberisiko aufweisen und Gefahr laufen, noch schwerer zu erkranken. Denn künstliche Beatmung ist *per se* mit

Risiken verbunden und kann zum Beispiel aufgrund von zu hohen Atemwegsdrücken zu Lungenschäden führen. Im Fall des schweren akuten Respirationssyndroms (SARS) können die Lungenflügel mit einer gelben Flüssigkeit von gummiartiger Textur gefüllt sein, die den Sauerstoffaustausch von der Lunge ins Blut selbst bei künstlicher Beatmung erschwert. Ein weiteres signifikantes Risiko stellt die langfristige Betäubung aufgrund der Intubation dar, ganz besonders ältere Menschen erholen sich davon nur schwer wieder.

Eine Häufung von Irrtümern

Zu Beginn ihrer Existenz haben neue Viren immer die allergrößte Wirkung, bevor sie dann langsam nachlässt. Ein völlig neues Virus ist trockenem Holz vergleichbar, das in Brand gesteckt wird. Es brennt am Anfang besonders stark, kühlt sich dann aber recht rasch ab.

Die Verwundbarsten unter uns werden von einem neuen Virus schnell getroffen, und im Fall von SARS-CoV-2 waren die Pflegeheime das trockene Holz. Da also die Vulnerabelsten zuerst betroffen waren und die medizinische Fachwelt die Erkrankten falsch behandelte, kam es zu einem anfänglichen Höchststand an Todesfällen, der aber nicht so hoch hätte ausfallen müssen.

Hätte es die systematische medizinische Falschbehandlung, den weit verbreiteten Einsatz von Beatmungsgeräten und die unverständlichen Entscheidungen einiger Gouverneure nicht gegeben, dann hätte die Zahl der Covid-19-Todesopfer in den USA vernachlässigbar gering sein können.

Wenn man all diese Faktoren zusammennimmt – das mutwillige Missmanagement der Infektion in Hotspots wie New York, die Entscheidung, infizierte Patienten in Pflegeheimen unterzubringen, die Tatsache, dass nur wenige gesunde Menschen an der Infektion starben und andere medizinische Behandlungsmöglichkeiten unterdrückt wurden und immer noch werden –, drängt sich der Eindruck auf, dass es sich um eine fabrizierte Krise handelt.

Sepsis könnte die Ursache vieler Covid-19- und Grippetodesfälle sein

Eine Blutvergiftung ist eine lebensbedrohliche Erkrankung. Sie wird ausgelöst von einer systemischen Infektion, die den Körper zu einer Überreaktion und einer exzessiven und hochgradig schädigenden Immunreaktion veranlasst. Eine Reihe von Studien hat ergeben, dass es immer häufiger zu Blutvergiftungen kommt. In den USA entwickeln jedes Jahr 1,7 Millionen Erwachsene eine Sepsis, und etwa 270 000 sterben daran.[28] Tatsächlich hatten zwischen 34,7 und 55,9 Prozent der amerikanischen Patienten, die zwischen 2010 und 2012 im Krankenhaus verstorben waren, zur Zeit ihres Todes an einer Sepsis gelitten.[29]

Laut der bisher umfassendsten globalen Analyse ist jährlich eine Sepsis für jeden sechsten Todesfall weltweit verantwortlich – mehr als doppelt so viele wie bislang geschätzt. Die Forscher bezeichnen dieses Ergebnis als »alarmierend«. Das National Public Radio berichtete: »Man schätzt, dass allein 2017 weltweit etwa 11 Millionen Menschen an einer Sepsis starben – von insgesamt 56 Millionen Todesfällen. Das sind etwa 20 Prozent aller Sterbefälle.«[30]

Eine signifikante Erschwernis bei der Untersuchung der Sepsis stellt die Tatsache dar, dass viele Ärzte sie als Mittodesursache übersehen und nicht auf dem Totenschein vermerken. Dennoch wurde die Sepsis als maßgebliche Ursache bei Grippetodesfällen identifiziert.

Ein Problem besteht darin, dass die Symptome einer Sepsis leicht mit denen einer starken Erkältung, Grippe oder Covid-19-Infektion verwechselt werden können – unter anderem Dehydrierung, hohes Fieber, Verwirrtheit, Herzrasen, Übelkeit oder Erbrechen und eine kühle, feuchte Haut. Doch die Symptome entwickeln sich meist schneller, als man dies für gewöhnlich erwarten würde. Wenn eine Sepsis nicht sofort diagnostiziert und behandelt wird, kann sie rasch zu Multiorganversagen und Tod führen.

Normalerweise ist eine starke Sepsis mit bakteriellen Erkrankungen verbunden. Doch Viren – und dazu gehört auch Covid-19 – rufen weltweit immer häufiger eine schwere Sepsis hervor. Tatsächlich starb im Juli 2020 der berühmte Broadway-Star Nick Cordero an Komplikationen aufgrund von Covid-19, zu denen auch ein septischer Schock, das heißt eine Sepsis, gehörte. Die Sepsis ist eine entscheidende Mitursache für viele Covid-19-Todesfälle – eine Ursache, die größtenteils unerkannt bleibt.

Laut Aussage von Dr. Karin Molander, Vorstandsvorsitzende der Sepsis Alliance, »ist die Sepsis eine maßgebliche, wenn nicht sogar Nummer eins der tödlichen Komplikationen von Covid-19«.[31] Covid-19 wird so häufig von einer Sepsis begleitet, dass das National Center for Health Statistics aktualisierte Richtlinien für die medizinische Kodierung der beiden Krankheiten erließ.[32]

Viele kritisch erkrankte Covid-19-Patienten entwickeln eine virale Sepsis

Forscher aus China schrieben in *The Lancet:* »Wir haben in der klinischen Praxis festgestellt, dass viele schwer oder kritisch erkrankte Covid-19-Patienten in der Regel klinische Schockreaktionen entwickelten, einschließlich kalter Extremitäten und eines schwachen peripheren Pulses, auch wenn keine erkennbare Hypotonie vorlag. Kenntnisse über den Mechanismus der viralen Sepsis bei Covid-19 sind vonnöten, um eine bessere klinische Behandlung dieser Patienten zu gewährleisten.«[33]

Laut der Sepsis Alliance kann die virale Sepsis besonders herausfordernd sein, weil Tests, die dem Arzt eine bakterielle Sepsis anzeigen, eine virale Sepsis nicht unbedingt diagnostizieren. Abgesehen davon können abnormale Vitalwerte beim Blutdruck, Puls oder bei der Atmung sowohl bei der bakteriellen als auch der viralen Sepsis auftreten.

Der Sepsis Alliance zufolge sind »Ältere, sehr Junge und Menschen mit chronischen Erkrankungen oder geschwächtem Immunsystem« besonders Sepsis-gefährdet. Doch neben Menschen mit grundlegenden Gesundheitsproblemen können auch gesunde Menschen betroffen sein. »Wenn eine gesunde Person schwer an einer Sepsis erkrankt, könnte das daran liegen, dass ihr gesundes Immunsystem so stark war, dass es einen Zytokinsturm ausgelöst hat«[34], erklärte die Sepsis Alliance.

Zytokine sind eine Proteingruppe, die der Körper zur Entzündungskontrolle nutzt. Wenn Sie an einer Infektion leiden, schüttet Ihr Körper Zytokine aus, um die Entzündung zu bekämpfen, aber manchmal setzt er mehr frei, als er ausschütten sollte. Gerät die Zytokinausschüttung außer Kontrolle, wird der resultierende Zytokinsturm gefährlich und ist eng mit einer Sepsis verbunden.

Es hat sich gezeigt, dass ein von Dr. Paul Marik dokumentiertes Behandlungsverfahren bei Sepsis, das auch intravenöse Vitamin-C-Gaben mit Hydrocortison und Thiamin (Vitamin B_1) beinhaltet, die Überlebenschancen bei einer Sepsis dramatisch erhöht. Falls Sie vermuten, dass Sie oder ein Angehöriger eine Sepsis haben könnten, schauen Sie bei *mercola.com* nach und suchen Sie nach dem Artikel mit der Überschrift »Vitamin C, B_1 und Hydrocortison reduzieren die Sterblichkeit bei Sepsis dramatisch«. Der Artikel könnte Ihr Leben oder das Ihres Angehörigen retten.

Begleiterkrankungen sind die Hauptursache für Covid-19-Klinikaufenthalte und -Todesfälle

Um fair zu sein: Die offizielle Geschichte und die Statistiken haben davon berichtet, dass grundlegende Gesundheitsprobleme wie Fettleibigkeit, Herzerkrankung und Diabetes die Hauptfaktoren für Covid-19-Todesopfer sind. Doch wie die Daten belegen, sind sie mehr als nur beitragende Faktoren. Sie sind die Hauptauslöser für Klinikeinweisungen und Todesfälle.

In einer Studie wiesen mehr als 99 Prozent der Menschen, die aufgrund von Komplikationen in Verbindung mit Covid-19 starben, grundlegende Gesundheitsprobleme auf. Von den Betroffenen hatten 76,1 Prozent Bluthochdruck, 35,5 Prozent Diabetes und 33 Prozent eine Herzerkrankung.[35] Andere Untersuchungen ergaben, dass von den 18- bis 49-Jährigen, die wegen Covid-19 im Krankenhaus be-

handelt werden mussten, Fettleibigkeit die vorherrschende Grunderkrankung war, knapp gefolgt von Bluthochdruck[36]. Überdies enthüllte eine Studie, die 5700 Patienten in New York City untersucht
hatte, dass 88 Prozent unter mehr als einer Begleiterkrankung litten:
Nur 6,3 Prozent hatten lediglich eine Grunderkrankung und 6,1 Prozent keine.[37]

Die meisten chronischen Erkrankungen – insbesondere Diabetes
und Bluthochdruck – haben ihren Ursprung in Stoffwechselstörungen, weil Menschen mit metabolischer Dysfunktion ein geschwächtes
Immunsystem haben. Detaillierte Informationen über die Behebung
der metabolischen Dysfunktion finden Sie in meinem Buch *Gesunde
Fette – Der optimale Kraftstoff für Ihren Körper* (2017).

Lassen Sie uns einige dieser Co-Faktoren nun genauer betrachten.

Stoffwechselgesundheit

Fast allen Begleiterkrankungen, die mit Covid-19 verbunden sind,
liegt die Gefahr der Insulinresistenz zugrunde. Insulinresistenz hängt
zum großen Teil mit dem Umstieg auf industriell verarbeitete Nahrungsmittel zusammen und damit, dass auf Kohlenhydrate anstatt
auf gesunde Fette gesetzt wird. Doch besonders ernst zu nehmen ist
wahrscheinlich der gestiegene Verzehr einer speziellen mehrfach ungesättigten Omega-6-Fettsäure mit Namen Linolsäure.

Dieses Fett ist in Pflanzenölen enthalten, die eher unter dem Begriff Samenöle bekannt sind. Da es diese vor 150 Jahren noch nicht
gab, lag der Verzehr bei null. Heutzutage ist er auf durchschnittlich
80 Gramm pro Tag angestiegen. Ein exzessiver Verzehr von Linolsäure ist wesentlich gefährlicher als der von zu viel Zucker, weil diese

Fette Ihren Stoffwechsel zerstören und jahrelang in Ihrem Körper verbleiben.

Linolsäure ist sehr verderblich und für Oxidation anfällig. Wenn das Fett oxidiert, zerfällt es in schädliche Teilkomponenten, wodurch die Linolsäure zu einem massiven Anstieg von Herzerkrankungen, Krebs, Diabetes, Adipositas und altersbezogener Erblindung beiträgt. Sie führt zu Entzündungen und zerstört wichtiges Gewebe, insbesondere Ihre Mitochondrien, die für die Erzeugung der meisten Energie in Ihrem Körper verantwortlich sind, weil sie Ihre Nahrung umwandeln und mit Sauerstoff versorgen, um Adenosintriphosphat (ATP) zu bilden.

Wenn Sie viel Linolsäure zu sich nehmen, werden Ihre Mitochondrien geschädigt und lahmgelegt, sodass diese Ihren Körper nicht mehr mit genügend Brennstoff versorgen und den durch all die Entzündungen und den oxidativen Stress entstandenen Schaden reparieren können. Das führt zur Insulinresistenz und der Entwicklung all der Begleiterkrankungen, die wir bei Covid-19 beobachten. In Kapitel 6 gehen wir ausführlicher auf die gesundheitlichen Auswirkungen der Linolsäure ein.

Bluthochdruck

Den Ärzten in China wurde schnell klar, dass fast die Hälfte der an Covid-19 Verstorbenen an Bluthochdruck beziehungsweise Hypertonie litten. Forscher nutzten retrospektive Daten aus einem Krankenhaus in Wuhan, China, in dem ausschließlich Covid-19-Infizierte behandelt wurden, um den Zusammenhang zu evaluieren.[38]

Nach der Analyse von 2877 Patienten, von denen 29,5 Prozent an Bluthochdruck litten, stellten sie fest, dass bei denjenigen mit Bluthochdruck die Gefahr, an Covid-19 zu sterben, doppelt so hoch war wie bei denen, auf die dies nicht zutraf.

Bestimmte Medikamente könnten Einfluss auf Covid-19-Verläufe haben

Zu allem Überfluss könnten auch jene Arzneimittel, die routinemäßig zur Behandlung von lebensstilbedingten Leiden wie Bluthochdruck, aber auch Diabetes und Herzerkrankungen, eingesetzt werden, bei Covid-19-Patienten zu einem negativen Ausgang beitragen. Bei *Reuters* heißt es:

> Eine unverhältnismäßig hohe Zahl der wegen Covid-19 ins Krankenhaus eingewiesenen Patienten leidet an Bluthochdruck. Theorien über den Grund, weshalb sie dadurch vulnerabler sind ..., haben unter Wissenschaftlern eine wilde Debatte über die Auswirkungen häufig gegen Bluthochdruck verordneter Medikamente ausgelöst.

> Forscher sind sich einig, dass die lebensrettenden Medikamente auf dieselben Stoffwechselwege einwirken, die auch das neue Coronavirus nutzt, um in die Lungen und das Herz einzudringen. Sie streiten sich allerdings darüber, ob diese Medikamente dem Virus die Tür öffnen oder vor ihm schützen ... Die Arzneimittel sind als ACE-Hemmer bzw. Angiotensin-II-Rezeptorblocker (ARBs) bekannt ... In einem Interview mit einer medizinischen Fachzeitschrift zitierte Anthony Fauci – der Experte für Infektionskrankheiten der US-Regierung – einen Bericht, der von ähnlich hohen Bluthochdruckraten bei Covid-19-Patienten, die in Italien verstorben waren, sprach und darauf hindeutete, dass statt des Bluthochdrucks die dagegen verordneten Medikamente als Beschleuniger für das Virus fungieren könnten ...

Es liegen Beweise vor, dass die Arzneimittel das Vorkommen des Enzyms ACE2 erhöhen könnten, das durch die Weitung der Blutgefäße blutdrucksenkende Hormone bildet. Das ist normalerweise gut. Doch das Coronavirus zielt auch auf ACE2 und hat Spikes entwickelt, die an das Enzym andocken und in Zellen eindringen können ... Deshalb liefern mehr Enzyme dem Virus mehr Angriffsziele und vergrößern möglicherweise die Infektionsgefahr oder sorgen dafür, dass die Krankheit einen schwereren Verlauf nimmt.

Doch andere Ergebnisse deuten darauf hin, dass die Beeinträchtigung der ACE2 durch die Infektion zu höheren Spiegeln eines Entzündungen hervorrufenden Hormons führen könnte, was ein akutes Atemnotsyndrom, eine gefährliche Flüssigkeitsansammlung in den Lungen, zur Folge haben kann. In diesem Fall könnten ARBs hilfreich sein, weil sie einige der schädigenden Wirkungen des Hormons blockieren.[39]

Da aktuell noch kein signifikanter Konsens darüber herrscht, ob Patienten die Medikamente absetzen sollten, stellt dieser Umstand Patienten und Ärzte gleichermaßen vor große Herausforderungen. Das Centre for Evidence-Based Medicine an der Universität Oxford, England, empfiehlt Patienten mit nur geringem Bluthochdruck und hohem Covid-19-Infektionsrisiko, zu anderen blutdrucksenkenden Mitteln zu wechseln.

Ein im *New England Journal of Medicine* erschienener Aufsatz hob hingegen die möglichen Vorteile der Medikamente hervor und erklärte, Patienten sollten sie weiterhin einnehmen. Doch einige Wissenschaftler, die an diesem Aufsatz mitgewirkt haben, »haben umfassende, von der Industrie unterstützte Forschung an blutdrucksenkenden Medikamenten durchgeführt«, wie *Reuters* anmerkt.[40] Dr. Kevin Kavanagh, Begründer der Patienten-Selbsthilfegruppe Health

Watch USA, ist der Meinung, es wäre unklug, zuzulassen, dass von der Arzneimittelindustrie bezahlte Wissenschaftler derzeit klinische Empfehlungen erteilen. »Lassen wir andere, die keine Interessenskonflikte haben, sich zu Wort melden«, sagt er.

Während einige Untersuchungen interessanterweise bei Diabetikern, die Statin-Medikamente einnehmen, ein erhöhtes Risiko, an Covid-19 zu sterben, feststellten, haben andere Studien einen Schutzeffekt beobachtet. Doch ob Statine nun das Sterberisiko bei schweren Covid-19-Verläufen erhöhen oder nicht, sie schützen Sie nicht, wie Big Pharma Sie gerne glauben macht, vor kardiovaskulären Erkrankungen, sondern haben anderweitige negative Auswirkungen auf Ihre Gesundheit. Und da es Strategien gibt, die Sie zu Hause nutzen können, um ein schweres Krankheitsrisiko zu reduzieren und Ihre Gesundheit zu fördern, ist es in der Regel unnötig und wahrscheinlich gefährlich, auf Statin-Medikamente zu setzen. (Mehr dazu in Kapitel 6.)

Diabetes

Wenn die Insulinresistenz ausgeprägt und chronisch wird, setzt Diabetes Typ 2 ein, daher überrascht es nicht, dass Diabetes zu den Begleiterkrankungen von Covid-19 zählt. In Großbritannien bemühten sich Forscher darum, die Charakteristika der Menschen mit dem größten Risiko für einen schweren Covid-19-Verlauf herauszufinden, und sammelten zu diesem Zweck die Daten des National Health Service (NHS) England.[41] Diese Daten ergaben, dass das Durchschnittsalter von Patienten, die wegen Covid-19 im Krankenhaus behandelt wurden, bei 72 Jahren lag und ein Klinikaufenthalt von etwa 7 Tagen erforderlich war. Die häufigsten Begleiterkrankungen waren chronische Herzerkrankungen, Diabetes und chronische Lungenkrankheiten.

Bis jetzt war unklar, ob Diabetiker sich leichter infizieren, kein Zweifel jedoch besteht daran, dass überproportional viele Diabetiker mit schweren Covid-19-Verläufen ins Krankenhaus eingeliefert werden mussten. Schätzungen nach leiden 6 Prozent der Bevölkerung Großbritanniens an Diabetes,[42] doch die Daten vom NHS England belegten, dass 19 Prozent der ins Krankenhaus Eingewiesenen Diabetes hatten, das sind mehr als dreimal so viel wie Diabetiker in der Allgemeinbevölkerung.[43]

Wichtig ist zu beachten, dass Menschen mit Diabetes Typ 2 ein doppelt so hohes Risiko haben, an Covid-19 zu sterben, Menschen mit Diabetes Typ 1 fallen dem Virus jedoch sogar 3,5 Mal häufiger zum Opfer als Nichtdiabetiker.[44]

Wissenschaftler fanden bei einer anderen Studie mit 174 Patienten heraus, dass Diabetiker ein höheres Risiko hatten, eine schwere Lungenentzündung, übermäßige, unkontrollierte Entzündungen und eine Fehlregulation des Glukosestoffwechsels zu entwickeln.[45] Diese Daten stützen die These, dass Covid-19 bei Diabetikern rasch voranschreiten kann und die Betroffenen eine schlechtere Prognose haben.

Fettleibigkeit

Übergewicht und Fettleibigkeit können das Risiko für Covid-19-Komplikationen und -Todesfälle ebenfalls erhöhen. Forschungen weisen darauf hin, dass selbst eine leichte Adipositas Auswirkungen auf die Schwere des Covid-19-Verlaufs haben kann.

Zu diesem Ergebnis kamen Forscher der Alma-Mater-Studiorum-Universität in Bologna, Italien, die 482 zwischen dem 1. März und 20. April 2020 im Krankenhaus behandelte Covid-19-Patienten analysierten. »Fettleibigkeit ist ein starker unabhängiger Risikofaktor für Lungenversagen, also für die Einweisung auf die Intensivstation und für das Sterben von Covid-19-Patienten«[46], schrieben sie, und das Ausmaß der Gefährdung wurde mit dem Grad der Fettleibigkeit einer Person in Verbindung gebracht.

Die Forscher nutzten in der Studie den Body-Mass-Index (BMI), um die Fettleibigkeit zu definieren, und stellten fest, dass ein erhöhtes Risiko ab einem BMI von 30, was »leichte« Adipositas bedeutet, zu verzeichnen war. »Ärzte sollten sich bewusst sein, dass Menschen mit jedem Grad von Fettleibigkeit, nicht nur die schwer Fettleibigen, zur Risikogruppe zählen«, erklärte der Autor der Leitstudie, Dr. Matteo Rottoli, in einer Pressemitteilung. »Besondere Vorsicht sollte bei hospitalisierten Covid-19-Patienten mit Adipositas geboten sein, weil sie wahrscheinlich eine rasche Verschlechterung in Richtung Lungenversagen erleben und auf die Intensivstation verlegt werden müssen.«[47]

Speziell Patienten mit leichter Adipositas hatten ein 2,5-fach erhöhtes Risiko von Lungenversagen und ein fünfmal höheres Risiko, auf der Intensivstation behandelt werden zu müssen, als normalgewichtige Patienten. Bei Patienten mit einem BMI von 35 und mehr ist die Gefahr, an Covid-19 zu sterben, um das 12-Fache erhöht.

Ein im Juli 2020 von Public Health England herausgegebener Bericht, in dem die Ergebnisse zweier systematischer Überprüfungen zusammengefasst wurden, ergab, dass starkes Übergewicht einen Covid-19-Verlauf verschlechtert und fettleibige Patienten eher an der Krankheit versterben als normalgewichtige.[48]

Verglichen mit normalgewichtigen Patienten haben Patienten mit einem BMI von über 25 Kg/m2 ein 3,68 Mal höheres Sterberisiko, benötigen 6,98 Mal häufiger Beatmungsunterstützung und erleiden

2,03 Mal eher einen kritischen Verlauf. Außerdem hebt der Bericht Daten hervor, die belegen, dass das Risiko, ins Krankenhaus zu müssen, auf der Intensivstation behandelt zu werden und zu sterben, mit höherem BMI steigt.

Alter und Entzündungen

Alle bisher genannten Krankheiten können zu chronischen, unkontrollierbaren Entzündungen führen, die das Risiko eines Zytokinsturms erhöhen. Solche Entzündungen werden oft als »Entzündungszustand« beziehungsweise »schwache chronische Entzündung« bezeichnet, die ohne erkennbare Entzündung auftritt. Diese Art von schädigender Entzündung wirkt sich negativ auf die Immunität aus.[49]

Chronische Entzündungen könnten zu einer Erklärung dafür beitragen, weshalb das Alter bei Covid-19-Krankenhauseinweisungen und -Todesfällen einen so bedeutenden Faktor darstellt. Wie die große Zahl von 65 Jahre alten und älteren Menschen, die an Covid-19 gestorben sind, demonstriert, können unterschwellige beziehungsweise Baseline-Entzündungen den Alterungsprozess beschleunigen und das Risiko schwerer Infektionskrankheiten erhöhen. Laut den US-Gesundheitsbehörden betrafen acht von zehn Covid-19-Todesfällen Menschen im Alter von 65 Jahren und älter.[50]

Die Liste von Faktoren, die Ältere anfälliger machen, an Covid-19 zu sterben, liegt im alternden Immunsystem begründet – sowohl im natürlichen als auch im adaptiven. Die Forscher Amber Mueller, Maeve McNamara und David Sinclair stellten fest: »Damit das Immunsystem SARS-CoV-2 effektiv unterdrückt und dann eliminiert, muss es vier Hauptaufgaben erfüllen: 1) erkennen, 2) warnen, 3) zerstören und 4) beseitigen. Es ist bekannt, dass jeder dieser Mechanismen bei älteren Menschen dysfunktional und zunehmend heterogen ablaufen kann.«[51]

Im Alterungsverlauf erfährt Ihr Immunsystem eine sukzessive Verringerung seiner Funktion; dies nennt man Immunoseneszenz, sie vermindert die Fähigkeit Ihres Körpers, Pathogene zu erkennen, vor ihnen zu warnen und sie zu beseitigen. Ein Entzündungszustand ist die Folge dieses Prozesses. Die Forscher schreiben:

> Eine Vielzahl neuerer Daten, die die Pathologie und die molekularen Veränderungen bei Covid-19-Patienten beschreiben, heben sowohl die Immunoseneszenz als auch den Entzündungszustand als entscheidende Faktoren für die hohen Sterberaten älterer Patienten hervor.

> Die verminderte Leistungsfähigkeit der Alveolarmakrophagen älterer Menschen, virale Partikel zu erkennen und den Zustand vor der Entzündung wieder herzustellen, beschleunigt Covid-19 im frühen Stadium wahrscheinlich, wohingegen die Alveolarmakrophagen im fortgeschrittenem Stadium offenbar für die exzessiven Lungenschäden verantwortlich sind.

Was vielleicht eher noch als ein Zytokinsturm den nahen Tod voraussagt, ist eine Zunahme des Fibrin-Abbauprodukts D-Dimere; das sind Proteine, die als Abbauprodukte von Fibrin aus Blutgerinnseln in Mikrogefäße ausgeschüttet werden und eine disseminierte intravasale Koagulopathie (DIC) ankündigen. Ältere Menschen haben von Natur aus höhere D-Dimere-Werte, was ein »Schlüsselindikator für den Schweregrad des späten Stadiums von Covid-19 zu sein scheint«, stellen die Forscher fest.[52]

Man geht davon aus, dass die erhöhten Werte bei Älteren auf höhere Basiswerte vaskulärer Entzündungen zurückzuführen sind, die mit kardiovaskulären Erkrankungen in Verbindung stehen, und das, so die Autoren, »könnte Patienten für schwere Covid-19-Verläufe prädisponieren«. Außerdem haben Ältere meist höhere Spiegel der NLRP3-Inflammasome, die die Hauptschuldigen bei Zytokinstürmen zu sein scheinen.

In Kapitel 6 werden wir schildern, wie wir überhaupt so anfällig geworden sind. Denn um die Zukunft zu verändern, muss man die Vergangenheit verstehen.

Kapitel 5

Im Schlepptau der Angst wird die Freiheit in den Lockdown geschickt

Von Ronnie Cummins

Das Einzige,
wovor wir Angst haben müssen,
ist die Angst selbst.

Franklin D. Roosevelt

Was uns letzten Endes unserer Menschenrechte beraubt und eine Gesellschaft in den Totalitarismus treibt, ist Angst, und die einzige Möglichkeit, ein solches Schicksal zu umgehen, besteht darin, der Angst mutig entgegenzutreten. In den heutigen Tagen ist die größte Quelle der Angst eine globale Pandemie – eine, die angeblich auf natürlichem Weg entstand und gegen die wir keine bekannten Abwehrmittel haben –, so lautet jedenfalls die offizielle Geschichte.

Angst ist einer der stärksten Katalysatoren für das menschliche Verhalten, und inzwischen verfügen wir über etwas, womit bisher kein Tyrann aufwarten konnte, nämlich technologische Mittel, Menschen überall aufzuspüren, nachzuverfolgen, zu kontrollieren und zu manipulieren. Die meisten Menschen sind von elektronischen und drahtlosen Geräten umgeben, die alle nur erdenklichen Daten ihres Privatlebens speichern. Diese Datensammlung wird in tiefgreifende Erziehungsprogramme integriert, die von Künstlicher Intelligenz gesteuert werden und es der technokratischen Elite ermöglichen zu bestimmen, wie die Massen am wirksamsten zu manipulieren sind.

Doch wie wir bereits in Kapitel 3 geschildert haben, liegt immer mehr Beweismaterial vor, mit dem kritische Geister die »offizielle Geschichte« über den Ursprung, die Eigenschaften, Gefahren, Verhinderung und Behandlung von Covid-19 auseinandernehmen und entkräften können.

Diese Beweise belegen eindeutig, dass Covid-19 und die nachfolgende Pandemie nicht aus einem zuvor vorhandenen, relativ harmlosen
Fledermaus-Coronavirus mit begrenzter Übertragbarkeit entstanden
ist, das irgendwie mutierte und infolgedessen Menschen infizieren
konnte. Es ist viel wahrscheinlicher, dass SARS-CoV-2 das Ergebnis
eines katastrophalen, aber leider vorhersehbaren Laborunfalls Ende
2019 in Wuhan, China, ist.

Dieses in eine Waffe verwandelte Virus namens SARS-CoV-2 – eine
chinesisch-amerikanische Entwicklung – ist wahrscheinlich das gentechnisch hergestellte mutierte Resultat eines jahrzehntelangen Rüs-
tungswettlaufs in Sachen biologische Waffen unter dem Deckmantel
der Gain-of-Function-Forschung für biomedizinische Produkte und
Impfstoffe beziehungsweise Biosicherheit.

Seit Jahren versicherten uns die Machthaber, die Labore, in denen
Viren und Bakterien genmanipuliert werden und die im Grunde unkontrollierte Biowaffenschmieden sind, seien sicher; die Möglichkeit
von Unfällen, Diebstählen und Freisetzungen dieser potenziell pandemischen Pathogene (PPPs) sei verschwindend gering und daher
das Risiko wert. Sie haben gelogen, und jetzt müssen wir mit den
verheerenden Folgen ihrer kriminellen Fahrlässigkeit fertigwerden.[1]

Lockdowns sind die
Ursache vieler Covid-Schäden

Haben Sie sich je gefragt, weshalb die Lockdowns in den Medien
nicht als Ursache für einen Großteil der durch die Pandemie entstandenen Schäden angeprangert werden? Hierbei geht es nicht nur
um Leugnung. Folgt man der offiziellen Darstellung, so hatten wir

keine andere Wahl, als das Leben, so wie wir es kennen, zu zerschlagen und alles dichtzumachen. Doch leider könnte nichts weiter von der Wahrheit entfernt sein. Die Lockdowns sind ein unerhörter Angriff auf Grundrechte, Freiheiten und die Rechtsstaatlichkeit, einen solchen Eingriff hat es in der Geschichte noch nie gegeben. Und die Ergebnisse sind überall zu finden.

Selbst nach einem ganzen Jahr mit Lockdowns ist die Öffentlichkeit über den Zusammenhang von Alter und Gesundheitszustand der Covid-19-Todesopfer noch immer nicht in Kenntnis gesetzt, obwohl die Daten seit Februar 2020 zugänglich sind. Laut den US-Gesundheitsbehörden, die die Ungenauigkeit der Tests und die Dringlichkeit einer Neueinstufung der Todesfälle einräumen, liegt die Überlebensrate bis zu einem Alter von 19 Jahren bei 99,997 Prozent, für 20–49-Jährige bei 99,98 Prozent, für 50–69-Jährige bei 99,56 Prozent und bei den über 70-Jährigen bei 94,6 Prozent.[2]

Nicht etwa das gesellige Beisammensein oder Veranstaltungen im Freien, sondern Pflegeheime und Krankenhäuser waren die Haupttreiber der Krankheit, während die Gefahr für Kinder im Schulalter bei nahezu null liegt. Je mehr Informationen wir erhalten, desto normaler erscheint uns das SARS-CoV-2-Pathogen. Es handelt sich hierbei um eine grippeähnliche Atemwegserkrankung, die pandemisch ist, bevor sie endemisch wird, genau wie so viele Atemwegsviren in den vergangenen 100 Jahren. Da wir die Gesellschaft aber früher nicht stillgelegt haben, sind wir mit diesen Viren ganz gut zurechtgekommen.

Viele von uns verbringen einen großen Teil des Tages damit, über die jüngsten Forschungsergebnisse nachzugrübeln, die belegen, welch schrecklichen Tribut nicht etwa die Pandemie, sondern die Lockdowns gefordert haben. Dafür, dass die *Lockdowns* tatsächlich Leben gerettet haben, liegen keine Beweise vor, durchaus aber dafür, dass eine beträchtliche Übersterblichkeit statt auf Covid-19 auf Drogenüberdosen, Depressionen und Selbstmorde zurückzuführen ist.

Darüber hinaus unterstreicht das Beweismaterial die Rolle, welche die PCR-Tests in der Förderung des Pandemie-Narrativs spielten, indem sie das Märchen von der »asymptomatischen Übertragung«, das unglaubliche Ausufern falscher Einschätzungen der Krankheit sowie die Absurdität der Vorstellung stützten, politische Entscheidungen könnten ein Virus einschüchtern und aufhalten.

Die Lockdowns verursachten eine massive Umverteilung von Wohlstand

Wir wollen nicht nur klarstellen, dass das Virus seinen Ursprung in einem skrupellos geführten Gain-of-Function-Labor hat, und dadurch dazu beitragen, dass so etwas nie wieder passiert, sondern müssen darüber hinaus dringend die schlampige Wissenschaft, die ungenauen Labortests, die irreführenden Statistiken und die Panikmache entlarven, die die offizielle Geschichte über das Wesen und die Virulenz von Covid-19 untermauern. Desgleichen müssen wir die verheerenden behördlichen Maßnahmen anprangern, die die meisten Regierungen erlassen haben, um angeblich das Virus in Schach zu halten; sie sind vorteilhaft für die Reichen, aber katastrophal für die Arbeiterschicht, die Minderheiten und die junge Bevölkerung.

Wie in Kapitel 4 geschildert, hat die Pandemie bis dato zu Erkrankung und Tod von Menschen beigetragen, die bereits ein höheres Alter und schwere Vor- oder Begleiterkrankungen hatten. Auch hat sie in der Bevölkerung eine derartige Panik und Angst ausgelöst, wie es sie seit dem Zweiten Weltkrieg nicht mehr gegeben hat.

Panikmache hat opportunistische Politiker, außer Kontrolle gerate-
ne Wissenschaftler und Gentechniker, Gesundheitsbürokraten und
große Firmen, insbesondere Big Pharma und die Tech-Giganten, in
die Lage versetzt, in nie da gewesenem Ausmaß ihren Wohlstand zu
vermehren und ihre Macht zu festigen.

Die Tatsache, dass die Pandemie genutzt wurde, um Vermögen aus
der Unter- und Mittelschicht den Ultrareichen zuzuschieben, ist inzwischen jedem ersichtlich. Im Dezember 2020 erreichte das Gesamtvermögen der US-Milliardäre 4 Billionen Dollar, wobei laut dem
Institute for Policy Studies seit März 2020, als die Pandemie ausbrach,
mehr als eine Billion Dollar hinzugewonnen wurde.[3]

Während 45,5 Millionen Amerikaner ihre Arbeit verloren, haben
die fünf reichsten US-Bürger – Jeff Bezos, Bill Gates, Mark Zuckerberg, Warren Buffett und Larry Ellison – laut Bericht des Institute for Policy Studies vom Juni 2020 ihr Vermögen allein zwischen
dem 18. März und dem 17. Juni 2020 um 101,7 Milliarden Dollar
(26 Prozent) vermehrt.[4]

Dass die Reichen in dieser Pandemie noch reicher wurden, hat seinen Grund darin, dass ihre Betriebe nicht geschlossen wurden. Die
Shutdowns betrafen in erster Linie kleine Privatbetriebe. Die unglei-
che Behandlung von Großunternehmen und kleinen Einzelhänd-
lern war auffällig unlogisch. Wieso ist es gefahrlos, Seite an Seite zu
Hunderten bei Walmart shoppen zu gehen, dagegen aber gefährlich,
in einem Laden einzukaufen, der im Vergleich dazu nur für einen
Bruchteil von Kunden Platz hat?

Zu den Profiteuren der Pandemie gehören Online-Verkäufer und
Big-Tech-Firmen wie Amazon, Zoom, Skype, Google und Facebook
zusammen mit einigen der größten Handelsketten. So meldeten zum

Beispiel Walmart und Target 2020 Rekordumsätze.[5] Die *Inter Press Service News Agency* stellte fest: »Die Covid-Pandemie war nicht der große Gleichmacher, wie zum Beispiel Leute wie der Gouverneur von New York, Andrew Cuomo, und Mitglieder des Weltwirtschaftsforums behaupteten. Sie hat vielmehr weltweit existierende Ungleichheiten entlang der Geschlechter-, Rassen- und der wirtschaftlichen Klassengrenzen verschärft.«[6]

Das Weltwirtschaftsforum erklärt: »Mit weltweit etwa 2,6 Milliarden Menschen in irgendeiner Art von Lockdown führen wir gerade das wohl größte psychologische Experiment aller Zeiten durch.«[7] Unsere globalen Möchtegernherrscher geben offen zu, dass sie den Grundstein für das legen, was sie beschönigend den Great Reset oder die Vierte Industrielle Revolution nennen – eine technokratische Diktatur, die auf digitaler Überwachung, sozialer Kontrolle und künstlicher Intelligenz basiert und eher dem dystopischen Roman *1984* von George Orwell gleicht als irgendetwas anderem.

Als direktes Ergebnis des katastrophalen Handelns der Regierung, ärztlicher Behandlungsfehler und des massenmedialen Panikschürens rund um Covid-19 wurde die Welt auf den Kopf gestellt. Lockdowns, Zensur, fahrlässige Wissenschaft, irreführende Statistiken, Halbwahrheiten und glatte Lügen haben größere Schäden angerichtet als das Virus selbst.

Während die Milliardäre reicher geworden sind, muss die globale Basis – allen voran die Unterschicht, die rassischen Minderheiten und die Kinder – die Hauptlast dieser Krise tragen: den wirtschaftlichen Zusammenbruch, Massenarbeitslosigkeit, Hunger, die Pleite kleiner Betriebe, Schulschließungen, Verängstigung der Massen, soziale Isolation und eine nie da gewesene politische Polarisierung.

Im August 2020 berichtete *Bloomberg,* dass mehr als die Hälfte der Besitzer kleiner Betriebe fürchtete, ihr Betrieb werde nicht überleben.[8] Und sie hatten recht. Laut einem Bericht von Yelp[9] vom September 2020 über die wirtschaftlichen Auswirkungen der Krise hatten am 31. August 2020 bereits 163 735 US-Unternehmen ihren Betrieb eingestellt, und 60 Prozent von ihnen – insgesamt 97 966 Betriebe – wurden für immer geschlossen.[10] Von diesen Betriebsschließungen waren überproportional viele Minderheiten betroffen. Ende April 2020 hatten die Pandemiemaßnahmen in den USA fast die Hälfte aller Kleinbetriebe im Besitz von Schwarzen ausgelöscht.[11] In einem Bericht der Federal Reserve Bank von New York hieß es: »Die Wahrscheinlichkeit, dass schwarze Geschäftsbesitzer schließen mussten, war doppelt so groß wie bei ihren weißen Konkurrenten.«[12]

Die verborgenen Kosten der Lockdowns

Mit der Arbeitslosigkeit geht eine ungewisse Nahrungsmittelversorgung einher, und schon wenige Wochen nach Ausbruch der Pandemie standen überall auf der Welt Menschen vor den Essensausgaben der Tafeln Schlange. In einem Bericht der *Financial Times* vom 10. April 2020 wurden Untersuchungsergebnisse zitiert, denen zufolge geschätzte 3 Millionen Briten in den vorangegangenen Wochen irgendwann keine Nahrungsmittel mehr hatten. Zu diesem Zeitpunkt hatten geschätzt eine Million Menschen bereits ihre gesamten Einkommensquellen verloren.[13]

Die Vereinten Nationen gehen davon aus, dass die Pandemiemaßnahmen schätzungsweise »weitere 150 Millionen Kinder in mehrdimensionale Armut gestürzt haben – ohne Bildung, Gesundheitsvorsorge, Unterkunft, Ernährung, Sanitäranlagen oder Wasser«,[14] –

und sie warnten Ende April 2020, die Welt stehe vor einer Hungersnot biblischen Ausmaßes, und es sei nicht mehr viel Zeit zu handeln, um zu verhindern, dass Hunderte Millionen Menschen verhungern.[15]

Dass Lockdowns auch eine schädliche Wirkung auf die psychische Gesundheit haben, sollte nicht überraschen, und die Daten bestätigen genau dies. Eine kanadische Studie stellte Anfang Oktober 2020 fest, dass 22 Prozent der kanadischen Bevölkerung ein hohes Maß an Angst verspürten – viermal mehr als vor der Pandemie –, und 13 Prozent berichteten von schweren Depressionen.[16]

Im August 2020 stellte eine Untersuchung der American Psychological Association fest, dass die Generation Z in dieser Hinsicht zu den am härtesten Betroffenen zählt, wobei junge Erwachsene im Alter von 18 bis 23 Jahren von höchstgradigem Stress und Depressionen berichteten.[17]

Von dieser Altersgruppe sprachen sieben von zehn Menschen von Depressionssymptomen innerhalb der letzten 2 Wochen vor der Untersuchung. Von den befragten Teenagern im Alter von 13 bis 17 Jahren erklärten 51 Prozent, die Pandemie mache Pläne für die Zukunft unmöglich. Von den Befragten im College-Alter waren 67 Prozent ebenfalls dieser Meinung.

Mit der Verzweiflung kommen Drogenprobleme, und laut der American Medical Association (AMA) hat sich die Opioid-Epidemie in diesem Jahr deutlich verschlimmert und verkompliziert. »Mehr als vierzig US-Bundesstaaten haben eine Zunahme der Todesfälle im Zusammenhang mit Opioiden gemeldet wie auch anhaltende Besorgnis um Menschen zum Ausdruck gebracht, die psychisch erkrankt und von Medikamenten abhängig sind«, berichtete die AMA am 9. Dezember 2020 in einer Informationsschrift.[18]

Eine in die Schrift der American Medical Association aufgenommene Liste von nationalen Nachrichten berichtet von Zunahmen an Fällen von Herzstillstand, die mit Überdosen in Verbindung stehen, einem Anstieg des Fentanyl-Missbrauchs, der Tausende Tote fordert, sowie einem »dramatischen Anstieg« der Todesfälle durch illegalen Opioid-Konsum: Anstiege und Rekordzahlen der Todesfälle durch Überdosierung wurden aus Alabama, Arizona, Arkansas, Kalifornien, Colorado, Delaware, Washington, D. C., Illinois, Florida und vielen anderen US-Bundesstaaten gemeldet.

Dass Lockdowns mehr schaden als nutzen, erkennt man auch an den Daten der Centers for Disease Control and Prevention, die belegen, dass die Todesfälle unter den 25- bis 44-Jährigen – verglichen mit früheren Jahren – um bemerkenswerte 26,5 Prozent angestiegen sind, obwohl diese Altersgruppe lediglich von 3 Prozent der mit Covid-19 in Verbindung stehenden Todesfälle betroffen ist.[19] Um es unverblümt auszudrücken: Wir opfern mit unserem törichten Versuch, zu verhindern, dass Ältere und Immungeschwächte an Covid-19 sterben, Menschen in der Blütezeit ihres Lebens.

Darüber hinaus verraten uns Statistiken, dass Lockdowns zum dramatischen Anstieg häuslicher Gewalt, zu Vergewaltigungen, Kindesmissbrauch und Selbstmorden geführt haben. Im Juli 2020 berichtete Irland von einem 98-prozentigen Anstieg der Menschen, die wegen Vergewaltigung oder Kindesmissbrauchs Rat suchen.[20] Daten der britischen Frauenhilfsgruppe Women's Aid ergaben, dass 61 Prozent der Opfer häuslicher Gewalt von einer Verschlimmerung der Gewalt während der Lockdowns berichteten.[21] Die Zahl der Frauen, die von ihren Partnern getötet wurden, verdoppelte sich in Großbritannien in den ersten 3 Wochen des Lockdowns.[22] Und in den USA verrieten die Daten eines Krankenhauses in Massachusetts, dass sich in den 9 Wochen zwischen dem 11. März und 3. Mai 2020 die Fälle häuslicher Gewalt nahezu verdoppelten, als der Bundesstaat Schulschließungen anordnete.[23] Der UN-Generalsekretär António Guterres warnte[24] Anfang April 2020, nachdem sich in manchen Ländern die Anrufe bei Hilfe-Hotlines bereits verdoppelt hatten, vor einer »entsetzlichen« weltweiten Welle häuslicher Gewalt im Zusammenhang mit Pandemie-Lockdowns.[25]

Auch wenn in Zeiten von Homeschooling sehr wahrscheinlich Kindesmissbrauch weniger aufgedeckt wird, bestätigte eine britische Studie einen Anstieg von Kindesmissbrauch. Sie zeigte, dass im ersten Monat des Lockdowns im Vergleich zur gleichen Zeitspanne in den vorangegangenen 3 Jahren Fälle, in denen durch Gewalteinwirkung bedingte Schädel-Hirn-Traumata bei Kindern festgestellt worden waren, in einem schockierenden Maß um 1493 Prozent zugenommen hatten.[26]

Doch selbst wenn Kinder nicht direkt Gewalttaten ausgesetzt sind, laufen sie Gefahr, in ihrer ganzen Entwicklung und ihrem Sozialverhalten zurückzufallen. Laut einem Bericht haben sich in den USA die Lücken der schulischen Leistungen vergrößert, und die frühe Lesefähigkeit von Kindergartenkindern ist 2020 deutlich gesunken.[27]

The Economist zufolge reduzierten über 10 Jahre alte Kinder in den USA ihre körperlichen Aktivitäten während des Lockdowns um die Hälfte, sie verbrachten die meiste Zeit mit Videospielen und aßen Junkfood.[28] Zweifellos zählen die Schließungen von Parks und Stränden zusammen mit kleinen Geschäften und Schulen zu den dümmsten und schädlichsten Pandemiemaßnahmen überhaupt.

Gesunde Menschen von der Arbeit abzuhalten und das Leben jedes Einzelnen auf den Kopf zu stellen hat (wie erwartet) zu einem massiven Anstieg der Selbstmorde – auch unter Kindern – geführt; abnorme Zunahmen zeigten sich bereits wenige Wochen nach den ersten Lockdowns. Das Cook Children's Medical Center in Fort Worth, Texas, nahm im September 2020 eine Rekordzahl von 37 pädiatrischen Patienten stationär auf, die versucht hatten, sich das Leben zu nehmen.[29]

Sogar in Japan, wo nicht einmal Lockdowns verhängt worden waren, ergaben staatliche Statistiken, dass im Oktober 2020 mehr Menschen Selbstmord begangen hatten als im ganzen Jahr an Covid-19 verstorben waren.[30] Während bis zum 27. November 2020 nur 2087 Japaner Covid-19 zum Opfer fielen, betrug die Zahl der Suizide allein im Oktober 2153. Die meisten Selbstmordopfer waren Frauen, und die Hotlines berichten, Frauen würden von Gedanken sprechen, aus reiner Verzweiflung ihre Kinder umzubringen.

Jedem, der wachsam ist, sollte klar sein, dass die Pandemie aus einem bestimmten Grund verlängert und übertrieben wird und dass es dabei nicht darum geht, Menschenleben zu retten. Ganz im Gegenteil. Sie ist ein Trick, um die Weltbevölkerung mithilfe eines digitalen Überwachungssystems buchstäblich zu versklaven – einem System, das so unnatürlich und inhuman ist, dass keine vernünftige Bevölkerung dies freiwillig hinnehmen würde.

Wie Panik geschürt wurde

Die Gesundheitsbeamten, Virologen und Gentechniker des Establishments werden von militärischen Biosicherheits-/Biowaffenprogrammen, von Big Pharma und der Regierung finanziert. Sie behaupten, das SARS-CoV-2-Virus sei so infektiös und gefährlich, dass es aktuell keine Medikamente, Behandlungsmethoden, Nahrungsergänzungsmittel, Heilkräuter, Gesundheitsmaßnahmen oder Veränderungen der Ernährung oder des Lebensstils gibt, die Ihr Immunsystem stärken und Sie vor schwerer Erkrankung nach einer Infektion durch das Virus, vor Krankenhauseinweisung oder sogar dem Tod schützen können.

Die Behörden erklären Ihnen, Sie hätten keine andere Wahl, als die Anweisungen zu befolgen, sich an die Regeln des Maskentragens und der Lockdowns zu halten und darauf zu warten, dass Big Pharma in »Warpgeschwindigkeit« ihre unzureichend getesteten, gentechnisch entwickelten Impfstoffe liefert. Diese inszenierte Panikmacherei ist eine große Lüge und nur dazu gedacht, uns – die globale Unterschicht – zum Obrigkeitsgehorsam zu bringen und im Lockdown zu halten.

Während das Staatswesen gespalten, falsch informiert und zensiert ist und die Menschen in Panik leben, können die Globalisten – die wirtschaftliche Weltelite – ihren Reichtum mehren und ihre Macht auf eine nie da gewesene Art und Weise festigen, indem sie sich hinter dem Vorwand verstecken, die öffentliche Gesundheit zu schützen, den Klimawandel abzuschwächen sowie Armut und Arbeitslosigkeit zu bekämpfen. Im Schatten dieser großen Lüge besteht unsere einzige Hoffnung darin, die Wahrheit zu verbreiten, Widerstand zu leisten, uns zu organisieren und dieser tyrannischen Neuen Weltordnung Einhalt zu gebieten.

Machen Sie sich bewusst, dass Sie nicht machtlos sind

Für Ihr Überleben ist es entscheidend, dass Sie das Paniknarrativ zurückweisen, die Angst überwinden und die Verantwortung für Ihre geistige und körperliche Gesundheit übernehmen. Wir müssen die manipulierten Kalibrierungen und eingebauten Mängel der PCR-Labortests entlarven, die künstlich Panikgefühl hervorrufen.

Es ist unbedingt notwendig, die Statistiken über Todeszahlen und Krankenhauseinweisungen so zu interpretieren, dass Erkenntnis statt irrationaler Angst entsteht. Junge Menschen und diejenigen, die einen gesunden Stoffwechsel haben, sind in der Regel nicht gefährdet. Und zum Glück gibt es eine Vielzahl erprobter und bewährter Mittel, um die Verwundbarsten unter uns zu schützen.

Wir können die Ausbreitung von Covid-19 verhindern und die Auswirkungen des Virus lindern, indem wir mithilfe einfacher Strategien die öffentliche Gesundheit verbessern. Dazu zählt, dass wir verarbeitete Nahrungsmittel von unserem Speiseplan streichen, dass wir jedem Bürger Zugang zu gesunden, biologischen Lebensmitteln verschaffen und dass wir das Betreiben von Sport fördern. Die Lösung besteht darin, Angst und Isolation hinter sich zu lassen und sich selbst ebenso wie jene, die Ihnen am Herzen liegen und für die Sie Sorge tragen, dahin gehend zu unterrichten, dass klar wird, Sie sind nicht machtlos.

Als Fürsprecher der Naturheilkunde mahnt uns Nate Doromal: »Covid-19 wird nicht verschwinden. Trotz verlängerter Lockdowns und umfassender Maskenpflicht ist Covid-19 in unserer Gesellschaft weiterhin präsent, und im ganzen Land treten immer wieder Fälle auf. Selbst der viel diskutierte Covid-19-Impfstoff ist kein Allheilmittel. Die Behörden erklären, dass er die Übertragung nicht verhindern wird, und unter den führenden Anwärtern auf Covid-19-Impfstoffe gibt es massive Sicherheitsbedenken. Der Schlüssel liegt darin, uns selbst zu stärken.«[31]

Wir können unseren Körper tatsächlich stärken, unser Immunsystem verbessern und sogar bestehende chronische Erkrankungen rückgängig machen. Es ist nie zu spät, Schritte einzuleiten, um unsere Gesundheit zu optimieren und uns gegen Infektionskrankheiten wie Covid-19 widerstandsfähiger zu machen.[32]

Zwar verunglimpfen und verleumden die Verfechter der offiziellen Geschichte Covid-19-Kritiker – auch die Autoren dieses Buches – weiterhin als »wissenschaftsfeindliche Verschwörungstheoretiker und Impfgegner«, doch die Indizien deuten darauf hin, dass SARS-CoV-2 ein im Labor als Waffe erzeugter, hochinfektiöser biologischer Trigger ist, der bereits bestehende chronische Erkrankungen und Begleiterkrankungen verstärkt und verschlimmert. Aber im Gegensatz zur Spanischen Grippe von 1918 stellt Covid-19 für Kinder, Jugendliche und Studenten im Grunde keine Gefahr dar und nur ein sehr geringes Risiko für gesunde Menschen jeden Alters.

Über-65-Jährige mit Stoffwechselproblemen und/oder niedrigem Vitamin-D-Spiegel, aber auch Menschen mit schweren bestehenden chronischen Erkrankungen wie Fettleibigkeit, Diabetes, Herzerkrankung, Krebs, Lungenerkrankung, Nierenerkrankung, Demenz und Bluthochdruck müssen ihre Gesundheit schützen und die Immunabwehr ihres Körpers stärken. Außerdem müssen sie Vorsichtsmaßnahmen treffen, die die Ansteckungsgefahr mit dem SARS-CoV-2-Virus, aber auch mit anderen Viren wie der saisonalen Grippe minimieren.

Auch für Menschen in Pflegeheimen und Krankenhäusern sind besondere Vorsichtsmaßnahmen erforderlich. Die von Tausenden Ärzten und Wissenschaftlern rund um den Globus unterzeichnete Great-Barrington-Erklärung hebt hervor:

> Die zentrale Aufgabe des öffentlichen Gesundheitswesens in Bezug auf COVID-19 sollte die Verabschiedung von Maßnahmen zum Schutz von gefährdeten Personengruppen sein. Zum Beispiel sollten Pflegeheime Personal mit erworbener Immunität einsetzen und häufige Tests bei anderen Mitarbeitern und allen Besuchern durchführen. Der Personalwechsel sollte minimiert werden. Menschen im Ruhestand, die zu Hause wohnen, sollten sich Lebensmittel und andere wichtige Dinge nach Hause liefern lassen. Wenn möglich, sollten sie Familienmitglieder eher im Freien als in geschlossenen Räumen treffen. Eine umfassende und detaillierte Reihe an Maßnahmen, darunter auch Maßnahmen für Mehrgenerationenhaushalte, kann umgesetzt werden und liegt im Rahmen der Möglichkeiten und Fähigkeiten des öffentlichen Gesundheitswesens.

> Diejenigen, die nicht schutzbedürftig sind, sollten umgehend wieder ein normales Leben führen dürfen. Einfache Hygienemaßnahmen wie Händewaschen und der Aufenthalt zu Hause im Krankheitsfall sollten von allen praktiziert werden, um den Schwellenwert für die Herdenimmunität zu senken. Schulen und Universitäten sollten für den Präsenzunterricht geöffnet sein. Außerschulische Aktivitäten, wie zum Beispiel Sport, sollten wieder aufgenommen werden. Junge Erwachsene mit geringem Risiko sollten normal und nicht von zu Hause aus arbeiten. Restaurants und andere Geschäfte sollten öffnen können. Kunst, Musik, Sport und andere kulturelle Aktivitäten sollten wieder aufgenommen werden. Menschen, die stärker gefährdet sind, können teilnehmen, wenn sie dies wünschen, während die Gesellschaft als Ganzes den Schutz genießt, der den

Schwachen durch diejenigen gewährt wird, die Herdenimmunität aufgebaut haben.[33]

Das Festhalten an Schulschließungen, Lockdowns und anderen extremen Maßnahmen, die Geringverdiener, Minderheitengruppen, kleine Geschäfte und Kinder am allerhärtesten treffen, ist kontraproduktiv und falsch. Wir müssen die öffentliche Panik und die politische Polarisierung verringern und eine ernsthafte, gesellschaftsweite Diskussion über den Ursprung, die Eigenschaften, die Virulenz, Vermeidung und Behandlung von Covid-19 führen.

Das Paniknarrativ stützt sich auf falsche Tests, irreführende Statistiken und schlampige Wissenschaft

Es gibt mehrere wichtige Aspekte des offiziellen »wissenschaftlichen« Narrativs über Eigenschaften, Infektiosität und Virulenz von Covid-19, die bewusst irreführend sind und in der Öffentlichkeit Panik verbreiten. Dazu gehört der Einsatz fehlerbehafteter, falsch kalibrierter PCR-Labortests, die, wie wir in Kapitel 4 gesehen haben, die Zahl der Covid-19-Fälle künstlich in die Höhe treiben.

Tatsache ist, dass die große Mehrzahl derjenigen, die positiv auf SARS-CoV-2 getestet werden, asymptomatisch bleibt und es höchst unwahrscheinlich ist, dass sie die Krankheit an andere weitergeben. Sie sind einfach nicht krank. Der PCR-Test zeigt lediglich inaktive (nichtinfektiöse) Viruspartikel an.

Bei einer Studie, die Schwangere kurz vor der Entbindung untersuchte, hatten 87,9 Prozent der positiv auf SARS-CoV-2 getesteten

Frauen keine Symptome.[34] Eine andere Studie fand in einem großen Obdachlosenheim in Boston statt. Von 408 Getesteten waren 147 (36 Prozent) positiv, doch auffälligerweise waren kaum Symptome zu vermerken. Nur 7,5 Prozent der Betroffenen hatten Husten, Kurzatmigkeit trat bei 1,4 Prozent und Fieber bei 0,7 Prozent auf. Nur bei wenigen »Covid-19-positiv getesteten Menschen treten alle Symptome auf«, wie die Forscher feststellten.[35]

Eine in *Nature Communications* veröffentlichte Studie untersuchte anhand der Daten eines Massenscreenings in Wuhan, China, das von asymptomatischen Menschen ausgehende Risiko. Diese Stadt befand sich zwischen dem 23. Januar und dem 8. April 2020 im strikten Lockdown. Zwischen dem 14. Mai und dem 1. Juni 2020 unterzogen sich 9 899 828 Einwohner Wuhans im Alter von über 6 Jahren einem PCR-Test. Bei 9 865 404 dieser Einwohner war Covid-19 davor nicht diagnostiziert worden, und 34 424 waren Genesene. Alles in allem wurden null symptomatische Fälle und nur 300 asymptomatische entdeckt (die Gesamtrate lag bei 0,3 entdeckten Fällen pro 10 000 Einwohnern.) Wichtig dabei ist, dass kein einziger der 1174 Menschen, die engen Kontakt zu einem asymptomatisch positiv Getesteten gehabt hatten, positiv getestet wurde.

Darüber hinaus wurden von den 34 424 Studienteilnehmern, die von Covid-19 genesen waren, 107 Personen (0,31 Prozent) erneut positiv getestet, doch keine war symptomatisch. Die Autoren des Studienberichts stellen fest: »Bei allen asymptomatischen positiven und re-positiven Fällen waren die Viruskulturen negativ, was darauf hinweist, dass bei den in dieser Studie entdeckten positiven Fällen kein ›lebensfähiges Virus‹ vorlag.« Als sie daraufhin asymptomatische Patienten auf Antikörper testeten, fanden sie heraus, dass 190 der 300 (63,3 Prozent) Personen interessanterweise tatsächlich eine »heiße« beziehungsweise produktive Infektion hatten, die zur Produktion von Antikörpern führte, dass jedoch keiner ihrer Kontakte infiziert worden war. Mit anderen Worten: Selbst wenn asymptomatische Patienten Träger von offenbar lebenden Viren waren (oder gewesen waren), übertrugen sie diese *dennoch* nicht auf andere.[36]

Wenn uns positive Testergebnisse nichts über die tatsächliche Häufigkeit und Verbreitung der Krankheit sagen, warum führen wir dann Massentests durch? Sind aber PCR-Tests unzuverlässig, dann sind natürlich auch die Statistiken und öffentlichen Statements von Impfherstellern zur Wirksamkeit ihrer Impfstoffe, die Covid-19 zuvorkommen oder heilen sollen, hinfällig, denn sie verwenden ja genau diese Tests, um die Wirksamkeit ihrer Produkte zu »beweisen«.

Eine weitere irreführende Maßnahme ist es, Todesfallsstatistiken aufzublasen. Wie bereits im vorangegangenen Kapitel erwähnt, betrafen 94 Prozent der sogenannten Covid-19-Todesfälle Menschen, die *mit* Covid-19 gestorben sind, weil sie andere bestehende Krankheiten oder Begleiterkrankungen hatten.[37] Die Vorstellung, dass Covid-19 eine tödliche Pandemie ist, wird auch von den Statistiken der Gesamtsterblichkeit widerlegt, die zeigen, dass die Sterblichkeit im Jahr 2020 gleich geblieben ist und nicht von der Norm abweicht.[38]

Zu den weiteren Taktiken der Angstverbreitung gehören öffentliche Aussagen, die die Bedrohung durch Covid-19 für Kinder, Jugendliche und Studenten übertreiben, aber auch das Risiko, dass junge Leute Covid-19 auf Lehrer und Ältere übertragen. Selbst Anthony Fauci räumt inzwischen ein, dass Schüler eine geringe oder gar keine Gefahr für Lehrer oder ältere Erwachsene darstellen und dass die Schulen wieder geöffnet werden sollten.[39]

Die Gleichsetzung falsch-positiver PCR-Tests mit aktiven Covid-19-»Infektionsfällen«

Anfangs war die Anzahl der Todesopfer die treibende Taktik, Angst zu verbreiten, doch bald ging man zu der dubiosen Behauptung über, es gäbe »zunehmend Fälle« von Covid-19 auch unter den Jüngeren. Diese neuen Berichte beziehungsweise öffentlichen Erklärungen sind häufig von ominösen Verlaufskurven begleitet, die immer nach oben weisen und düstere Warnungen abgeben vor einer »zweiten oder dritten Welle«, drohenden Massenhospitalisierungen und Todesfällen, falls die Leute sich nicht ebenso konsequent in Sicherheit bringen, den Behörden gehorchen und sich selbst isolieren, wie sie es in der ersten Phase der Pandemie getan haben.

Dabei wird äußerst selten erwähnt, dass inzwischen zehnmal mehr Menschen getestet werden als während der ersten Phasen der Pandemie und dass es verstärkte Anzeichen für falsch-positive Testungen gibt, die dadurch verursacht werden, dass Labore mit dem, was nur vermeintlich virale Proben von Nasen- und Rachenabstrichen sind, ein überzeichnetes Bild vermitteln.

Im Kleingedruckten dieser Nachrichtenmeldungen wird häufig eingeräumt, dass die Covid-19-Todeszahlen tatsächlich gesunken sind, dass wir aber viele Todesfälle zu erwarten haben, wenn die Menschen keine Masken mehr tragen oder so etwas wie ein normales Leben wieder aufnehmen. Als optimistische Botschaft wird in diesen seltenen Artikeln vermittelt, die Gefahr einer Infektion oder eines Todesfalls werde nachlassen, sobald alle geimpft seien.

Aber wir müssen uns fragen: Was meinen diese Experten und Medienkanäle mit einer steigenden Zahl von »Covid-19-Fällen« eigentlich? Meinen sie, dass mehr Menschen als zuvor schwer erkranken und an Covid-19 sterben werden? Falls ja, warum zeigen dann die offiziellen Statistiken der US-Gesundheitsbehörden und anderer Datenbanken des öffentlichen Gesundheitswesens in den USA und der ganzen Welt rückläufige Covid-19-Todeszahlen, obwohl Fälle von Grippe und Lungenentzündung fälschlicherweise als Covid-19-Fälle gezählt werden?[40]

Oder bedeutet es einfach, dass mehr und mehr Menschen, inzwischen insbesondere junge Menschen, getestet werden und ein positives Ergebnis erhalten? Und falls ja, was bedeutet *das* denn nun? Alex Berenson, ehemals Reporter bei der *New York Times*, schreibt in seinem Buch *Unreported Truths About COVID-19 and Lockdowns:* »Ein Corona-›Fall‹ verweist nur auf ein positives Testergebnis … Er bedeutet nicht, dass ein Mensch krank wird – und noch weniger, dass er oder sie ins Krankenhaus muss, intensivmedizinische Behandlung benötigt oder stirbt.«[41]

Der Polymerase-Kettenreaktionstest ist gegenwärtig die vorwiegend eingesetzte Methode, um Menschen auf Covid-19 zu testen. Doch damit gibt es zwei Probleme.

Erstens kann der PCR-Test nicht zwischen inaktiven und »lebenden« beziehungsweise reproduktiven Viren unterscheiden.[42] Das ist ein entscheidender Punkt, weil inaktive und reproduktive Viren in Sachen Infektiosität nicht gleichzusetzen sind. Falls Sie ein nichtreproduktives Virus in Ihrem Körper haben, werden Sie nicht erkranken und können andere damit nicht anstecken. Deshalb ist der PCR-Test als Diagnoseinstrument höchst unzuverlässig.

Zweitens: Viele, wenn nicht die meisten Labore amplifizieren die gewonnene RNA viel zu sehr, was dazu führt, dass gesunde Menschen positiv getestet werden. Damit der PCR-Test überhaupt irgendeinen Nutzen in Bezug auf die Covid-19-Diagnose hat, müssen die Labore die Zahl der eingesetzten Amplifizierungszyklen beträchtlich reduzieren.

Folgendes sollten Sie im Hinblick auf den PCR-Test verstehen: Beim PCR-Abstrich wird RNA aus Ihrer Nasenhöhle gewonnen. Diese RNA wird dann durch reverse Transkription in DNA übertragen. Weil sie so winzig ist, muss sie vergrößert werden, um erkennbar zu sein. Jede Vergrößerungsrunde wird Zyklus genannt, und die Zahl der bei einem Test im Labor eingesetzten Amplifizierungszyklen wird Zyklusschwellenwert (CT) genannt. Je höher der CT ist, desto größer wird das Risiko, dass unbedeutende Sequenzen der Virus-DNA am Ende so stark vergrößert werden, dass der Test als positiv gedeutet wird, auch wenn Ihre Viruslast extrem gering oder das Virus inaktiv ist und weder für Sie noch irgendjemanden sonst eine Bedrohung darstellt.

Viele Wissenschaftler haben festgestellt, dass mehr als 35 Zyklen wissenschaftlich nicht zu vertreten sind.[43] Selbst Dr. Anthony Fauci, ein führender Befürworter der Gain-of-Function-Experimente und verpflichtender Impfungen, hat zugegeben, die Chance, dass ein positives PCR-Testergebnis nach 35 oder mehr Zyklen korrekt sein könnte, sei »verschwindend gering«[44].

Eine am 28. September 2020 in *Clinical Infectious Diseases*[45] veröffentlichte Studie ergab, dass die Genauigkeit eines PCR-Tests, wenn man ihn mit 35 oder mehr CTs durchführt, auf 3 Prozent sinkt, das heißt, dass sich eine Falsch-Positivrate von 97 Prozent ergibt. Doch die von der Weltgesundheitsorganisation empfohlenen Tests sind auf 45 CTs[46] eingestellt, und die U.S. Food and Drug Administration (FDA) sowie die US-Centers for Disease Control and Prevention

(CDC) empfehlen PCR-Tests mit 40 CTs[47]. Die Frage ist, weshalb sie das angesichts des Konsenses, dass CTs über 35 die Tests nutzlos machen, überhaupt tun. Wenn Labore diese exzessiven Zyklusschwellenwerte nutzen, erhält man am Ende eine überbewertete und viel zu hohe Zahl positiver Tests. Deshalb haben wir es hier in Wahrheit mit einer »Falldemie« zu tun – mit einer Epidemie falsch Positiver.[48]

Der Autor und Investigativjournalist Jon Rappaport schreibt:

> Alle amerikanischen Labore, die der FDA-Richtlinie folgen, beteiligen sich wissentlich oder unwissentlich an dieser Täuschung. Einer Täuschung von monströsem Ausmaß, weil [...] Millionen Amerikanern auf der Basis eines falsch-positiven Testergebnisses gesagt wird, sie seien mit dem Virus infiziert ... Die Gesamtzahl der Covid-Fälle in Amerika – die auf dem Test beruht – ist eine grobe Unwahrheit. Die Lockdowns und andere restriktive Maßnahmen basieren auf diesen betrügerischen Fallzahlen.[49]

Wenn also CTs von über 35 wissenschaftlich nicht zu begründen sind, welche Zahl sollte dann gelten? Zu diesem Thema wurden etliche Studien durchgeführt, weshalb es hier nicht an Daten mangelt. Die Tatsache, dass die WHO, FDA und CDC ihre CT-Vorgaben im Licht all dieser Daten nicht reduziert haben, sagt uns, dass sie kein Interesse daran haben, ein korrektes Bild von der Infektionsrate zu bekommen.

Eine im *European Journal of Clinical Microbiology and Infectious Diseases* im April 2020 publizierte Studie ergab, dass PCR-Tests mit 17 Zyklen durchgeführt werden müssen, um echte Positive zu 100 Prozent bestätigt zu bekommen. Oberhalb der Zahl von 17 Zyklen sinkt die Genauigkeit drastisch.[50]

Bis man bei 33 Zyklen angekommen ist, liegt die Trefferquote gerade einmal bei 20 Prozent, das heißt 80 Prozent sind falsch-positiv. Bei über 34 Zyklen liegt die Chance, dass ein positiver PCR-Test wirklich positiv ist, bei null. Laut einer am 3. Dezember 2020 in der Zeitschrift *Clinical Infectious Diseases* veröffentlichten systematischen Überprüfung konnten in Fällen, bei denen bei einem positiven PCR-Test ein CT von über 24 genutzt wurde, keine lebenden Viren gefunden werden.[51]

Diese Studien belegen also, dass Sie, wenn Sie tatsächlich Covid-19-Symptome haben und mit einem PCR-Test positiv getestet wurden, der mit 35 oder mehr Vergrößerungszyklen durchgeführt wurde, vermutlich infiziert und wahrscheinlich infektiös sind. Wenn Sie jedoch *keine* Symptome haben und durch einen PCR-Test mit 35 oder mehr CTs positiv getestet werden, dann ist das Ergebnis wahrscheinlich falsch-positiv und Sie stellen keine Gefahr für andere dar, weil Sie voraussichtlich keine lebenden Viren in sich tragen. Angenommen, Sie sind asymptomatisch, dann dürften Sie tatsächlich nicht infektiös sein, doch dies gilt auch dann, wenn Ihr Test mit 24 oder mehr CTs positiv ausfällt. Das stützt die Ergebnisse, die weiter oben in diesem Kapitel geschildert wurden und die belegen, wie äußerst unwahrscheinlich es ist, dass asymptomatische Menschen (die positiv getestet wurden, aber keine Symptome haben) lebende Viren auf andere übertragen.

Laut Aussage von Stephen A. Bustin, Professor für Molekularmedizin und weltbekannter Experte für PCR-Tests, ist es beim Erhalt eines positiven Ergebnisses bei einem CT von 35 oder mehr so, als blickten Sie auf das Gegenstück einer einzelnen Kopie viraler DNA, und die Wahrscheinlichkeit, dass diese ein Gesundheitsproblem hervorruft, sei minimal.[52]

Wenn Sie den Leuten Angst einjagen, mehr PCR-Tests verkaufen oder Lockdowns verhängen wollen, brauchen Sie nichts anderes zu tun, als mehr Tests zu fordern und die Tests so zu kalibrieren, dass Menschen, die nicht krank oder ansteckend sind, als infektiös und an Covid-19 erkrankt erscheinen. In Anbetracht der Tatsache, dass nur wenige Regierungen etwas gegen diese künstliche Inflation der Covid-19-Fälle unternommen haben, was ganz einfach wäre, müssen wir uns wirklich fragen, ob es Teil einer globalen Agenda ist, das Angstlevel hochzuhalten.

Im Dezember 2020 war Florida der erste US-Bundesstaat, der von den Laboren Berichte über die bei ihren PCR-Tests genutzten Zyklusschwellen forderte.[53] Unterdessen hat ein Gericht in Portugal entschieden, dass der PCR-Test »kein verlässlicher Test für SARS-CoV-2 ist und deshalb jede aufgrund dieser Ergebnisse verhängte Quarantäne rechtswidrig ist«[54]. China löste das PCR-Problem, indem es einfach aufhörte, Menschen auf Covid-19 zu testen, mit Ausnahme derjenigen, die tatsächlich Symptome zeigten.

Mit Blick auf die Frage, wie eine Covid-19-Diagnose richtig bestätigt wird, stellt eine Übersicht über das Covid-19-PCR-Testen mit Nachdruck fest:

> Um festzustellen, ob die amplifizierten Produkte tatsächlich SARS-CoV-2-Gene sind, ist eine biomolekulare Bestimmung amplifizierter PCR-Produkte entscheidend. Für einen diagnostischen Test ist diese Validierung ein absolutes Muss.

> Die Validierung von PCR-Produkten sollte entweder durchgeführt werden, indem das PCR-Produkt in ein 1-prozentiges Agarose-EtBr-Gel zusammen mit einem Größenindikator (DNA-Größenmarker beziehungsweise DNA-Leiter) eingebracht wird, sodass die Größe des

Produkts abgelesen werden kann. Die Größe muss der berechneten Größe des Amplifikationsprodukts entsprechen. *Aber es ist noch besser, das Amplifikationsprodukt zu sequenzieren. Letzteres wird 100-prozentige Sicherheit über die Identität des Amplifikationsprodukts geben. Ohne molekulare Validation kann man sich der Identität der amplifizierten PCR-Produkte nicht sicher sein.* (Hervorhebung d. d. Autor)[55]

In einer Petition der European Medicines Agency (EMA) wurde eine ähnliche Argumentation für die bestätigende molekulare Sequenzierung vorgebracht, um Covid-19-Impfexperimente zu stoppen, die irreführende PCR-Tests nutzen.[56]

Fatale Fehler in einer Abhandlung, auf dem die PCR-Tests basieren

Am 30. November 2020 veröffentlichte ein aus 22 internationalen Wissenschaftlern bestehendes Team eine vernichtende Überprüfung[57] des wissenschaftlichen Papiers über PCR-Tests auf SARS-CoV-2, das (unter anderen) von Dr. Christian Drosten und Victor Corman verfasst wurde.[58] Die Schrift war von der Weltgesundheitsorganisation rasch akzeptiert und der darin beschriebene Arbeitsprozess weltweit als Standard übernommen worden.

Laut Aussage von Reiner Fuellmich[59], Gründungsmitglied des deutschen Außerparlamentarischen Untersuchungsausschusses, ist Drosten ein Hauptübeltäter beim Schwindel rund um die Covid-19-Pandemie. Die Wissenschaftler forderten, das Corman-Drosten-Papier müsse zurückgezogen werden, weil es mehrere »fatale Fehler« enthalte. Einer davon ist die Tatsache, dass es geschrieben (und der Test entwickelt) wurde, bevor überhaupt isolierte Viruspartikel vorlagen.

Die Forscher nutzten lediglich die genetische Sequenz, die chinesische Wissenschaftler im Januar 2020 online veröffentlicht hatten.

Die Tatsache, dass das Papier, gerade einmal 24 Stunden nachdem es eingereicht worden war, veröffentlicht wurde, lässt außerdem darauf schließen, dass es nicht einmal von Fachleuten überprüft worden war. Dr. Kevin Corbett, einer der 22 Wissenschaftler, die die Rücknahme des Papiers forderten, sagte in einem Interview mit *Uncover DC*:

> Mit dieser Abhandlung wurde jegliche wissenschaftliche Grundlage für die Entwicklung dieses Tests zerstört. Das ist für den Covid-Test wie Hiroshima/Nagasaki.
>
> Als Drosten den Test entwickelte, hatte China ihm noch nicht einmal isolierte Viruspartikel übergeben. Sie haben den Test mit einer Sequenz aus einer Genbank entwickelt. Verstehen Sie? China hatte ihnen eine genetische Sequenz ohne dazugehörendes Virusisolat geschickt. Sie hatten einen Code, aber kein Material für den Code. Keine Morphologie des Virus.
>
> Das ist, als würde man Ihnen auf dem Fischmarkt ein paar Gräten geben und sagen: »Das ist Ihr Fisch.« Es könnte jede Fischart sein ... Hören Sie, in dem Corman-Drosten Papier ist nirgends von einem Patienten die Rede. Alles wird von Genbanken abgeleitet. Und die Teile der Virussequenz, die nicht da waren, haben sie erfunden. Sie haben sie synthetisch hergestellt, um die Leerstellen zu füllen ...
>
> Drostens Papier über den Test enthält zehn fatale Fehler ... Hier ist das Fazit: Es gab kein Virusisolat, um zu überprüfen, was sie da gemacht haben ... Inzwischen wurden Artikel herausgebracht, in denen es heißt, dass sie Viren isoliert haben. Aber das konnte nicht kontrolliert werden. Die CDC veröffentlichten im Juli einen Aufsatz, ... in dem

es hieß: »Da ist das Virusisolat.« Wissen Sie, was sie gemacht hatten? Sie hatten bei einer Person einen Abstrich genommen. Von einer Person, die in China gewesen war und Erkältungssymptome hatte. Von einer Person. Und sind davon ausgegangen, er hätte Covid-19. Das Ganze ist also völlig löchrig.[60]

Die Schlussfolgerung der Überprüfung lautet auszugsweise:

Die Entscheidung, die offenkundigen Fehler im Corman-Drosten-Papier einzuräumen, hat den Vorteil, die menschlichen Todesopfer und das Leid zu minimieren. Ist es nicht im Interesse von Eurosurveillance, dieses Papier zurückzuziehen? Unsere Schlussfolgerung ist eindeutig. Angesichts der vielen hier beschriebenen gravierenden Fehler in der PCR-Entwicklung kommen wir zu folgendem Ergebnis: Im Rahmen der wissenschaftlichen Integrität und Verantwortung bleibt kaum eine andere Wahl.[61]

Diese Kritik an den PCR-Tests wurde von jener Studie, die am 20. November 2020 in *Nature Communications* veröffentlicht wurde und auf die wir in diesem Kapitel bereits eingegangen sind, weiter untermauert: Sie hatte in PCR-positiven Fällen keinerlei echtes Virusmaterial entdeckt.[62]

Sammelklagen gegen falsche SARS-CoV-2 Tests

Anfang Oktober 2020 verkündete ein internationales Anwaltsteam für Sammelklagen, angeführt von Reiner Fuellmich, dass es bald zahlreiche Klagen gegen eine Reihe von Regierungen einreichen werde, die ungenaue PCR- und Antikörpertests – die Big Pharma wie auch Impfstoff- und Testherstellern immense Gewinne einbrin-

gen – verwenden und dann wissentlich die Daten aus diesen fehler-
haften Tests dazu nutzen, um Lockdowns und die Einschränkung
von Grundrechten zu rechtfertigen, die der öffentlichen Gesundheit,
der Wirtschaft und den Bürgern massive Schäden zufügen.[63]

Fuellmich stellt fest, dass PCR-Tests laut den Beipackzetteln der Test-
Kits nicht als echte diagnostische Tests zur Bestätigung einer Krankheit betrachtet werden dürfen. Selbst die US-Gesundheitsbehörden
räumten am 13. Juli 2020 in einem Statement ein, es sei möglich, dass
PCR-Tests »nicht unbedingt das Vorhandensein eines infiziösen
Virus anzeigen«, dass sie »nicht belegen, dass ein SARS-CoV-2-Frag-
ment die Ursache klinischer Symptome ist« und dass sie Krankheiten,
die von anderen bakteriellen oder viralen Pathogenen hervorgerufen
werden, nicht ausschließen können.[64]

Ein »Offener Brief von Ärzten und medizinischem Personal an alle
belgischen Behörden und alle belgischen Medien« vom 20. September 2020 wiederholt einige der gravierenden Unzulänglichkeiten
der PCR-Tests, auf die man sich aktuell stützt, um die alarmierende
Behauptung aufzustellen, in den USA, Europa und der ganzen Welt
würden die Fallzahlen ansteigen.

> Die Verwendung des unspezifischen PCR-Tests, der viele falsch-po-
> sitive Ergebnisse liefert, ergab einen exponentiellen Verlauf. Dieser
> Test wurde überstürzt mit einem Notfallverfahren eingeführt, selbst
> aber nie ernsthaft überprüft. Der Hersteller warnte ausdrücklich da-
> vor, dass dieser Test für die Forschung und nicht für die Diagnostik
> bestimmt sei.
>
> Der PCR-Test arbeitet mit Zyklen zur Amplifikation von genetischem
> Material – jedes Mal wird ein Stück des Genoms amplifiziert. Jede
> Kontamination (beispielsweise mit anderen Viren, Partikeln aus

alten Virusgenomen) kann möglicherweise zu falsch-positiven Ergebnissen führen.

Der Test misst nicht, wie viele Viren in der Probe vorhanden sind. Eine echte Virusinfektion bedeutet ein massives Vorhandensein von Viren, die sogenannte Viruslast. *Wenn jemand positiv getestet wurde, bedeutet dies aber nicht, dass diese Person tatsächlich klinisch infiziert und krank ist oder krank werden wird.* (Hervorhebung d. d. Autor)[65]

Weil ein positiver PCR-Test nicht verlässlich ist beziehungsweise automatisch eine aktive Infektion oder Infektiosität anzeigt, besteht absolut keine Rechtfertigung für die verhängten sozialen Maßnahmen, die ja einzig und allein auf diesen Tests basieren.

Am 20. Januar 2021, etwa eine Stunde nach Joe Bidens Amtseinführung als 46. Präsident der Vereinigten Staaten, senkte die Weltgesundheitsorganisation plötzlich aus heiterem Himmel den PCR-Zyklusschwellenwert (CT),[66] der automatisch garantiert, dass die Zahl der »Fälle«, das heißt der positiven PCR-Testergebnisse, sinkt. Am folgenden Tag, dem 21. Januar 2021, verkündete Präsident Biden, er werde die finanzielle Unterstützung der USA an die WHO wieder aufnehmen.[67] Dr. Meryl Nass erklärt dazu: »Die WHO informierte die Nutzer und Hersteller von PCR-Tests am 14. Dezember[68] und dann wieder am 20. Januar[69], dass der PCR-Zyklusschwellenwert gesenkt werden müsse. Die Anweisung vom 14. Dezember erwähnte die Sorge der WHO hinsichtlich ›eines erhöhten Risikos falscher SARS-CoV-2-Ergebnisse‹ und verwies auf ›Hintergrundrauschen, das zu einer Probe führen könnte, deren Testergebnis mit einem hohen Schwellenwert [fälschlicherweise] als positiv gewertet werden könnte‹.«[70] Nachdem die PCR-Zyklen reduziert worden waren, sanken in den USA die Neuinfektionen im Januar um 60 Prozent von

250 000 auf 100 000 pro Tag, während die Hospitalisierungsraten[71] in Verbindung mit Covid-19 von 132 500 am 6. Januar auf 7500 am 12. Februar zurückgingen.[72] Selbstverständlich schrieben die Gesundheitsbehörden und die Massenmedien diesen starken Rückgang der »Fälle« und der Hospitalisierungen in den USA den Impfungen, dem Maskentragen und dem Social Distancing zu, nicht etwa der von der WHO angeordneten neuen Kalibrierung der PCR-Tests.

Die Covid-19-Regeln zeigen einen »hysterischen Übergang in den Polizeistaat« an

Lord Sumption, Richter an Großbritanniens Oberstem Gerichtshof, fasste die Gefahren der Angstverbreitung in einem Interview mit *The Post* am 30. März 2020 gut zusammen. Er warnte, die Covid-19-Verordnungen würden den Weg zum Despotismus ebnen – zur Ausübung absoluter Macht, und zwar auf grausame und gewaltsame Weise:

> Das eigentliche Problem ist, dass menschliche Gesellschaften gewöhnlich nicht ihre Freiheit verlieren, weil Tyrannen sie ihnen genommen haben. Meist liegt es daran, dass die Menschen ihre Freiheit in Gegenleistung für den Schutz vor einer äußeren Bedrohung bereitwillig aufgeben. Und die Bedrohung ist in der Regel real, aber für gewöhnlich übertrieben.
>
> Ich fürchte, genau das beobachten wir gerade. Der Druck auf Politiker kam aus der Öffentlichkeit. Sie erwartet Taten. Sie fragt unentwegt, ob die Taten funktionieren. Die Leute fragen sich nicht, ob es sich lohnt, die Kosten zu bezahlen. Sie erwarten trotzdem Taten. Und jeder, der sich mit Geschichte befasst hat, erkennt hier die klassischen Symptome einer kollektiven Hysterie.

Hysterie ist ansteckend. Wir steigern uns in etwas hinein, wir übertreiben die Gefahr und fragen uns nicht mehr, ob das Heilmittel schlimmer sein könnte als die Krankheit.[73]

Und tatsächlich wechselten wir innerhalb weniger Monate dramatisch von einem freiheitlichen zu einem totalitären Staat, und das erfolgte durch Social Engineering, zu dem natürlich psychische Manipulation gehört.

Zensur und Propaganda sind nur zwei Strategien, die eine Bevölkerung formen und prägen. Denn zum »Diagramm des Zwangs«[74], wie es der Psychologieprofessor Albert D. Biderman herausgearbeitet hat, gehören auch folgende Methoden – und sie alle lassen sich eindeutig mit den Covid-19-Maßnahmen in Verbindung bringen:

→ **Isolationstechniken** – Quarantäne, Social Distancing, Isolierung von geliebten Menschen und Unterbindung von Kontakten.

→ **Monopolisierung der Wahrnehmung** – Kontrolle der Nachrichtenmedien, Zensur und Diffamierung Andersdenkender sowie Schaffung einer unwirtlichen Umgebung durch die Schließung von Bars, Fitnessstudios und Restaurants.

→ **Demütigung und Erniedrigung** – das Maßregeln und Anprangern (oder sogar körperliche Angreifen) derjenigen, die sich weigern, Masken zu tragen oder das Social Distancing einzuhalten, das heißt derjenigen, die Freiheit über die Angst stellen.

→ **Induzierte Erschöpfung und Entkräftung** – der Zwang, zu Hause zu bleiben und nicht Sport treiben oder sich mit anderen treffen zu dürfen.

→ **Bedrohungen** – die Androhung, Ihnen die Kinder wegzunehmen, langer Quarantäne, der Schließung Ihres Betriebes, von Geldstrafen für Verstöße gegen die Maskenpflicht und Abstandsregeln, von erzwungener Impfung und so weiter.

→ **Demonstration der Allmacht/Allgegenwart** – die ganze Welt in den Lockdown zu zwingen, die Beanspruchung wissenschaftlicher und medizinischer Autorität.

→ **Durchsetzung banaler Maßnahmen** – beispielsweise, dass Familienmitglieder gezwungen werden, in der Bank anderthalb Meter Abstand voneinander zu halten, obwohl sie zusammen im Auto gekommen sind; auf dem Weg zum Restaurant eine Maske tragen zu müssen, die Sie aber absetzen dürfen, sobald Sie Platz genommen haben, oder eine Maske tragen zu müssen, wenn Sie allein am Strand spazieren gehen.

→ **Gelegentliche Zugeständnisse** – zum Beispiel einige Geschäfte und Restaurants wieder zu öffnen, aber nur für eine bestimmte Anzahl von Kunden oder Gästen. Teil des Zwangsplans ist es, Zugeständnisse zu machen, sie dann aber wieder zurückzunehmen.

Es ist Zeit, dass wir uns einige sehr dringende Fragen stellen. Ist es vernünftig, von der Regierung zu erwarten, *alle* Infektionen und *alle* Todesfälle zu verhindern? Sie hat bewiesen, dass sie das nicht kann, selbst wenn wir noch mehr Freiheiten und Bürgerrechte aufgeben, weil sie behauptet, dadurch wären alle sicher. Das ist zwar eine verführerische Lüge, aber eben eine Lüge.

Früher oder später muss jeder entscheiden, was wichtiger ist: die Menschenrechte und verfassungsmäßigen Freiheiten oder falsche Sicherheit. Die gute Nachricht ist, dass viele Menschen anfangen, die Schrift an der Wand zu sehen. Sie beginnen zu erkennen, dass man uns hereingelegt hat, und beginnen, sich für Freiheit statt für brutalen Totalitarismus im Namen der öffentlichen Gesundheit zu entscheiden.

Erinnern Sie sich an die Worte von Benjamin Franklin: »Diejenigen, die bereit sind, grundlegende Freiheiten aufzugeben, um ein wenig kurzfristige Sicherheit zu erlangen, verdienen weder Freiheit noch Sicherheit.«

Die Wahrheit ist, dass die Technokraten nicht die Absicht haben, uns zu unserem normalen Leben zurückkehren zu lassen. Der Plan ist, die Gesellschaft *dauerhaft* zu verändern. Teil dieser Veränderung ist die Entziehung der Bürger- und Menschenrechte. Und dies geschieht gerade mit halsbrecherischer Geschwindigkeit.

Kapitel 6

Schützen Sie sich vor Covid-19

Von Dr. Joseph Mercola

Es ist unstrittig, dass wir in den vergangenen 100 Jahren eine Epidemie chronischer Erkrankungen erlebt haben, die zum Großteil mit einem radikal zunehmenden Verzehr von verarbeiteten Nahrungsmitteln zusammenhängt. Das ist an den Statistiken der allgemeinen Gesundheit und der Sterbefälle leicht zu erkennen, aber auch speziell an den Covid-19-Statistiken. Wie in Kapitel 4 geschildert, hat die überwältigende Mehrzahl der Menschen mit schweren Covid-Verläufen nicht nur eines, sondern mehrere bestehende gesundheitliche Probleme, das heißt Begleiterkrankungen.

Über einige gravierende Erkrankungen wie Insulinresistenz, Adipositas, Diabetes und Bluthochdruck haben wir bereits in Kapitel 4 gesprochen, doch auch Lungenerkrankungen, Krebs und Demenz sind hier zu nennen. Warum sind wir überhaupt alle so krank?

Wenn wir erkennen, dass die Agrarriesen, die großen Lebensmittelhersteller und Big Pharma für die Epidemie chronischer Erkrankungen verantwortlich sind, haben wir uns bei diesen Industrien in vielerlei Hinsicht auch für die Covid-19-Pandemie zu bedanken, denn die SARS-CoV-2-Infektion dockt an diesen chronischen Erkrankungen an. Auch wenn diese Industrien uns glauben machen, chronisch krank zu sein sei normal, ist daran gar nichts Normales, ja nicht einmal Akzeptables. Denn es gibt einfache, sichere, sehr wirksame und relativ kostengünstige Strategien, um Ihr Immunsystem anzukurbeln und Sie nicht nur vor Covid-19, sondern buchstäblich vor jeder chronischen Erkrankung zu schützen.

Geben Sie Big Food,
Big Ag und Big Pharma die Schuld

In Kapitel 4 haben wir besprochen, dass die Mehrzahl der Covid-19-Todesfälle nicht ursächlich auf das Virus selbst zurückzuführen ist. Sie werden vielmehr durch Begleiterkrankungen verursacht, die das direkte Ergebnis einer stark verarbeiteten Kost sind – hergestellt, beworben und aufrechterhalten von Big Food und Big Ag(rar) – sowie der übermäßigen Abhängigkeit von Big-Pharma-Angeboten, die sich lediglich darauf konzentrieren, Symptome zu behandeln.

Die gute Nachricht ist, dass Sie sich die Hoheitsrechte über Ihre Gesundheit von diesen gefährlichen Unternehmen wieder zurückholen können. In diesem Kapitel werden wir uns einen Überblick über eine Ernährungsweise verschaffen, die für die Gesundheit und das Wohlbefinden optimal ist, über Nahrungsergänzungsmittel, die bei der Bekämpfung chronischer Krankheiten und viraler Infektionen helfen, sowie über zusätzliche Strategien, die Sie gegen Krankheiten und Infektionen aller Art widerstandsfähig machen.

Aber zuerst will ich kurz nachzeichnen, wie es überhaupt so weit kommen konnte. Ich werde Big Food und Big Ag separat zur Rede stellen (auf Big Pharma kommen wir in Kapitel 7 ausführlich zu sprechen). Während der Lektüre wird Ihnen klar werden, wie die Interessen dieser Unternehmen dazu beigetragen haben, sowohl eine Epidemie chronischer Erkrankungen als auch die Covid-19-Pandemie auszulösen.

Wenn diese Pandemie eine gute Seite hat, dann ist es die, dass sie den Vorhang wegzieht und der Welt zeigt, dass Big Agrar, Big Food und Big Pharma nicht Ihr Wohlergehen am Herzen liegt. Sie lässt deutlich werden, dass ein gesunder Lebensstil zu weitgehender Immunität gegen diese Infektionen und katastrophalen gesundheitlichen Folgen führt – auch wenn diese Industrien nicht wünschen, dass Sie daran glauben.

Sie *können* die Kontrolle über Ihre Gesundheit übernehmen und Ihr eigenes angeborenes Immunsystem stärken. Sie müssen nicht auf Medikamente oder Impfstoffe vertrauen. Denn es ist so: Die natürliche Immunität hat man ein Leben lang; dies gilt jedoch nicht für eine künstliche Immunität, die man durch synthetische und möglicherweise schädliche Impfungen erwirbt. Letztlich werden wir Covid-19 nur besiegen, wenn wir die allgemeine Gesundheit der Bevölkerung verbessern, und dafür müssen wir die Bedeutung einer gesundheitsfördernden Kost hervorheben.

Wie die Lebensmittelindustrie Sie zum Verzehr ungesunder Nahrungsmittel verführt

Die eigentliche Pandemie sind grundlegende gesundheitliche Probleme wie Fettleibigkeit, Herzerkrankungen und Diabetes. Allein die Fettleibigkeit verdoppelt das Risiko, wegen Covid-19 ins Krankenhaus eingeliefert werden zu müssen, und erhöht die Gefahr, daran zu sterben, je nach Schwere der Fettleibigkeit um das 3,68- bis 12-Fache. Verarbeitete Lebensmittel (voller industriell verarbeiteter Pflanzenöle) und Softdrinks (randvoll mit Zucker) sind die Hauptschuldigen der Entwicklung chronischer Erkrankungen und spielen deshalb bei Covid-19- Krankenhauseinweisungen und -Todesfällen eine Schlüsselrolle.

Neben dem Suchtpotenzial dieser Nahrungsmittel und Getränke ist es das Verkaufsmarketing, das Amerikaner dazu verführt, mehr zu kaufen und zu konsumieren. Dazu zählen Taktiken, wie Junkfood in den Auslagen der Lebensmittelgeschäfte auf Augenhöhe zu platzieren.

In einem Artikel im *British Medical Journal* erwähnten drei Forscher die Rolle der Lebensmittelindustrie beim Ansteigen der Fettleibigkeitsraten, die letztlich auch zu mehr Covid-19-Todesfällen führen. Nach Aussage der Autoren »ist inzwischen klar, dass die Lebensmittelindustrie nicht nur an der Adipositaspandemie eine Mitschuld trägt, sondern auch an der Schwere der Covid-19-Verläufe und deren verheerenden Folgen«[1].

Um diesen zugrundeliegenden Zusammenhang anzugehen, riefen sie die Lebensmittelindustrie auf, die Werbung für ungesunde Nahrungsmittel und Getränke sofort einzustellen, und forderten von den Regierungen, eine Neufassung der Regeln für Junkfood zu erzwingen, um die Gesundheit zu verbessern.

Doch selbst inmitten der Covid-19-Pandemie mischen sich multinationale Lebensmittel- und Getränkehersteller in die öffentliche Politik ein und beeinflussen die Gestaltung der Ernährungsleitlinien. Laut eines von der Initiative Corporate Accountability[2] (Initiative zur Rechenschaftspflicht eines Unternehmens) publizierten Berichts haben mehr als die Hälfte jener, die 2020 in das Dietary Guidelines Advisory Committee (DAGC – Beratungskomitee für Ernährungsrichtlinien) berufen worden waren, Verbindungen zum International Life Sciences Institute (ILSI), einer gemeinnützigen Organisation, die vor 40 Jahren von einem Coca-Cola-Manager[3] gegründet worden war und von multinationalen Junkfood-Herstellern wie Coca-Cola, PepsiCo, McDonald's, General Mills und Cargill finanziert wird. Der Bericht warnte, diese Einflussnahme müsse zum Schutz der öffentlichen Gesundheit eingeschränkt werden.

Angeblich ist das DAGC ein unabhängiges Komitee, das wissenschaftliche Erkenntnisse prüft und einen Bericht für die Erstellung der amerikanischen Ernährungsrichtlinien verfasst. Als maßgeblicher Ansprechpartner in Sachen Ernährungsberatung in den USA diktiert das DGAC, was mehr als 30 Millionen amerikanische Kinder in der Schule zu essen bekommen, und gibt Ernährungsratschläge für junge Mütter, Senioren, Veteranen und weitere Adressaten von Ernährungserziehung heraus – ebenso wie für Empfänger von Mahlzeiten, die von der öffentlichen Hand bereitgestellt werden.

Doch seine weitreichenden Verbindungen zum ILSI führen dazu, dass das DGAC alles andere als unabhängig ist. Das ILSI wurde als Lockvogel der Junkfood-Industrie entlarvt, und interne Dokumente enthüllten, dass das ILSI sich in ganz Europa und den Vereinten Nationen in Gesundheitsausschüssen eingenistet hat und sich darum bemüht, seine eigene, auf die Industrie konzentrierte Agenda voranzutreiben und die Profite auf Kosten der öffentlichen Gesundheit weltweit zu steigern.[4]

Der Bericht der Corporate-Accountability-Initiative untersuchte darüber hinaus die »Drehtüren und Interessenskonflikte« des ILSI mit anderen kritischen politischen Entscheidungsprozessen, darunter auch jenen, welche die nationalen Datenbanken für Lebensmittelzusammensetzungen aktualisieren.

Doch obwohl die Junkfood-Giganten während dieser Volksgesundheitskrise, die es so noch nie gegeben hatte, öffentlich angeprangert wurden, ist ihr weltweiter Einfluss nach wie vor zu spüren. »Selbst in Krisenzeiten wie der heutigen Covid-19-Pandemie haben die Unterstützer des ILSI keine Skrupel, für Unternehmensgewinne Lobbyismus zu betreiben«, stellt Corporate Accountability fest und fügt hinzu:

> In Indien haben Unternehmen wie Coca-Cola, PepsiCo und Nestlé trotz potenzieller Konsequenzen für die Gesundheit und das Wohlbefinden von Arbeitern und der Gemeinden Schreiben an die Regierung versandt und darin gefordert, dass die Lebensmittel- und Getränkeherstellung vom Lockdown ausgenommen und als »systemrelevante Dienstleistung« eingestuft wird. In dieser Zeit keine immununterdrückenden zuckerhaltigen Getränke herzustellen ... könnte sich als »systemrelevante Dienstleistung« erweisen, die die Firmen in dieser Zeit und darüber hinaus bereitstellen könnten.[5]

Wie Junkfood zu mehr Covid-19-Todesfällen führt

Verarbeitete Lebensmittel sind aus Komponenten hergestellt, die aus anderen Nahrungsmitteln extrahiert wurden, beispielsweise Sojaprotein-Isolat oder in der Fabrik erzeugtes Fleisch, die dann mit reichlich Salz, Zucker und/oder industriell verarbeitetem Pflanzenöl (wahrscheinlich allen dreien) versetzt werden. Sie sind dazu gedacht, ansprechend, ganz besonders schmackhaft und dank Zusätzen, schicker Verpackung und Marketing sowie einem hohen »Komfortfaktor« süchtig machend zu sein.

Aber verarbeitete Lebensmittel liefern Ihnen Kalorien ohne die Vitamine, Mineralien, lebenden Enzyme, Mikronährstoffe, gesunden Fette und hochwertigen Proteine, die Ihr Körper benötigt. Zudem steigern verarbeitete Nahrungsmittel Ihre Essgeschwindigkeit und verzögern das Völlegefühl, was zu Fettleibigkeit und Stoffwechsel-störungen führt.

Sie steigern auch das Risiko für Erkrankungen wie Adipositas, Krebs, Typ-2-Diabetes und Herzkreislauferkrankungen, die Ihre Covid-19-Gefährdung erhöhen, und schädigen Ihr Mikrobiom, das bei der Immunreaktion Ihres Körpers auf Infektionen und bei der Aufrecht-erhaltung der Gesamtgesundheit eine entscheidende Rolle spielt.

Verarbeitete Lebensmittel zu konsumieren war schon vor dem Aus-bruch von SARS-CoV-2 keine gute Idee. In einer Studie wurde 2019 tatsächlich nachgewiesen, dass der Verzehr von mehr als 4 Portionen verarbeiteter Lebensmittel pro Tag das Risiko, vorzeitig zu sterben, um 62 Prozent erhöht.[6] Während der aktuellen Pandemie hat sich ihr toxischer Einfluss noch exponentiell vergrößert. Und weil er-nährungsbedingte Begleiterkrankungen für 94 Prozent aller mit Co-vid-19 verbundenen Todesfälle verantwortlich sind,[7] ist die Kontrolle Ihrer Ernährung eine wirklich einfache und vernünftige Strategie, um die mit dieser Infektion verbundenen Risiken zu senken.

Auch der in London ansässige Kardiologe Dr. Aseem Malhotra warnt, eine schlechte Ernährung könne das Risiko erhöhen, an Covid-19 zu sterben. Er sagte in einer Sendung der BBC, dass verarbeitete Lebens-mittel mehr als die Hälfte der von den Briten konsumierten Kalo-rien ausmachen. In einem Tweet schrieb er: »Die englische Regie-rung und die Gesundheitsbehörden Englands sind ignorant und grob fahrlässig, weil sie der Öffentlichkeit nicht klarmachen, dass sie ihre Ernährung jetzt umstellen muss.«[8]

Doch er weist auch auf den positiven Aspekt hin, nämlich dass der Verzehr nährstoffreicher Lebensmittel über lediglich einen Monat hinweg dazu beitragen könnte, abzunehmen, Typ-2-Diabetes in Remission zu bringen und die Gesundheit beträchtlich zu verbessern, sodass Sie eine deutlich größere Chance haben, Covid-19 zu überleben, sollten Sie sich infizieren.[9] Malhotra riet der Lebensmittelindustrie, »die Massenvermarktung und den Verkauf von verarbeiteten Nahrungsmitteln einzustellen«.

Dr. Robert Lustig, emeritierter Professor für Kinderheilkunde in der Abteilung für Endokrinologie an der Universität von Kalifornien, San Francisco, hat sich ebenfalls deutlich zum Zusammenhang zwischen Ernährung und Covid-19-Risiken geäußert:

> Covid ... unterscheidet nicht, wen es infiziert. Aber es entscheidet, wen es tötet. Neben den Älteren sind es die Schwarzen, Fettleibigen und/oder jene, die an Vorerkrankungen leiden. Was unterscheidet diese drei Bevölkerungsgruppen von den anderen? Stark verarbeitete Lebensmittel. Weil stark verarbeitete Lebensmittel den Weg für Entzündungen ebnen, die Covid-19 gerne nutzt ... Es ist Zeit, Ihre Ernährung zu überdenken.[10]

Verarbeitete Lebensmittel sind für die arme Bevölkerung besonders schädlich

In Armut lebende Menschen, sei es in Entwicklungs- oder Industrieländern, sind für Gesundheitsprobleme durch verarbeitete Lebensmittel und Covid-19 besonders anfällig. Dr. Malhotra schreibt: »Die unverhältnismäßig hohen Zahlen in den schwarzen Gemeinden und denen ethnischer Minderheiten, die dem Virus zum Opfer fallen, könnten zum Teil durch das signifikant erhöhte Risiko von chronischen Stoffwechselerkrankungen in diesen Gruppen erklärt werden.«[11]

Bereits vor der Covid-19-Pandemie hatten es die Lebensmittelgiganten mit dem aggressiven Marketing, das sie für ihre stark verarbeiteten Nahrungsmittel betreiben, auf Menschen mit geringem Einkommen abgesehen. Den Initiativen Brasiliens folgend, haben Ecuador, Uruguay und Peru ihre Bürger aufgefordert, verarbeitete Lebensmittel zu meiden und stattdessen auf natürliche Nahrungsmittel zu setzen.[12]

Lebensmittelwüsten fördern die Ausbeutung der Armen durch Lebensmittelkonzerne. Das US-Landwirtschaftsministerium (USDA – U.S. Department of Agriculture) definiert eine Lebensmittelwüste als einkommensschwaches Gebiet, in dem viele Bewohner keinen direkten Zugang zu einem Supermarkt oder einem großen Lebensmittelgeschäft haben.[13] Neben dem Mangel an Lebensmittelläden, die gesunde Nahrungsmittel anbieten, ist ein weiterer wichtiger Faktor, dass es den Bewohnern an Verkehrsmitteln fehlt, um zu Geschäften zu gelangen. Bewohner, die mit ihren Einkäufen nach Hause laufen oder mit dem Bus fahren müssen, können weniger Lebensmittel tragen, und der erschwerte Transport verderblicher Dinge kann ein entscheidendes Hindernis für den Kauf bestimmter gesunder Nahrungsmittel sein.

Ihre Ernährung kann Ihre Immunfunktion drastisch verbessern

Mit einer gesunden Kost können Sie Insulinresistenz und Fettleibigkeit bekämpfen und die meisten chronischen Krankheiten verhindern. Natürlich ist genauso wichtig, was Sie *nicht* essen. Deshalb hat es oberste Priorität, so viele verarbeitete Lebensmittel und Fastfood-Gerichte wie nur möglich von Ihrem Speiseplan zu streichen.

Doch selbst wenn Sie nur gesunde Vollwertkost essen, müssen Sie wissen, dass neun von zehn Menschen einen gestörten Stoffwechsel haben. Woran können Sie erkennen, dass Sie zu dieser Mehrheit gehören? Wenn Sie eine der vier Fragen unten mit ja beantworten, ist die Wahrscheinlichkeit groß, dass es so ist, und je mehr positive Antworten Sie geben, desto höher ist die Wahrscheinlichkeit, dass bei Ihnen eine Stoffwechselstörung vorliegt:

→   Haben Sie Diabetes?

→   Haben Sie Bluthochdruck?

→   Sind Sie übergewichtig?

→   Ist Ihr Nüchtern-Triglycerid-Spiegel höher als Ihr HDL-Spiegel
      (HDL = High Density Lipoprotein, also Lipoprotein hoher Dichte)?

Sollten Sie an einer Stoffwechselstörung leiden, wäre es klug, Ihren Verzehr an Netto-Kohlenhydraten (Gesamtkohlenhydrate minus Ballaststoffe) auf etwa 50 Gramm täglich beziehungsweise auf etwa 15 Prozent Ihrer Gesamtkalorienzufuhr zu reduzieren. Die beste Möglichkeit, diese zu berechnen, ist die Nutzung einer kostenlosen App namens Cronometer[*], die im nächsten Abschnitt über Fette ausführlicher erklärt wird.

Sobald Sie Ihre Stoffwechselflexibilität zurückgewonnen, Ihre Insulinresistenz behoben und Ihr Idealgewicht erreicht oder fast erreicht haben, können Sie anfangen, erneut hin und wieder mehr Kohlenhy-

---

[*] Diese App gibt es bisher nur in englischer Sprache. Auf dem deutschsprachigen Markt gibt es eine ganze Reihe ähnlicher Apps mit unterschiedlichen Funktionen, zum Beispiel auf https://fddb.info; Anm. d. Verlags.

drate zu sich zu nehmen. Abhängig davon, wie viel Sport sie treiben, könnten Sie Ihre Kohlenhydratzufuhr gut und gern verdreifachen. Am besten geht man dabei zyklisch vor. Bei manchen Menschen könnte diese erhöhte Kohlenhydratzufuhr jeden zweiten Tag erfolgen. Bei anderen vielleicht ein oder zwei Mal pro Woche.

Eine ausführliche Anleitung der zyklischen Ketose und Informationen, wie Sie chronische Krankheiten – die Plage unserer Gesellschaft, die so viele von uns für Covid-19 anfällig macht – verhindern oder sogar umkehren können, finden Sie in meinen beiden Büchern *Gesunde Fette* und *Keto-Fasten*.

Das gefährlichste Fett überhaupt

In meinem nächsten Buch werde ich mich mit der Omega-6-Linolsäure (LA) befassen, die den Hauptanteil – etwa 90 Prozent – der konsumierten Omega-6-Fettsäuren ausmacht und Hauptverursacher fast aller chronischen Krankheiten ist. Ein übermäßiger Zuckerkonsum ist zwar mit Sicherheit schlecht für Ihre Gesundheit und sollte, wie oben erwähnt, in der Regel reduziert werden, doch er verursacht nicht annähernd so viele oxidative Schädigungen wie die Linolsäure. Zwar ist LA eine essentielle Fettsäure, doch wenn sie im Übermaß konsumiert wird, wirkt sie wie ein Stoffwechselgift, das die Funktion Ihrer Mitochondrien beeinträchtigt und die Zerstörung der Zellen auslöst.

Ihre schädigende Wirkung liegt hauptsächlich darin begründet, dass es sich um ein leicht verderbliches, oxidationsanfälliges Fett handelt. Wenn das Fett oxidiert, zerfällt es in Abbauprodukte wie zum Beispiel Endprodukte der fortschreitenden Lipidperoxidation (ALE – »advanced lipid peroxidation end products«) und oxidierte Linolsäure-Metabolite (OXLAMs), die selbst in geringsten Mengen äußerst schädlich sind. Eines der Endprodukte der Lipidperoxidation ist 4-Hydroxynonenal (4-HNE), ein Mutagen, von dem bekannt ist, dass es die DNA schädigt. Studien haben ergeben, dass beispielsweise ein eindeutiger Zusammenhang zwischen erhöhten 4-HNE-Spiegeln und Herzinfarkten besteht. Auch wurde ein eindeutiger Zusammenhang zwischen der LA-Menge in adipösem Gewebe und Thrombozyten mit der Erkrankung der Herzkranzgefäße nachgewiesen. Wenn das Öl erhitzt wird, zerfällt die Linolsäure schneller in 4-HNE, und das ist der Grund, weshalb Kardiologen vom Verzehr frittierter Nahrungsmittel abraten. Auch bei der Entstehung von Krebs spielt der LA-Konsum und der nachfolgende Zerfall in ALEs und OXLAMs eine entscheidende Rolle.

Verarbeitete Pflanzenöle sind die Hauptquelle der Linolsäure, doch auch Lebensmittel wie Olivenöl, Hühnchen und gezüchteter Lachs, die landläufig für ihre gesundheitlichen Vorteile gepriesen werden, enthalten Linolsäure. Damit es klar ist: Der Mensch benötigt eine gewisse Menge Linolsäure, doch wenn sie im Übermaß konsumiert wird, wird sie zum Problem. Und das Problem besteht darin, dass buchstäblich jeder Mensch zu viel LA konsumiert, ohne über die schädlichen Folgen für die Gesundheit Bescheid zu wissen. Wichtig ist, dass es keine Lösung ist, einfach den Verzehr von Omega-3-Fettsäuren zu erhöhen, weil dies den durch zu viel LA angerichteten Schaden nicht behebt. Um Krankheiten vorzubeugen, müssen Sie den Verzehr von Omega-6-Fettsäuren deutlich minimieren.

Der Verzehr von Linolsäure könnte Covid-19-Verläufe beeinflussen

Ihr LA-Verzehr könnte sich sogar direkt auf Ihr Covid-19-Risiko auswirken. Laut einem im September 2020 in der Zeitschrift *Gastroenterology* veröffentlichten Bericht scheint Ihr Risiko, an Covid-19 zu sterben, tatsächlich stark von der Menge der verzehrten ungesättigten Fettsäuren beeinflusst zu werden, weil sie bei Organversagen eine Rolle spielen.[14] Genauer gesagt, steigerte ein höherer Verzehr mehrfach ungesättigter Fettsäuren (PUFAs), insbesondere LA, das Risiko eines schweren Covid-19-Verlaufs, während ein höherer Konsum gesättigter Fettsäuren dieses Risiko senkte.

Laut Aussage der Autoren »verursachen« ungesättigte Fettsäuren »ähnliche Schäden und Organversagen, wie sie bei Covid-19 auftreten«. Genauer gesagt: Man weiß, dass ungesättigte Fettsäuren eine akute lipotoxische Bauchspeicheldrüsenentzündung auslösen, und die Sepsis und das Multiorganversagen, die bei schweren Covid-19-Verläufen zu beobachten sind, ähneln dieser Krankheit stark.

Die Forscher stellten fest, dass bei Patienten mit schwerem Covid-19-Verlauf schon früh Hypokalzämie (unterdurchschnittliche Kalziumwerte im Blut und Plasma) und Hypoalbuminämie (geringer Albuminspiegel im Blut) beobachtet wurden. Ebenfalls wurden ein niedriger Sauerstoffpartialdruck und ein geringer prozentualer Sauerstoffanteil mit höheren Spiegeln freier Fettsäuren im Blut der Patienten in Verbindung gebracht. Ungesättigte Fettsäuren könnten bei schweren Covid-19-Verläufen auch zu Gefäßundichtigkeit, entzündlichen Schädigungen und Herzrhythmusstörungen führen.

Bei Tierversuchen entwickelten Mäuse, denen LA verabreicht wurde, eine Reihe von Krankheiten, die dem tödlichen Covid-19-Verlauf ähnelten, darunter Hypoalbuminämie, Leukopenie (geringe Anzahl weißer Blutkörperchen), Lymphopenie (geringe Anzahl an Lymphozyten), lymphozytische Schädigungen, Thrombozytopenie (Mangel an Blutplättchen), Hyperzytokinämie (Zytokinsturm), Schock und Nierenversagen. Als Lösung vorgeschlagen wird die Supplementierung mit Eieralbumin und Kalzium, weil beide Stoffe bekanntermaßen ungesättigte Fettsäuren binden und damit Organschäden reduzieren.

Wie Sie Ihren Verzehr mit Cronometer berechnen

Angesichts der Schäden, die Linolsäure anrichtet, erstaunt es nicht, dass sie beim Verlauf von Covid-19 eine signifikante Rolle spielen könnte. Wie bereits erwähnt, sind buchstäblich alle Begleiterkrankungen, die mit Covid-19 in Verbindung stehen, ernährungsabhängig, sie führen zu denselben Risikofaktoren und können durch hohen LA-Verzehr ausgelöst oder verstärkt werden.

Zum Glück müssen Sie Ihr Blut nicht kostenaufwendig auf das Vorhandensein von Linolsäure hin analysieren lassen, sondern brauchen Ihren Lebensmittelverzehr nur korrekt in den kostenlosen Nährstoff-Tracker von Cronometer eintragen – und Cronometer wird Ihnen Ihren Gesamtlinolsäurekonsum anzeigen. Entscheidend für korrekte Einträge ist das Wiegen Ihrer Nahrungsmittel auf einer digitalen Küchenwaage, damit Sie das Gewicht aufs Gramm genau eingeben können.

Die Desktop-Version von Cronometer *(www.cronometer.com)* ist kostenlos. Falls Sie für Ihre Dateneinträge Ihr Smartphone benutzen wollen (was nicht empfohlen wird), werden Sie ein Abo bezahlen müssen.* Im Idealfall tragen Sie Ihre Nahrungsmittel täglich ein, bevor Sie diese tatsächlich verzehren. Der Grund ist naheliegend: Es ist unmöglich, das Essen rückgängig zu machen, sobald Sie es einmal zu sich genommen haben, aber Sie können es leicht von Ihrem Speiseplan streichen, falls Sie feststellen, dass eine Zutat Sie über die Ideallinie bringt.

Sobald Sie die Nahrungsmittel, die Sie an dem jeweiligen Tag verzehren wollen, eingegeben haben, gehen Sie auf das Feld »Lipide« auf der linken unteren Seite (siehe Abbildung 2). Um zu bestimmen, wie viel Linolsäure in Ihrem Essen an diesem Tag enthalten ist, müssen Sie lediglich wissen, wie viel Gramm Omega-6-Fettsäuren sich darin befinden, denn etwa 90 Prozent der Omega-6-Fettsäuren, die Sie verzehren, bestehen aus Linolsäure.

Um den Prozentsatz der Kalorien zu ermitteln, die die Omega-6-Fettsäuren/Linolsäure in Ihrer Kost ausmachen, gehen Sie auf das Feld »Gesamtkalorien« (siehe Abbildung 3). In diesem Beispiel beträgt die Gesamtkalorienzahl 3887. Weil Fett 9 Kalorien pro Gramm liefert, müssen Sie die Anzahl an Omega-6-Gramm (7,7) mit 9 multiplizieren, um die Gesamtzahl der Omega-6-Kalorien zu berechnen. In diesem Fall sind es 69,3 Kalorien.

---

* Auch die Smartphone-App ist mittlerweile kostenlos.
Ob die Berechnung der Omega-6-Fettsäuren inzwischen automatisiert worden ist, wie vom Autor auf der Folgeseite angekündigt, muss der Leser selbst eruieren. Anm. d. Verlags.

Lipide		
Fett	350,6 g	125 %
Einfach ungesättigt	62,8 g	Keine Zielvorgabe
Mehrfach ungesättigt	11,6 g	Keine Zielvorgabe
Omega-3	2,5 g	157 %
Omega-6	7,7 g	54 %
Gesättigt	242,7 g	Nicht verfügbar
Transfette	6,3 g	Nicht verfügbar
Cholesterol	1271,8 mg	127 %

Abbildung 2   **Lipidprofil auf Cronometer**

Als Nächstes teilen Sie die Linolsäure-Kalorien durch die Gesamtkalorienzahl. In diesem Beispiel hieße das: 69,3 : 3887 = 0,0178. Wenn Sie diese Zahl mit 100 multiplizieren, beziehungsweise das Komma um zwei Stellen nach rechts versetzen, erhalten Sie die Prozentangabe als ganze Zahl. In diesem Beispiel beträgt der Linolsäureanteil also 1,8 Prozent. Das liegt im idealen LA-Prozentbereich, der 1–2 Prozent Ihrer Gesamtkalorienzufuhr beträgt. Irgendwann im Jahr 2021 wird Cronometer die Anwendung automatisieren und den Prozentsatz der Omega-6-Fettsäuren berechnen. Dann wird die Nutzung von Cronometer noch einfacher sein.

Das fast magische Rezept zur radikalen Verbesserung Ihrer Gesundheit

Neue Forschungsergebnisse belegen, dass eine bestimmte Ernährungsweise – zeitlich begrenzte Nahrungsaufnahme oder auch intermittierendes Fasten genannt – eine der wirksamsten Strategien ist, um Ihre Stoffwechselflexibilität zurückzugewinnen.

Sie fördert die Insulinsensitivität, reduziert die Insulinresistenz und verbessert die Blutzuckereinstellung, indem sie die Insulin-gesteuerte Glukoseaufnahme erhöht.[15] Das ist nicht nur für die Behebung von Typ-2-Diabetes wichtig, sondern auch von Bluthochdruck und Fettleibigkeit.

Darüber hinaus kurbelt sie einen sehr wirksamen Abbauprozess des Körpers an, Autophagie genannt. Dabei beseitigt Ihr Körper beschädigte Zellpartikel, recycelt sie und stellt daraus neue her. Ohne diesen Abbauprozess könnte man Ihren Körper mit einem sehr alten Auto vergleichen, das nie gewartet wurde.

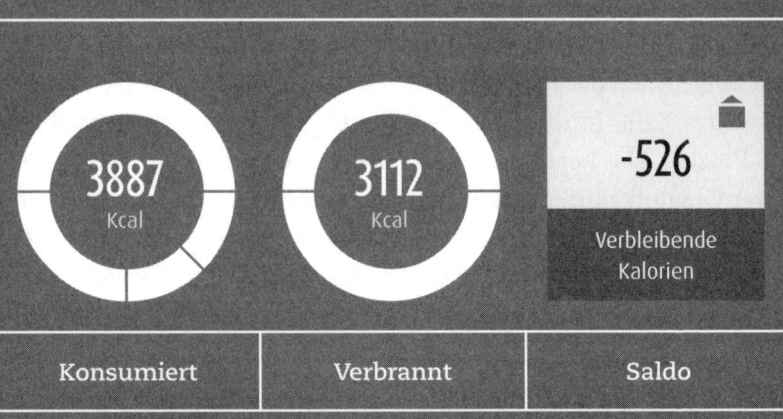

Gesamtkalorien		
3887 Kcal	**3112** Kcal	**-526** Verbleibende Kalorien
Konsumiert	Verbrannt	Saldo

Zielvorgabe Makronährstoffe	
Energie	3887 Kcal/330 Kcal (117%)
Proteine	117,5 g/115g (102%)
Netto-Kohlenhydrate	107,7 g/80 g (134%)
Fette	350,8 g/280 g (125%)

Abbildung 3 **Cronometer Gesamtkalorien**

Zur zeitlich begrenzten Nahrungsaufnahme gehört in der Regel die Beschränkung des Zeitfensters, in dem Sie essen, auf 6–8 Stunden am Tag – eine Beschränkung, die auch den Essgewohnheiten Ihrer Vorfahren entspricht. Zwar gibt es eine Vielzahl von Programmen zeitlich begrenzter Nahrungsaufnahme, doch faste ich am liebsten täglich 16–18 Stunden und nehme alle Mahlzeiten innerhalb eines Zeitfensters von 6–8 Stunden ein.

Wenn das Konzept der zeitlich begrenzten Nahrungsaufnahme für Sie neu ist, sollten Sie in Erwägung ziehen, das Frühstück auszulassen und Ihr Mittag- und Abendessen innerhalb des 6–8-stündigen Zeitfensters einzunehmen, vielleicht zwischen 11 und 19 Uhr, wodurch sichergestellt ist, dass Sie 3 Stunden vor dem Zubettgehen keine Nahrung mehr zu sich nehmen. Das ist ein wirksames Mittel, das sogar andere Ernährungsumstellungen ersetzen kann. In einer Studie senkten fünfzehn Männer mit Risiko für Typ-2-Diabetes dadurch, dass sie die Nahrungsaufnahme auf 9 Stunden beschränkten, ihren Nüchternzuckerspiegel, und zwar egal, wann das Zeitfenster begann.[16] Es empfiehlt sich, Zeiten zu wählen, die für Ihren Tagesablauf und den Ihrer Familie am besten funktionieren, doch je mehr Zeit zwischen Ihrer letzten Mahlzeit und dem Zubettgehen verstreicht, desto besser sind in der Regel die Ergebnisse.

Ein weiterer Vorteil der zeitlich begrenzten Nahrungsaufnahme ist eine verbesserte Mitochondrienfunktion. Die meisten Ihrer Zellen erzeugen fast ihre gesamte Energie mithilfe der Mitochondrien. Diese sind außerdem für die Apoptose (den programmierten Zelltod) verantwortlich und fungieren als Signalmoleküle, die zur Regulierung Ihrer optimalen Genexpression beitragen. Sind Ihre Mitochondrien geschädigt oder funktionsgestört, werden nicht nur Ihre Energiereserven schwinden, was zu Müdigkeit und Benommenheit führt, sondern Sie werden darüber hinaus auch anfällig für degenerative Krankheiten wie Krebs, Herzerkrankungen, Diabetes und den neurodegenerativen Abbau.

Sport verbessert Ihre Immunfunktion

Neben dem Verzehr einer abwechslungsreichen und vollwertigen Kost (im Idealfall Bio) und der Einführung der zeitlich begrenzten Nahrungsaufnahme ist Sport eine grundlegende Gesundheitsstrategie, die Ihre Immunfunktion stärkt.[17] Neuen Forschungsergebnissen zufolge, die am 19. März 2020 in der Zeitschrift *Redox Biology* veröffentlicht wurden, kann regelmäßiger Sport auch zur Vermeidung des akuten Atemwegssyndroms beitragen, das bei Covid-19-Erkrankungen sehr häufig auftritt.[18] Körperliche Betätigung kann aber auch zum Schutz vor Covid-19 beitragen, indem es die Immunoseneszenz bekämpft, die langsame Verschlechterung der Immunfunktion im Laufe der Alterung.[19] Man geht davon aus, dass die Immunoseneszenz eine der Ursachen ist, weshalb Ältere ein derart erhöhtes Risiko aufweisen, allgemein an viralen Infekten und insbesondere an Covid-19 zu erkranken.

Darüber hinaus halten Sie sich beim Sport nach Möglichkeit draußen in der Natur auf, denn dies trägt gleichzeitig zur geistigen wie körperlichen Gesundheit bei, weil Ihr Körper durch die direkte Sonneneinstrahlung Vitamin D produziert, das die Immunfunktion enorm verbessert. Wir werden uns weiter unten in diesem Kapitel und in Kapitel 7 eingehender mit dem Nutzen von Vitamin D bei der Bekämpfung von Covid-19 befassen.

Es gibt viele Sportarten, doch meine Lieblingsportart ist eine Form von Widerstandstraining, Blood Flow Restriction (BFR) genannt, wozu eine leichte Einschränkung des arteriellen Blutflusses und eine

Hemmung des venösen Rückflusses vom Muskel zum Herzen gehört. Dies gelingt, indem man mit sehr leichten Gewichten trainiert, die man über Bandagen an Armen oder Beinen anbringt, und dieses Training oft wiederholt.

Diese Trainingsform ist meine Lieblingssportart, weil sie für jeden Über-50- oder -60-Jährigen eine fast perfekte Strategie darstellt, um unter einem sehr geringen Verletzungsrisiko Muskelmasse aufzubauen. Sie brauchen nicht einmal unbedingt Gewichte, um diese Technik anzuwenden. Der Rahmen dieses Buches erlaubt es nicht, näher darauf einzugehen, aber auf *bfr.mercola.com* finden Sie eine über 100 Seiten umfassende Anleitung mitsamt Videos. Meiner Meinung nach ist BFR eine der wirksamsten Strategien, um langfristig gesund zu bleiben.

Eine simple und kostengünstige Alternative ist die Nutzung von Fitnessbändern – Elastikbändern, die in verschiedenen Formen, Größen und Stärken erhältlich sind. Die meisten Hersteller bieten leichte, mittlere und schwere Bandstärken an, die es Ihnen ermöglichen, bei Ihren Workouts Kreativität walten zu lassen.

Krankheitsvorbeugung durch Stressreduktion

Eine gesunde Ernährung und ein gewisses Maß an sportlicher Aktivität sind allerdings nicht die einzigen Möglichkeiten, mit denen Sie Ihren gesundheitlichen Allgemeinzustand und Ihr Wohlbefinden fördern und damit beeinflussen können, wie Ihr Körper auf eine SARS-CoV-2-Infektion reagiert. Von äußerst großer Bedeutung ist auch, wie Sie mit Stress umgehen.

Selbstverständlich ist das Stressniveau für viele Menschen während dieser Pandemie extrem hoch. Selbst die konservativen US-Gesundheitsbehörden erkennen an, dass Covid-19 Angstgefühle und Stress steigert.[20] Sind Sie aber gestresst, wird die Fähigkeit Ihres Immunsystems, Infektionen zu bekämpfen, eingeschränkt.[21] Außerdem fördert Stress Entzündungen.[22]

Manche Auswirkungen von Stress machen sich direkt bemerkbar. Das Hormon Cortisol, das in Stressmomenten ausgeschüttet wird, kann beispielsweise eine effektive Immunreaktion unterdrücken, indem es die Zahl der in Ihrem Blut zirkulierenden und die Infektion bekämpfenden Lymphozyten senkt. Die Auswirkungen können aber auch indirekt sein, indem sie beispielsweise den Schlaf beeinflussen oder ungesunde Verhaltensweisen als Bewältigungsstrategie fördern, wie etwa zwischendurch zu essen, Alkohol zu konsumieren oder zu rauchen.

Entspannungstechniken sind eine wichtige therapeutische Strategie gegen stressbedingte Krankheiten.[23] Eine kontrollierte randomisierte Studie führte zu dem Ergebnis, dass Menschen, die Sport trieben oder meditierten, weniger schwere Atemwegserkrankungen bekamen, als diejenigen, die beides nicht taten.[24]

Meditation, Lesen, Musikhören, ein interessantes Hobby und Gespräche mit Freunden – wenn auch nur über das Internet – können Ihnen helfen, Entspannung zu finden, ebenso wie das Lösen von Kreuzworträtseln, Spazierengehen oder Yoga. Was immer Sie völlig in Anspruch nimmt und für eine Weile auf andere Gedanken bringt, zählt als Entspannung, deshalb sollten Sie herausfinden, was für Sie funktioniert.

Und lassen Sie nicht außer Acht, wie wichtig es ist, einfach mal die Nachrichten auszuschalten. Angst wird häufig durch Falschinformationen verstärkt und mündet in Panik. Entscheiden Sie sich bewusst, negative Nachrichtensendungen abzuschalten, oder verändern Sie Ihre Gedanken über das Gesehene und Gehörte.

Vielleicht ziehen Sie auch in Erwägung, Emotional Freedom Techniques (EFT)[*] auszuprobieren, die Ihnen innerhalb weniger Minuten helfen können, negative Gedankenmuster zu durchbrechen. Ausführliche Informationen finden Sie auf meiner Website *Mercola.com* unter »ETF«.

Verbesserung der Immunfunktion durch Nahrungsergänzungsmittel

Es gibt eine Reihe besonders hilfreicher Nahrungsergänzungsmittel, die dazu beitragen können, Sie vor Covid-19 zu schützen und die Gefahr eines schweren Verlaufs zu reduzieren.

Vitamin D

Ich beginne hier bewusst mit Vitamin D, weil die Beweise für den Zusammenhang zwischen niedrigen Vitamin-D-Spiegeln und schweren Covid-19-Verläufen erdrückend sind. Tatsächlich hat sich der Vitamin-D-Mangel neben der Insulinresistenz als Hauptrisikofaktor für schwere Covid-19-Verläufe und -Todesfälle erwiesen. Es hat sich sogar gezeigt, dass ein höherer Vitamin-D-Spiegel das Risiko senkt, positiv auf das Virus getestet zu werden.

---

[*]   Auf Deutsch: »Techniken der Emotionalen Befreiung«, eine Art Klopfakupunktur, die auf Erkenntnissen und Techniken von Fred Gallo, Gary Craig und Roger Callahan beruht. Anm. d. Verlags.

Ich habe die Website *StopCOVIDCold.com* erstellt, auf der Sie ein 40-seitiges Dokument mit vielen Illustrationen, Grafiken und Hunderten von Hinweisen finden, die sich im Detail mit der Wissenschaft von Vitamin D befassen. Dort gibt es auch eine Kurzversion für Laien. Darüber hinaus liefert *StopCOVIDCold.com* einen fantastischen 2-minütigen Test, den Sie nutzen können, um Ihr Risiko, an Covid-19 zu erkranken, einzuschätzen.

Die bisher größte Beobachtungsstudie zu Vitamin D und Covid-19 wurde am 17. September 2020 in der Zeitschrift *PLoS One* veröffentlicht.[25] Sie untersuchte die Daten von 191 779 amerikanischen Patienten im Durchschnittsalter von 50 Jahren, die zwischen März und Juni 2020 auf SARS-CoV-2 getestet wurden und deren Vitamin-D-Spiegel irgendwann in den vorangegangenen 12 Monaten analysiert worden war. Das Ergebnis:

→   12,5 Prozent der Patienten, deren Vitamin-D-Spiegel unter 20 ng/ml (Mangel) lag, wurden positiv auf SARS-CoV-2 getestet.

→   8,1 Prozent derjenigen, die einen Vitamin-D-Spiegel zwischen 30 und 34 ng/ml (normal) hatten, wurden positiv auf SARS-CoV-2 getestet.

→   Doch von jenen mit einem optimalen Vitamin-D-Spiegel von 55 ng/ml oder höher erhielten nur 5,9 Prozent ein positives SARS-CoV-2-Testergebnis.

Die Forscher schlussfolgerten, dass Menschen mit einem Vitamin-D-Spiegel von mindestens 55 ng/ml (138 nmol/L) eine um 47 Prozent geringere SARS-CoV-2-Positivrate haben als diejenigen mit einem Spiegel unter 20 ng/ml (50 nmol/L).

Vitamin-D-Ergänzungsmittel sind überall erhältlich und eines der kostengünstigsten Supplemente auf dem Markt. Alles in allem ist die Vitamin-D-Optimierung wahrscheinlich die einfachste und nützlichste Strategie, die man ergreifen kann, um das Risiko, an Covid-19 und anderen Infektionen zu erkranken, zu minimieren, denn sie kann das Immunsystem innerhalb weniger Wochen stärken.

Darüber hinaus liegt immer mehr Beweismaterial dafür vor, dass Vitamin D bei der Krankheitsvorbeugung und der Erhaltung einer optimalen Gesundheit eine entscheidende Rolle spielt. Vitamin D wirkt sich auf 3000 Ihrer 30 000 Gene aus, was seinen Einfluss erklären hilft. Außerdem haben Sie im ganzen Körper Vitamin-D-Rezeptoren.

Einer großen Studie zufolge kann ein optimaler Vitamin-D-Spiegel das Risiko von mindestens sechzehn Krebsarten reduzieren, darunter Bauchspeicheldrüsen-, Lungen-, Eierstock-, Prostata- und Hautkrebsvarianten. Das durch die Sonneneinstrahlung gebildete Vitamin D kann auch das Risiko von Autoimmunerkrankungen wie Multipler Sklerose (MS) und Typ-1-Diabetes radikal senken und zur Vermeidung von Osteoporose beitragen, die vor allem Frauen betrifft.

Die Vitamin-D-Versorgung durch Sonneneinstrahlung ist der ergänzenden Einnahme vorzuziehen, weil Ihre Haut dafür ausgelegt ist, als Reaktion auf das Sonnenlicht Vitamin D zu bilden. Doch leider bekommen viele Menschen aufgrund der geografischen Lage ihres Wohnorts oder ihrer Arbeitsbedingungen nicht genug Sonneneinstrahlung ab, und in diesem Fall wird die Einnahme eines Vitamin-D3-Ergänzungsmittels ausdrücklich empfohlen.

Eine Vitamin-D-Optimierung ist besonders für dunkelhäutige Personen wichtig, denn je dunkler die Haut, desto mehr Sonneneinstrahlung ist notwendig, um den Vitamin-D-Spiegel anzuheben, und daher ist die Wahrscheinlichkeit eines Vitamin-D-Mangels höher. Eine starke Hautpigmentierung reduziert die Wirksamkeit der UVB-Strahlen, weil Melanin als natürlicher Sonnenschutz fungiert.

Falls Sie sehr dunkelhäutig sind, müssen Sie sich womöglich etwa anderthalb Stunden täglich in der Sonne aufhalten, um einen merkbaren Effekt zu erzielen. Für viele arbeitende Erwachsene und Schüler ist das einfach nicht machbar. Hellhäutige Personen benötigen hingegen vielleicht nur 15 Minuten volle Sonneneinstrahlung pro Tag, was natürlich viel leichter zu erreichen ist.

Trotzdem werden auch sie eher Schwierigkeiten haben, im Winter ideale Werte aufrechtzuhalten. In den Wintermonaten erreicht ab dem 40. nördlichen Breitengrad wenig oder keine UVB-Strahlung die Erdoberfläche. Doch auch ein südlicher gelegener Wohnort garantiert keinen angemessenen Vitamin-D-Spiegel, weil soziale oder kulturelle Normen die Sonnenexposition beschränken können.[26]

Ein als gesund geltender Vitamin-D-Spiegel liegt bei mindestens 40 ng/ml, der empfohlene Wert zwischen 40 und 60 ng/ml. Doch für eine optimale Gesundheit und Covid-19-Prävention sollten Sie einen Wert von zwischen 60 und 80 ng/ml anstreben. Hier folgen die entscheidenden Schritte zur Erhöhung des Vitamin-D-Spiegels:

→　　**1) Messen Sie Ihren Vitamin-D-Spiegel:** Einer der leichtesten und kostengünstigsten Wege, um Ihren Vitamin-D-Spiegel zu messen, besteht darin, an GrassrootsHealths personalisiertem Ernährungsprojekt teilzunehmen, zu dem auch ein Vitamin-

Test gehört.* Doch genauso kann Ihr Hausarzt in einem Labor vor Ort ein einfaches Blutbild erstellen lassen.

→ **2) Ermitteln Sie Ihre individuelle Vitamin-D-Dosierung:** Hierfür ist der Vitamin d*Calculator (Vitamin-D-Rechner) von GrassrootsHealth ein hilfreiches Werkzeug. Mit diesem Rechner oder auch der dminder-App können Sie berechnen, wie viel Vitamin D Sie neben Ihrer ergänzenden Einnahme durch regelmäßige Sonneneinstrahlung erhalten.[27]

→ **3) Testen Sie nach 3–6 Monaten erneut:** Sie werden Ihren Vitamin-D-Spiegel nach 3–6 Monaten erneut ermitteln müssen, um einzuschätzen, wie Ihre Sonnenexposition und/ oder ergänzende Einnahme bei Ihnen wirkt. Passen Sie Ihre Dosis nach Bedarf an und testen Sie dann nach 3–6 Monaten erneut. Sobald Sie herausgefunden haben, welche Dosis für einen optimalen Spiegel nötig ist, brauchen Sie nur einmal jährlich zu testen.

Wichtige Punkte, die bei der ergänzenden Vitamin-D- Einnahme zu beachten sind

Es gibt ein paar Dinge zu bedenken, wenn man ergänzend Vitamin D einnimmt: Umfangreiche Studien von GrassrootsHealth mit über 15 000 Teilnehmern haben ergeben, dass der durchschnittliche Erwachsene, wenn er keine Sonneneinstrahlung erhält, täglich 6000 bis 8000 Einheiten Vitamin D benötigt. Kinder dementsprechend weniger.

---

* Auf dem deutschsprachigen Markt ist ein reichhaltiges Angebot an Vitamin-D-Selbsttests zu finden. Anm. d. Verlags.

Weil mehr als die Hälfte der Bevölkerung nicht genug Magnesium zu sich nimmt, und noch viel mehr Menschen wahrscheinlich einen Magnesiummangel aufweisen, ist neben Vitamin D auch eine ergänzende Einnahme von Magnesium zu empfehlen, und zwar weil Magnesium hilft, Vitamin D zu aktivieren. Menschen, die Vitamin D ohne ergänzendes Magnesium einnehmen, benötigen im Vergleich zu jenen, die zusammen mit ihrem Vitamin-D-Präparat 400 Milligramm Magnesium einnehmen, täglich 146 Prozent mehr Vitamin D, um einen gesundheitsfördernden Wert von 40 ng/ml (100 nmol/L) zu erreichen.[28]

Wenn Sie hochdosiertes Vitamin D einnehmen, ist es außerdem wichtig, Ihre Vitamin-K_2-Einnahme zu erhöhen, um Komplikationen in Verbindung mit starker Arterienverkalkung vorzubeugen. Die kombinierte ergänzende Einnahme von Magnesium und Vitamin K_2 hat eine größere Wirkung auf den Vitamin-D-Spiegel, als wenn nur eines von beiden eingenommen wird. Sie werden verblüffende 244 Prozent mehr Vitamin D oral einnehmen müssen, wenn Sie nicht gleichzeitig Magnesium und Vitamin K_2 zu sich nehmen.[29]

Weitere Ergänzungsmittel, die in Erwägung zu ziehen sind

Neben Vitamin D können weitere Nahrungsergänzungsmittel für die Vorbeugung (und in einigen Fällen für die frühe Behandlung) von Covid-19 hilfreich sein. N-Acetylcystein, Melatonin, Vitamin C, Quercetin und die B-Vitamine scheinen besonders empfehlenswert zu sein. Auf Seite 218–220 finden Sie eine Liste weiterer Nährstoffe, die bekanntermaßen die Immunfunktion verbessern und Viruserkrankungen bekämpfen.

N-Acetylcystein (NAC)

NAC ist eine Vorform des reduzierten Glutathions, das bei Covid-19 eine entscheidende Rolle zu spielen scheint. Laut einer Literaturauswertung könnte ein Glutathion-Mangel tatsächlich mit der Schwere von Covid-19-Verläufen zusammenhängen, was den Autor zu der Schlussfolgerung veranlasst, dass NAC sowohl zur Vorbeugung als auch für die Behandlung nützlich sein könnte.[30]

Der Gedanke, dass NAC gegen Virusinfektionen helfen kann, ist nicht neu. In früheren Studien wurde festgestellt, dass es die Replikation bestimmter Viren, auch des Grippevirus, hemmt.[31] In einer solchen Studie betrug die Zahl der notwendigen Behandlungen 0,5, das heißt, wenn zwei Personen mit NAC behandelt werden, wird eine von ihnen vor der symptomatischen Grippe geschützt sein.[32] Das ist bedeutend besser als die Grippeimpfstoffe, bei denen die Zahl der notwendigen Impfungen 71 beträgt. Das heißt, dass 71 Menschen geimpft werden müssen, um einen Fall einer bestätigten Grippeinfektion zu verhindern.[33] Es schneidet sogar besser ab als Vitamin D, bei dem die Zahl der notwendigen Behandlungen bei 33 liegt.[34]

Wie sich gezeigt hat – und das ist wichtig –, verhindert NAC die verheerende, mit Zytokinstürmen verbundene Kaskade, die eine Hauptursache für Covid-19-Todesfälle ist. Außerdem haben Studien ergeben, dass NAC zur Verbesserung einer Vielzahl von Lungenerkrankungen beiträgt, zu denen auch die Lungenentzündung und das akute Lungenversagen gehören,[35] die beide Charakteristika von Covid-19 sind.

Bei vielen Covid-19-Patienten bilden sich außerdem gravierende Blutgerinnsel, und NAC wirkt nicht nur der Bildung von Blutgerinnseln entgegen und besitzt sowohl gerinnungshemmende als auch Thrombosen verhindernde Eigenschaften,[36] es löst auch entstandene Blutgerinnsel auf.[37] In einem in der Oktoberausgabe 2020 von *Medical Hypotheses* veröffentlichten Artikel heißt es: »Wir vermuten, dass NAC als mögliches therapeutisches Mittel zur Behandlung von Covid-19 fungieren könnte und zwar aufgrund einer Vielzahl möglicher Mechanismen wie zum Beispiel der Erhöhung von Glutathion, der Verbesserung der T-Zellenreaktion und der Entzündungshemmung.«[38]

Zum Zeitpunkt dieser Niederschrift werden auf *ClinicalTrials.gov* elf Studien zum Einsatz von NAC gegen Covid-19 aufgelistet.[39] Ironischerweise geht die U.S. Food and Drug Administration genau in dem Moment, in dem wir den Nutzen von NAC beim Kampf gegen das pandemische Virus zu erkennen beginnen, gegen NAC vor und erklärt, dass ihm die Bezeichnung Nahrungsergänzungsmittel entzogen wird.

Zink

Zink spielt für die Fähigkeit Ihres Immunsystems, Virusinfektionen abzuwehren, eine ganz entscheidende Rolle. Es hat sich gezeigt, dass Zinkgluconat[40], Zinkacetat[41] und Zinksulfat[42] die Schwere und Dauer von Virusinfektionen wie zum Beispiel der normalen Erkältung reduzieren. Zink ist ein Hauptbestandteil bei den Covid-19-Behandlungen mit Hydroxychloroquin. Außerdem ist es eine Schlüsselkomponente des MATH+-Behandlungsprotokolls. Über beides werden Sie in Kapitel 7 mehr erfahren.

Zink hilft – wie Vitamin D – bei der Regulierung der Immunfunktion,[43] und im Jahr 2010 hat sich gezeigt, dass eine Kombination aus Zink und einem Zink-Ionophor wie Hydroxychloroquin oder Quercetin das SARS-Coronavirus in vitro hemmt. Sie blockierte die Virus-replikation in Zellkulturen innerhalb von Minuten.[44] Wichtig ist, dass Zink*mangel* erwiesenermaßen die Immunfunktion beeinträchtigt.[45]

Nehmen Sie zur frühen Behandlung von Covid-19 und anderen viralen Infektionen viermal täglich 7–15 Milligramm Zink ein, am besten auf nüchternen Magen oder zusammen mit phytatfreien Nahrungs-mitten. Diese Dosis sollte allerdings nicht langfristig eingenommen werden, sondern nur, bis Sie sich von der Krankheit erholt haben. Darüber hinaus ist es empfehlenswert, über die Nahrung und/oder Ergänzungsmittel mindestens 1 Milligramm Kupfer pro 15 Milli-gramm Zink einzunehmen, weil sich die ergänzende Zinkeinnahme negativ auswirken kann, wenn Sie nicht für ein gesundes Verhältnis von Zink zu Kupfer sorgen.

Bedenken Sie, dass Zink in vielen Nahrungsmitteln enthalten und eine ergänzende Einnahme deshalb vielleicht gar nicht notwendig ist. Ich esse täglich 340 Gramm Bison- oder Lammhackfleisch, das 20 Milligramm Zink enthält, deshalb kann ich auf eine ergänzende Einnahme verzichten.

Wenn Sie den allgemeinen Ernährungsempfehlungen in diesem Ka-pitel folgen, sollte sichergestellt sein, dass Sie ausreichend Zink zu sich nehmen. Doch wenn Sie gerade erst mit einer gesünderen Er-nährungsweise beginnen, könnte eine ergänzende Einnahme für Sie empfehlenswert sein.

Melatonin

Melatonin ist ein Hormon, das in der Zirbeldrüse und anderen Or-ganen gebildet wird.[46] Es ist zwar vor allem als Regulator des natür-lichen Schlafs bekannt, kurbelt aber auch auf unterschiedliche Weise die Immunabwehr an und unterdrückt Entzündungen. Melatonin könnte einer SARS-CoV-2-Infektion vorbeugen, indem es:

→ die Glutathionbildung stimuliert (Glutathionmangel wurde mit schweren Covid-19-Verläufen in Verbindung gebracht);[47]

→ den Blutdruck reguliert (ein Risikofaktor für einen schweren Covid-19-Verlauf);

→ Stoffwechselstörungen durch die Hemmung des Renin-Angiotensin-Systems (RAS) behebt, die mit Diabetes und Insulinresistenz in Verbindung stehen (ebenfalls ein Risikofaktor für schwere Covid-19-Verläufe);

→ die Synthese von Vorläuferzellen von Makrophagen und Granulozyten, natürlichen Killerzellen und T-Helferzellen (Immunzellen) fördert;

→ die Vitamin-D-Signalübertragung verstärkt.

Als ein wirksames Antioxidans[48] besitzt es darüber hinaus die seltene Fähigkeit, in Ihre Mitochondrien einzudringen,[49] wo es zur »Verhinderung von mitochondrialen Funktionsstörungen, Energieausfällen und Apoptose durch Oxidation geschädigter Mitochondrien«[50] beiträgt. Außerdem unterstützt Melatonin die kardiovaskuläre Gesundheit – wie Sie inzwischen wissen, besteht ein enger Zusammenhang zwischen den Covid-19-Risiken und Herzerkrankungen/Bluthochdruck[51] – und könnte sogar dazu beitragen, Autoimmunkrankheiten, einschließlich Typ-1-Diabetes, zu verhindern oder zu lindern.[52]

Melatonin könnte nicht nur aufgrund der oben geschilderten Vorzüge eine wirksame Behandlung von Covid-19 darstellen, sondern scheint sogar vor einer SARS-CoV-2-Infektion zu schützen. Bei einer Studie hatten Patienten, die ergänzend Melatonin einnahmen, ein im Durchschnitt 28 Prozent geringeres Risiko, positiv auf SARS-CoV-2 getestet zu werden. Bei Schwarzen, die Melatonin einnahmen, war die Wahrscheinlichkeit, positiv getestet zu werden, sogar um 52 Prozent reduziert.[53]

Es ist schwierig, auf der Basis der aktuell begrenzten Kenntnisse Empfehlungen für die Melatonindosierung zu geben, doch ich rate, mit einer geringen Dosis – etwa einem Gramm oder weniger – zu beginnen. Achten Sie darauf, Melatonin abends vor dem Zubettgehen einzunehmen. Steigende Melatoninspiegel sind die Ursache, weshalb Sie am Abend schläfrig werden, deshalb wäre es unklug, es morgens oder während des Tages einzunehmen, wenn der natürliche Spiegel niedrig ist (und es auch sein sollte). Falls Sie mitten in der Nacht aufwachen, vor allem, wenn Sie einer Lichtquelle ausgesetzt sind, könnten Sie etwas Melatonin einnehmen, um wieder in den Schlaf zu finden.

Melatonin wird am besten sublingual, also unter der Zunge, in Form eines Sprays oder einer Tablette eingenommen. Sublingual gelangt es rascher in den Blutkreislauf und muss nicht den Magen-Darm-Trakt passieren. Deshalb ist die Wirkung schneller spürbar.

Doch bedenken Sie, dass es wenig Sinn hat, ein Ergänzungsmittel einzunehmen, wenn Sie nicht zugleich versuchen, die körpereigene Produktion anzuregen. Im Fall von Melatonin zählt dazu, für regelmäßig gesunden Schlaf und eine ordentliche Dosis natürlicher Sonneneinstrahlung um die Mittagszeit zu sorgen, um Ihren zircadianen Rhythmus, das heißt die innere und äußere Uhr, zu synchronisieren, damit Ihr Körper zum richtigen Zeitpunkt (also am späten Abend) Melatonin ausschüttet. Nach Sonnenuntergang und im Laufe des Abends sollten Sie helles und jedes blaue Licht vermeiden, weil blaues Licht die Melatoninsynthese hemmt. Blaues Licht wird hauptsächlich von LEDs und »tageslichtweißen« Leuchtstoffröhren ausgestrahlt, die es zu meiden gilt.

Vitamin C

Wie eine Reihe von Studien ergeben hat, kann Vitamin C bei der Behandlung von Viruserkrankungen, Sepsis und akutem Lungenversagen[54] – Krankheiten also, die mit Covid-19 in Verbindung stehen – sehr hilfreich sein. Zu den grundlegenden Eigenschaften von Vitamin C gehört, dass es entzündungshemmend, immunmodulierend, antioxidant, antithrombotisch und antiviral wirkt. In hohen Dosen hat es tatsächlich die Wirkung eines antiviralen Medikaments und deaktiviert Viren. Darüber hinaus wirkt Vitamin C synergistisch mit Quercetin.[55]

Northwell Health, das größte Krankenhaussystem in New York, berichtete im März 2020, in seinen 23 Krankenhäusern werde Vitamin C in Kombination mit Hydroxychloroquin und Azithromycin (einem Antibiotikum) gegen Covid-19 »intensiv eingesetzt«. Ein richtungweisender, im Dezember 2020 veröffentlichter Literaturüberblick empfiehlt den Einsatz von Vitamin C als Begleittherapie bei Atemwegsinfektionen, Sepsis und Covid-19. In dieser Abhandlung heißt es:

> Die antioxidative, entzündungshemmende und immunmodulierende Wirkung von Vitamin C macht es zu einem möglichen therapeutischen Kandidaten sowohl zur Vorbeugung als auch für die Linderung einer Covid-19-Infektion und als Begleittherapie bei der Intensivbehandlung von Covid-19 ...
>
> Das bisherige Beweismaterial deutet darauf hin, dass oral eingenommenes Vitamin C (2–8 Gramm pro Tag) das Auftreten und die Dauer

von Atemwegsinfektionen reduzieren könnte. Es hat sich gezeigt, dass intravenöse Vitamin-C-Verabreichungen (6–24 Gramm pro Tag) die Sterblichkeit, die Aufenthaltsdauer auf der Intensivstation und im Krankenhaus sowie die Dauer notwendiger Beatmung bei schweren Atemwegsinfekten reduzieren ...

Angesichts der Sicherheit und der geringen Kosten von Vitamin C sowie der Häufigkeit von Vitamin-C-Mangel bei Atemwegsinfektionen könnte es sich lohnen, den Vitamin-C-Status der Covid-19-Patienten zu testen und sie auf den Intensivstationen dementsprechend intravenös und auf den Normalstationen oral mit Vitamin C zu versorgen.[56]

Die positive antivirale Wirkung von Vitamin C ist sowohl beim angeborenen als auch beim adaptiven Immunsystem festzustellen. Wenn Sie an einer Infektion leiden, verbessert Vitamin C Ihre Immunfunktion zum Teil dadurch, dass es die Entwicklung und Reifung von T-Lymphozyten fördert, eine Art weißer Blutkörperchen, die ein wesentlicher Bestandteil Ihres Immunsystems sind. Phagozyten, Fresszellen, die pathogene Mikroben abtöten, können oxidiertes Vitamin C aufnehmen und es in Ascorbinsäure umwandeln.

Speziell im Hinblick auf Covid-19 nützt Vitamin C, weil es:[57]

→ dazu beiträgt, die inflammatorischen Zytokine herunterzuregulieren und damit die Gefahr eines Zytokinsturms zu verringern. Außerdem reduziert es die Entzündung durch die Aktivierung von NF-κB (einem spezifischen Transkriptionsfaktor) und die Steigerung von Superoxid-Dismutase, Katalase und Glutathion. Epigenetisch reguliert Vitamin C die Gene, die an der Hochregulierung von antioxidanten Proteinen und der Herunterregulierung von entzündungsfördernden Zytokinen beteiligt sind;

→ Ihr Endothel (die Gefäßwände) vor Schädigungen durch Oxidation schützt;

→ zur Reparatur geschädigten Gewebes beiträgt;

→ die Expression der Typ-I-Interferone hochreguliert, Ihres primären antiviralen Abwehrmechanismus also, den SARS-CoV-2 herunterreguliert;

→ die Hochregulierung von ACE2 unterdrückt, die durch IL-7 hervorgerufen wird. Das ist besonders bemerkenswert, weil der ACE2-Rezeptor der Eintrittspunkt von SARS-CoV-2 ist (das Spikeprotein des Virus verbindet sich mit ACE2);

→ ein wirksamer Hemmer von Mpro zu sein scheint, einer entscheidenden Protease (Enzym) in SARS-CoV-2, welche die Nichtstrukturproteine des Virus aktiviert;

→ die Bildung der neutrophilen extrazellulären Fallen (NETosis) reguliert, einer fehlangepassten Reaktion, die zu Gewebeschäden und Organversagen führt;

→ in einem Sepsis-Tiermodell die epitheliale Lungen-Barrierefunktion verstärkt, indem es die epigenetische und transkriptionelle Expression der Proteinkanäle an der alveolaren Kapillarmembran fördert, die die Beseitigung der Alveolarflüssigkeit reguliert;

→ die adrenokortikale Stressreaktion, insbesondere bei Sepsis, abmildert.

Vitamin C ist ein Kernbestandteil des von der Arbeitsgruppe der Front Line Covid-19 Critical Care entwickelten MATH+-Behandlungsprotokolls[58]. In Kapitel 7 werden wir näher darauf eingehen. Bei prophylaktischem Einsatz wird eine Dosis von 500 Milligramm pro Tag empfohlen.[59]

Für die Behandlung der akuten Erkrankung sind deutlich höhere Dosen notwendig. Tatsächlich sind die bei der Behandlung von Sepsis und/oder Covid-19 benötigten Dosen so hoch, dass sie gewöhnlich intravenös verabreicht werden müssen. Wollten Sie die intravenöse Verabreichung bei der Behandlung der akuten Krankheit zu Hause simulieren, könnten Sie stündlich bis zu 6 Gramm (6000 Milligramm) liposomales Vitamin C einnehmen. Dosen über 20 Gramm pro Tag von oral eingenommenem nichtliposomalen Vitamin C führen in der Regel zu weichem Stuhl. Die Einnahme von liposomalem Vitamin C oder die intravenöse Verabreichung ermöglichen Ihnen, bis zu 100 Gramm (100 000 Milligramm) am Tag zu sich zu nehmen, ohne mit solchen Problemen rechnen zu müssen.

Bedenken Sie, dass nicht empfohlen wird, derart hohe Dosen prophylaktisch einzunehmen. Ich rate den Menschen davon ab, regelmäßig Megadosen Vitamin C einzunehmen, wenn sie nicht wirklich krank sind, weil es in hohen Dosen im Grunde wie ein Medikament wirkt und deshalb zu Ernährungsungleichgewichten führen kann. Anstatt es also ständig einzunehmen, sollten Sie einfach beim ersten Anzeichen von Krankheitssymptomen mit Megadosen beginnen und diese weiter einnehmen, bis die Symptome verschwinden. Wenn Sie im Allgemeinen gesund sind, brauchen Sie in der Regel nicht mehr als 200–400 Milligramm pro Tag.

Die einzige Kontraindikation für die Behandlung mit hochdosiertem Vitamin C besteht dann, wenn Sie an Glukose-6-Phosophat-Dehydrogenase-Mangel (G6PD), einer genetischen Störung, leiden.[60] Ihr Körper benötigt G6PD, um NADPH zu bilden, das notwendig ist, um das Reduktionspotenzial weiterzugeben, damit Antioxidantien wie zum Beispiel Vitamin C funktionsfähig bleiben.

Weil Ihre roten Blutkörperchen keine Mitochondrien enthalten, können sie reduziertes Glutathion nur mithilfe von NADPH bilden, und weil G6PD dieses beseitigt, führt dies zum Absterben der roten Blutkörperchen, da der oxidative Stress nicht ausgeglichen werden kann.

Zum Glück kommt G6PD-Mangel relativ selten vor und kann per Test nachgewiesen werden. Menschen, die aus Afrika oder dem Mittelmeerraum stammen, haben ein größeres Risiko für G6PD-Mangel.

Quercetin

Auch Quercetin, ein wirksamer Immunbooster und Breitspektrum-Antibiotikum, wurde in einem in der Zeitschrift *Integrative Medicine* im Mai 2020 veröffentlichten Überblick über die beginnende Covid-19-Forschung berücksichtigt.[61]

Im Laufe der SARS-Epidemie von 2003 wurde festgestellt, dass Quercetin einen umfassenden Schutz vor dem SARS-Coronavirus bietet,[62] und die Befunde lassen den Schluss zu, dass es auch für die Vorbeugung und Behandlung von SARS-CoV-2 nützlich sein könnte.

Die antivirale Eigenschaft von Quercetin wurde fünf Hauptmechanismen zugeschrieben:

1. es hemmt die Fähigkeit des Virus, Zellen zu infizieren, indem es Zink durch die Zellmembranen transportiert;

2. es hemmt die Replikation bereits infizierter Zellen;

3. es reduziert den Widerstand infizierter Zellen gegen die Behandlung mit antiviralen Medikamenten;

4. es hemmt die Thrombozyten-Aggregation – und Covid-19-Patienten leiden unter abnormer Bildung von Blutgerinnseln;

5. es fördert SIRT2 und hemmt damit die mit der Covid-19-Infektion verbundene NLPR3-Inflammasom-Ansammlung.

Im Hinblick auf die SARS-CoV-2-Infektion wurde nachgewiesen, dass Quercetin

→ die Interaktion zwischen dem SARS-CoV-2-Spikeprotein und den menschlichen Zellen hemmt;[63]

→ die mit SARS-CoV-2 in Verbindung stehende Zytokinproduktion hemmt;[64]

→ die funktionellen Basiseigenschaften der Immunzellen reguliert und entzündliche Signalwege und Funktionen unterdrückt;[65]

→ als Zink-Ionophor agiert – als Verbindung, die Zink in Ihre Zellen transportiert.[66] Dies ist einer der Mechanismen, der für die Wirksamkeit von Hydroxychloroquin, das ebenfalls ein Zink-Ionophor ist, verantwortlich sein kann;

→   die Interferonreaktion auf Viren, einschließlich SARS-CoV-2 ankurbelt[67] und die Replikation von RNA-Viren hemmt;[68]

→   das NLRP3-Inflammasom moduliert, eine Komponente des Immunsystems, die mit der unkontrollierten Ausschüttung proinflammatorischer Zytokine zu tun hat, zu der es bei einem Zytokinsturm kommt;[69]

→   eine direkte antivirale Wirkung gegen SARS-CoV-2 hat;[70]

→   die wichtigste SARS-CoV-2-Protease hemmt.[71]

Quercetin ist wie Vitamin C Teil des MATH+-Behandlungsprotokolls. Das MATH+-Protokoll empfiehlt eine prophylaktische Einnahme von 250–500 Milligramm Quercetin täglich.[72]

B-Vitamine

Auch die B-Vitamine können einige Covid-19-spezifische Krankheitsprozesse beeinflussen. Dazu zählen:[73]

→   die Virusreplikation und der Virenbefall;

→   die Induktion des Zytokinsturms;

→   die erworbene Immunität;

→   die Hyperkoagulabilität.

Ein im Februar 2021 in der Zeitschrift *Maturitas* publizierter Artikel schildert im Detail, wie B Vitamine bei der Behandlung verschiedener Covid-19-Symptome helfen können:[74]

Vitamin B$_1$ (Thiamin) – Thiamin verbessert die Funktion des Immunsystems, schützt die kardiovaskuläre Gesundheit, verhindert Entzündungen und unterstützt gesunde Antikörperreaktionen. Vitamin-B$_1$-Mangel kann zu unangemessenen Antikörperreaktionen führen und damit zu schweren Symptomen. Darüber hinaus liegen Beweise vor, dass B$_1$ einer Sauerstoffunterversorgung vorbeugt.

Vitamin B$_2$ (Riboflavin) – Es hat sich gezeigt, dass Riboflavin in Kombination mit ultraviolettem Licht den Infektionstiter (Konzentration der Viruspartikel) von SARS-CoV-2 im menschlichen Blut, Plasma und Thrombozytenprodukten unter die Nachweisgrenze senkt.

Vitamin B$_3$ (Niacin/Nicotinamid) – Niacin ist ein Baustein von NAD und NADP, die für die Entzündungsbekämpfung unerlässlich sind. Laut einer Überblickstudie könnte Niacin tatsächlich ein entscheidender Akteur beim Prozess der Covid-19-Erkrankung sein, weil es die NAD-Produktion ankurbelt und den Zytokinsturm sowie die damit verbundenen Schädigungen verhindert. In der Kurzfassung heißt es:

> Niacin, das heißt Nikotinsäure (NA), wurden eindeutig antivirale Eigenschaften bei der Therapie gegen die Coronavirus-Erkrankung 2019 (Covid-19) nachgewiesen, sowohl für die Genesung von der Krankheit als auch zur Vorbeugung, und zwar in dem Maße, dass die Umkehrung oder Progression ihrer Pathologie als intrinsische Funktion der NA-Versorgung gilt …

> Die nachfolgende entzündliche Ausbreitung der … SARS-CoV-2-Infektion wird durch eine gut verträgliche dynamische Gabe von reichlich NA (das heißt circa 1–3 Gramm pro Tag) komplett verhindert oder aus dem Körper reversiert und die Gesundheit zügig wiederhergestellt.[75]

Es hat sich gezeigt, dass Niacin nicht nur die proinflammatorischen Zytokine merklich senkt, sondern auch[76]

→   die Replikation einer Reihe von Viren reduziert, ein-
    schließlich des Vacciniavirus, des humanen Immundefizienz-
    Virus, der Enteroviren und des Hepatitis-B-Virus;

→   die Neutrophilen-Infiltration reduziert;

→   bei Patienten mit Lungenverletzungen, die durch
    die künstliche Beatmung hervorgerufen wurden, eine
    entzündungshemmende Wirkung zeigt;

→   Bradykinin-Stürme moduliert, die für einige der eher
    ungewöhnlichen Symptome von Covid-19 und
    deren bizarre Auswirkungen auf das kardiovaskuläre
    System verantwortlich sind.

Vitamin B$_5$ (Pantothensäure) – Vitamin B$_5$ unterstützt die Wundheilung und reduziert Entzündungen.

Vitamin B$_6$ (Pyridoxal-5-Phosphat/Pyridoxin) – Pyridoxal-5-Phosphat (PLP), die aktive Form des Vitamin B$_6$, ist ein Co-Faktor bei mehreren inflammatorischen Signalwegen. Vitamin-B$_6$-Mangel wird mit einer fehlregulierten Immunfunktion in Verbindung gebracht. Entzündungen steigern den Bedarf an PLP, was zu Verknappung führen kann. Bei Covid-19-Patienten mit hohen Entzündungswerten könnte B$_6$-Mangel eine große Wirkung zeigen. B$_6$ könnte auch eine wichtige Rolle bei der Vorbeugung der Hyperkoagulation spielen, die bei einigen Covid-19-Patienten beobachtet wurde.

Vitamin B$_9$ (Folat/Folsäure) – Folat, die natürliche in der Nahrung enthaltene Form von B$_9$, wird für die Synthese von DNA und Proteinen bei der adaptiven Immunreaktion benötigt.

Erst vor Kurzem wurde festgestellt, dass Folsäure, die synthetische Form, die man in der Regel in Ergänzungsmitteln findet, Furin hemmt, ein Enzym, das mit Virusinfektionen in Verbindung steht, und damit verhindert, dass das SARS-CoV-2-Spike-Protein an die Zelle andocken und somit eindringen kann.[77] Die Forscher sind deshalb der Meinung, dass die Einnahme von Folsäure in den frühen Phasen einer Covid-19-Infektion hilfreich sein könnte.[78]

In einem anderen kürzlich veröffentlichten Artikel wurde darauf hingewiesen, dass Folsäure eine starke und stabile Bindungsaffinität gegen SARS-CoV-2 aufweist. Auch das lässt schlussfolgern, dass sie ein geeignetes Therapeutikum gegen Covid-19 darstellen könnte.[79]

Vitamin B$_{12}$ (Cobalamin) – B$_{12}$ wird für die Bildung gesunder roter Blutkörperchen und DNA benötigt. Ein B$_{12}$-Mangel verstärkt Entzündungen und oxidativen Stress, indem es die Homocystein-Werte erhöht. Ihr Körper kann Homocysteine abbauen, vorausgesetzt, er erhält genügend B$_9$ (Folat), B$_6$ und B$_{12}$.[80]

Hyperhomocysteinämie – eine Krankheit, die durch abnorm hohe Homocysteinspiegel charakterisiert ist – verursacht eine endotheliale Dysfunktion, löst Thrombozyt- und Gerinnungskaskaden aus und hemmt die Immunreaktionen. Außerdem wird B$_{12}$-Mangel mit bestimmten Atemwegserkrankungen in Verbindung gebracht. Der allgemeine Alterungsprozess kann die Fähigkeit Ihres Körpers herabsetzen, B$_{12}$ aus der Nahrung aufzunehmen,[81] deshalb könnte die

Notwendigkeit einer ergänzenden Einnahme mit zunehmendem Alter steigen. In einer Veröffentlichung dazu hieß es:

> Wie eine Studie kürzlich ergeben hat, besitzen Methylcobalamin-Ergänzungsmittel das Potenzial, mit Covid-19 verbundene Organschäden und Symptome zu reduzieren. Eine in Singapur durchgeführte klinische Studie belegte, dass Covid-19-Patienten, denen Vitamin B_{12} (500 Mikrogramm) sowie Vitamin D (1000 IU) und Magnesium als Nahrungsergänzung verabreicht wurden, weniger schwere Covid-19-Symptome aufwiesen und eine solche Ergänzung die Notwendigkeit der Sauerstoffversorgung und Intensivbehandlung signifikant reduzierte.[82]

Weitere hilfreiche Nahrungsergänzungsmittel

In einem im Februar 2020 in der Zeitschrift *Progress in Cardiovascular Diseases* erschienenen Artikel überprüften Mark McCarty von der Catalytic Longevity Foundation und Dr. James DiNicolantonio, Wissenschaftler auf dem Gebiet der Herz-Kreislauf-Forschung am Saint Luke's Mid America Heart Institute, eine Reihe von Nahrungsergänzungsmitteln, die gegen RNA-Viren wie das Grippevirus und SARS-CoV-2 nützlich sein könnten.[83] Auf einige davon wurde oben bereits hingewiesen. Weitere sind:

Holunderbeerextrakt – ist bekannt dafür, dass er die Dauer der Grippe um 2–4 Tage und die Schwere grippaler Infekte reduziert. Einstweilig empfohlene Tagesdosis: 600–1500 Mikrogramm.

Spirulina – verringert die Schwere einer Grippeinfektion und senkt bei Tierstudien die Grippesterblichkeit. Einstweilig empfohlene Tagesdosis: 15 Gramm.

Beta-Glucan – verringert die Schwere einer Grippeinfektion und senkt bei Tierstudien die Grippesterblichkeit. Einstweilig empfohlene Tagesdosis: 250 bis 500 Mikrogramm.

Glucosamin – reguliert das mitochondriale antivirale Signalprotein, verringert die Schwere einer Grippeinfektion und senkt bei Tierstudien die Grippesterblichkeit. Einstweilig empfohlene Tagesdosis: 3000 Mikrogramm oder mehr.

Selen – Selenmangel verstärkt die Mutationsrate von Viren und fördert damit die Entstehung noch krankheitserregenderer Stämme, die Ihr Immunsystem überlisten können. Einstweilig empfohlene Tagesdosis: 50–100 Mikrogramm.

Liponsäure – unterstützt die Stimulation der Typ-I-Interferonantwort, die sowohl für das angeborene als auch das adaptive Immunsystem wichtig ist. In einem Papier von 2014 wurde erklärt, dass Typ-I-Interferone

> [erstens] zelleigene antimikrobielle Zustände in infizierten Zellen und deren Nachbarzellen hervorrufen, die die Verbreitung der Infektionserreger begrenzen, insbesondere viraler Erreger. Zweitens modulieren sie die angeborene ausgewogene Immunantwort, die die Antigenerkennung und die natürlichen Funktionen der Killerzellen stimuliert, während sie die proinflammatorischen Signalwege und die Zytokinproduktion hemmt. Drittens aktivieren sie das adaptive Immunsystem und fördern damit die Entwicklung von hochaffinen, antigenspezifischen T- und B-Zellantworten und das immunologische Gedächtnis.[84]

Sulforaphan – unterstützt die Typ-I-Interferonantwort (siehe oben).

Thiamin – Zwar steht Thiamin (Vitamin B_1) nicht auf der Liste von McCarty und DiNicolantonio, doch es hilft die angeborene Immunität zu regulieren und ist eine wichtige Komponente des MATH+-Protokolls (siehe Kapitel 7). Wie Quercetin wirkt es mit Vitamin C synergistisch. Thiaminmangel wurde mit schweren Infektionen in Verbindung gebracht und hat viele Ähnlichkeiten mit einer Sepsis, einer der Hauptursachen der Covid-19-Sterblichkeit. Darüber hinaus ist Thiaminmangel bei kritisch kranken Patienten im Allgemeinen relativ häufig festzustellen.

Resveratrol – Eine im *Journal of Infectious Diseases* publizierte Studie von 2005 fand heraus, dass Resveratrol die Replikation des Grippe-A-Virus hemmen und bei grippeinfizierten Mäusen die Überlebenschance signifikant erhöhen kann. Laut Aussage der Autoren wirkt Resveratrol dadurch, »dass es eher eine zelluläre als eine virale Funktion hemmt«, was darauf schließen lässt, dass es »ein besonders wirksames Mittel gegen Grippe sein könnte.«[85]

Weitere Vorbeugungsmaßnahmen

Gesunde Ernährung, Sport, Stressreduktion, gute Schlafgewohnheiten und Nahrungsergänzung sind zwar einfache und effektive Lifestyle-Strategien, um das Immunsystem anzukurbeln, chronische Krankheiten umzukehren und Covid-19 vorzubeugen, doch es gibt weitere Vorbeugungsmaßnahmen speziell gegen Covid-19, die Sie ebenfalls kennen sollten.

Raumbefeuchtung

Die Kombination aus niedrigen Temperaturen und geringer Luftfeuchtigkeit ist eine ideale Umgebung für die Verbreitung von Virusinfektionen. Diese spielt beim saisonalen Auftreten viraler Infektionen wie der Grippe eine entscheidende Rolle, die auch im Fall von Covid-19 beteiligt sein könnte. Besonders wichtig ist, dass geringe Luftfeuchtigkeit es dem Coronavirus besonders leicht macht, sich unter den Menschen zu verbreiten.

Luftfeuchtigkeit ist die Konzentration von Wasserdampf in der Luft. Sie ist eine wichtige und häufig übersehene Variable für die Gesunderhaltung. In den Wintermonaten führen kalte Außentemperaturen und Gebäudeheizung zu trockenerer Raumluft mit wenig Feuchtigkeit.

Trockene Luft mit geringer Feuchtigkeit kann das Gefühl fördern, eine verstopfte Nase zu haben, weil Ihre Nasennebenhöhlen austrocknen und gereizt sind. Die Autoren einer Studie stellten fest, dass hohe Luftfeuchtigkeit zur nasalen Durchgängigkeit beiträgt, das heißt zum Gefühl, frei durch die Nase atmen zu können.[86]

Geringe Luftfeuchte kann auch zu trockenen, gereizten Augen führen und könnte ein Faktor bei der erhöhten Verdampfung von Augenfeuchtigkeit sein. Niedrige Temperaturen und geringe Luftfeuchtigkeit neigen auch dazu, Ihre Haut auszutrocknen.

Die Erkenntnis, dass Feuchtigkeit bei der Zahl von Atemwegsinfektionen eine Rolle spielt, ist nicht neu. In einer vor mehr als 30 Jahren publizierten Studie fanden Forscher heraus, dass die Beibehaltung einer mittleren Luftfeuchtigkeit dazu beitragen könnte, die Häufigkeit von Atemwegsinfekten und Allergien zu senken.[87]

In einem im *Journal of Global Health* veröffentlichten Artikel überprüften Wissenschaftler die Literatur und kamen zu dem Schluss, dass Feuchtigkeit nicht nur die Übertragung viraler Infektionen reduziert, sondern auch für die Immunantwort eine Rolle spielt.[88]

Sie waren der Meinung, der Anstieg viraler Infektionen während der Wintermonate sei auf Schädigungen der Schleimhautbarriere durch trockene Luft zurückzuführen. In den Schleimhäuten befinden sich Glykane, das heißt chemische Strukturen, die an die meisten Proteine gebunden sind. Sobald Pathogene in den Körper eindringen, kommen Glykane ins Spiel, und Schleimstoffe bilden eine weitere Schutzschicht. Diese in der Schleimhautbarriere entdeckten Glykoproteine sind für Viren eine Köderfalle. Sobald die Viren einmal gefangen sind, werden sie aus den Atemwegen entfernt. Diese Barrieren sind zwar hocheffizient, doch sie müssen richtig befeuchtet werden, um ihre Funktionsfähigkeit zu bewahren.

Wenn die Schleimhäute trockener Luft ausgesetzt sind, wird ihre Schutzfunktion beeinträchtigt. Die Ergebnisse einer Tierstudie zeigten, dass eine Erhöhung der relativen Luftfeuchtigkeit auf 50 Prozent die Sterblichkeit durch Grippeinfektionen reduzierte. Die Forscher fanden heraus, dass bei Tieren, die in trockener Luft lebten, eine Abnahme ihrer mukoziliären Abwehr und der Fähigkeit, Gewebe zu reparieren, festzustellen war. Außerdem waren sie krankheitsanfälliger.[89]

Es gibt mehrere Möglichkeiten, um die Raumfeuchte in Ihrem Zuhause auf 40–60 Prozent zu erhöhen. Bei dieser Feuchtigkeit, so meinen viele Experten, werden die Schleimhäute ausreichend befeuchtet und das Infektionsrisiko gesenkt.[90] Zu den Strategien, mit welchen Sie die Gesundheit Ihrer Nasen- und Nebenhöhlenschleimhäute erhalten können, zählen:

→   nutzen Sie ein Verdampfungsgerät oder einen Luftbefeuchter (siehe Warnung unten);

→   atmen Sie den Dampf einer Tasse heißen Tees oder Kaffees ein;

→ kochen Sie Wasser auf Ihrem Herd, um die Feuchtigkeit im Raum zu erhöhen;

→ stellen Sie Schalen mit Wasser zu Hause auf und erhöhen Sie so die Feuchtigkeit, weil das Wasser langsam verdunstet.

Falls Sie beschließen, einen Raumluftbefeuchter zu verwenden, achten Sie genau darauf, die Feuchtigkeit zwischen 40 und 60 Prozent zu halten. Dauerhaft hohe Luftfeuchtigkeit erhöht die Gefahr von Schimmelbildung, die verheerende Folgen für Ihre Gesundheit haben kann.

Die warme, feuchte Umgebung eines Luftbefeuchters ist eine ausgezeichnete Brutstätte für Bakterien und Pilze, deshalb müssen Sie Ihr Gerät gemäß der Bedienungsanleitung des Herstellers mindestens alle 3 Tage reinigen. Das Wasser im Tank sollte täglich ausgetauscht werden.

Die beste langfristige Vorbeugung besteht in der Optimierung Ihrer Ernährung und der Pflege Ihres Körpers

Es dauerte wirklich nicht lange, bis klar wurde, dass die Covid-19-Pandemie bezeichnend für eine viel weiter verbreitete Pandemie ist, nämlich die der Insulinresistenz und Stoffwechselinflexibilität.

Die Ursache für sämtliche Begleiterkrankungen, die das Covid-19-Risiko drastisch erhöhen (einschließlich der Gefahr, Covid-19-Symptome zu entwickeln, ins Krankenhaus eingeliefert werden zu müssen und Komplikationen zu erleiden, die zum Tod führen), ist die Insulinresistenz. Würde die Insulinresistenz zusammen mit dem Vitamin-D-Mangel behoben werden, dann wären nur sehr wenige Menschen – mit Ausnahme sehr alter und gebrechlicher Personen – durch eine SARS-CoV-2-Infektion einem signifikanten Risiko ausgesetzt.

Deshalb ist es höchste Zeit, dass Sie sich damit befassen, wie Sie Ihre Stoffwechselgesundheit im Allgemeinen verbessern und eine Insulinresistenz und einen Vitamin-D-Mangel im Besonderen vermeiden können. Eine gesunde Bevölkerung ist Infektionskrankheiten wie Covid-19 gegenüber einfach weniger anfällig.

Wenn wir wollen, dass die Menschen die nächste Pandemie überleben, wie auch immer diese aussehen mag, dann sollte die Verbesserung der öffentlichen Gesundheit allerhöchste Priorität haben. Auf ein Medikament oder einen Impfstoff zu warten ist eine Torheit. Die Gesundheitsbehörden müssen unbedingt anfangen, jene Strategien hervorzuheben, die bekanntermaßen die allgemeine Gesundheit verbessern, anstatt Symptome mit Medikamenten behandeln zu lassen, die die zugrundeliegenden Ursachen nicht berücksichtigen. Um Covid-19 effektiv zu bekämpfen, ist eine robuste Immunfunktion notwendig, und das gilt auch für alle anderen Infektionskrankheiten.

Kapitel 7

Pharmazeutisches Versagen in der Covid-19-Krise

Von Dr. Joseph Mercola

Die Geschichte der pharmazeutischen Industrie ist seit Langem von Korruption und Betrug geprägt. In einem Artikel, der am 7. Dezember 2019 in *The Lancet* veröffentlicht wurde, weist Dr. Patricia García – assoziierte Professorin für Weltgesundheit an der Cayetano-Heredia-Universität in Lima, Peru, und ehemalige Gesundheitsministerin – darauf hin, dass »Korruption in Gesundheitssystemen fest verankert ist«.[1] Sie erklärt, dass Unehrlichkeit und Betrug im Gesundheitssystem als Ganzem – einschließlich der akademischen Welt und der Forscherkreise – »eine der entscheidendsten Barrieren für die Einführung einer flächendeckenden Gesundheitsversorgung« ist, doch über diese Korruption wird selten gesprochen, geschweige denn auf sinnvolle Weise dagegen vorgegangen.

García schreibt:

> Politiker, Wissenschaftler und Geldgeber müssen Korruption als ein ebenso wichtiges Forschungsgebiet wie Krankheiten betrachten. Wenn wir wirklich nachhaltige Entwicklungsziele erreichen und allen ein gesundes Leben sichern wollen, darf Korruption in der globalen Gesundheitsversorgung kein offenes Geheimnis mehr sein.

> Korruption ist ein offenes Geheimnis rund um die Welt, und sie ist systemisch und breitet sich aus. Laut Transparency International gelten mehr als zwei Drittel der Länder als endemisch korrupt … Doch Korruption im Gesundheitssektor ist gefährlicher als in jedem anderen Sektor, weil sie buchstäblich tödlich ist …

> Schätzungen besagen, dass jährlich mindestens 140 000 Kinder der Korruption zum Opfer fallen, dass Korruption die Antibiotikaresistenzen verschlimmert und alle unsere Bemühungen untergräbt, übertragbare und nichtübertragbare Krankheiten unter Kontrolle zu bringen. Korruption ist eine ignorierte Pandemie.[2]

García fasst die Geschichte der Korruption zusammen, wie sie anfing und weshalb sie um sich greifen kann. Der allgemeinen Regel nach wird ein Gesundheitssystem umso korrupter, je undurchsichtiger es ist. Und genau dazu kommt es, wenn es keine Rechtsstaatlichkeit gibt. Darüber hinaus lädt ein Mangel an Rechenschaftspflichten zur Korruption ein, was zur Verschlechterung der Leistung, Qualität und Effizienz von Gesundheitssystemen führt.

García hebt auch die wirtschaftlichen Kosten der medizinischen Korruption hervor:

> Man schätzt, dass die Welt mehr als 7 Billionen US-Dollar für Gesundheitsdienste ausgibt und dass mindestens 10–25 Prozent der globalen Ausgaben direkt durch Korruption verloren gehen, das heißt jährlich Hunderte Milliarden Dollar.

> Diese verlorenen Milliarden übersteigen die Schätzungen der WHO hinsichtlich der Mittel, die jährlich benötigt werden, um die Lücke für die Sicherstellung einer allgemeinen weltweiten Gesundheitsversorgung bis zum Jahr 2030 zu schließen. Doch die wahren Kosten der Korruption für die Menschen lassen sich überhaupt nicht in Zahlen fassen, denn sie können den Unterschied zwischen Gesundheit und Krankheit, zwischen Leben und Tod bedeuten.

Auch was die Covid-19-Pandemie anbelangt, legt eine Fülle von Indizien nahe, dass wissenschaftlicher Betrug sie ausgelöst hat und am Laufen hält. Neben den betrügerischen PCR-Tests und der Falschetikettierung positiver Testergebnisse als medizinische »Fälle« stellte insbesondere die Neudefinition des Begriffs *Pandemie* durch die Weltgesundheitsorganisation ein wissenschaftliches Vergehen dar – ohne dieses hätte diese Pandemie gar nicht erst ausgerufen werden können.

Ursprünglich lautete die Definition der WHO: »… eine neue, aber zeitlich begrenzt in Erscheinung tretende, weltweite starke Ausbreitung einer Infektionskrankheit mit hohen Erkrankungszahlen und in der Regel auch schweren Krankheitsverläufen und Todesfällen.«[3] Entscheidend an dieser Definition sind die Worte »mit hohen Erkrankungszahlen und Todesfällen«. Diese Definition wurde in den Monaten vor dem Ausbruch der Schweinegrippen-Pandemie von 2009 geändert. Die Veränderung war simpel, aber wesentlich: Es wurden lediglich die Kriterien der Schwere und hohen Mortalität entfernt, was dazu führte, dass als Definition einer *Pandemie* »weltweite starke Ausbreitung einer Infektionskrankheit« stehen blieb.[4]

Diese Definitionsänderung gestattete es der WHO, die Schweinegrippe zur Pandemie zu erklären, nachdem weltweit gerade einmal 144 Menschen an der Infektion gestorben waren, und sie ist der Grund, weshalb Covid-19 noch immer als Pandemie bezeichnet wird, obwohl es zu keiner Übersterblichkeit geführt hat.[5] Inzwischen liegen uns Unmengen von Daten vor, die belegen, dass die Letalität von Covid-19 mit der der saisonalen Grippe gleichzusetzen ist.[6] Die Krankheiten mögen sich hinsichtlich der Symptome und Komplikationen unterscheiden, doch die tatsächliche Letalität ist in etwa die gleiche, und das absolute Sterberisiko entspricht dem Risiko, bei einem Autounfall ums Leben zu kommen.[7]

Indem die WHO hohe Sterblichkeit als Kriterium für eine schwere Krankheit aus der Definition entfernte und als einziges Kriterium für eine Pandemie die weite geografische Ausbreitung übrig ließ, konnten sie und die technokratischen Staatschefs die Weltbevölkerung hereinlegen und uns dazu veranlassen, unser normales Leben und unsere Existenzgrundlagen aufzugeben. Ohne diesen Schachzug wäre Covid-19 nicht der Rede wert gewesen.

Noch ungeheuerlicher ist vielleicht, dass die Weltgesundheitsorganisation im Dezember 2020 die Definition von *Herdenimmunität* radikal änderte. Diese Änderung soll den Weg für drakonische Massenimpfungskampagnen ebnen, doch mit ihr wird die eigentliche Grundlage der Immunologie ausgelöscht! Das American Institute for Economic Research berichtete:

> Die Weltgesundheitsorganisation hat aus unbekannten Gründen plötzlich die Definition eines Kernkonzepts der Immunologie geändert: der Herdenimmunität ... Herdenimmunität ist selbsterklärend, aussagekräftig und bezieht sich auf die empirische Beobachtung, dass Atemwegsviren entweder weit verbreitet und meist harmlos sind (normale Erkältung) oder sehr gravierend und kurzlebig (SARS-CoV-1).

> Der Grund dafür ist, dass ein Virus, wenn es seinen Wirt tötet ..., sich nicht auf andere überträgt. Je häufiger dies der Fall ist, desto weniger verbreitet sich das Virus ... Wenn genügend Menschen davon betroffen sind ..., verliert das Virus seine pandemische Eigenschaft und wird endemisch, das heißt es wird vorhersagbar und beherrschbar ...

> Das würde man Virologie/Immunologie 101 nennen. Davon liest man in jedem Lehrbuch. Es wird seit etwa 80 Jahren in der 9. Klasse in Zellbiologie unterrichtet ... Und die Entdeckung dieser faszinierenden Dynamik der Zellbiologie ist ein Hauptgrund dafür, weshalb die öffentliche Gesundheit im 20. Jahrhundert solche Fortschritte gemacht hat. Wir sind ruhig geblieben. Mithilfe von medizinischen Fachleuten – mithilfe der Arzt-Patienten-Beziehung – haben wir Viren in den Griff bekommen ...

> Bis diese seltsame Institution namens Weltgesundheitsorganisation ... eines Tages beschloss, all das, was ich gerade über die Grund-

lagen der Zellbiologie gesagt habe, zu streichen. Sie hat die Wissenschaft nach alter sowjetischer Manier buchstäblich verändert. Sie hat mit der Löschtaste jeden Hinweis auf natürliche Immunität von ihrer Website entfernt. Dann ist sie noch einen Schritt weitergegangen und hat sich an eine Fehldarstellung der Struktur und Funktionsweise von Impfstoffen gemacht.[8]

Noch am 9. Juni 2020 beschrieb die Website der Weltgesundheitsorganisation *Herdenimmunität* als »indirekten Schutz vor einer Infektionskrankheit, der erreicht ist, wenn eine Bevölkerung entweder durch Impfung immun ist oder Immunität durch eine vorherige Infektion erlangt hat«.

Dann, Mitte November 2020, aktualisierte die WHO die Website und entfernte jeden Hinweis darauf, dass Menschen ein Immunsystem haben, das sie auf natürliche Weise vor Krankheiten schützt. Stattdessen ist *Herdenimmunität* gemäß der Weltgesundheitsorganisation nun »ein für die Impfung genutztes Konzept, mit der die Bevölkerung vor einem bestimmten Virus geschützt werden kann, wenn ein Schwellenwert an Impfungen erreicht wird«.

Dann geht die WHO sogar noch weiter und behauptet, »Herdenimmunität wird erreicht durch den Schutz der Menschen vor einem Virus, nicht dadurch, dass sie ihm ausgesetzt werden«. Das ist so rückständig, wie es nur geht. Es ist schlicht und ergreifend *falsch*. Das American Institute for Economic Research schrieb dazu:

> Diese Veränderung durch die WHO ignoriert und löscht sogar 100 Jahre medizinischen Fortschritts in der Virologie, Immunologie und Epidemiologie. Sie ist durch und durch unwissenschaftlich – die WHO betreibt Werbung für die Impfstoffindustrie, also genauso wie Verschwörungstheoretiker behaupten, dass sie es seit Beginn dieser Pandemie tut.

Noch seltsamer ist die Behauptung, ein Impfstoff schütze Menschen eher vor einem Virus, als wenn sie ihm ausgesetzt würden. Erstaunlich an dieser Behauptung ist die Tatsache, dass ein Impfstoff dadurch wirkt, dass er das Immunsystem durch Exposition aktiviert ... Das weiß man seit Jahrhunderten. Der medizinischen Wissenschaft gelingt es einfach nicht, das menschliche Immunsystem komplett zu ersetzen. Sie kann es nur mithilfe dessen manipulieren, was man früher Inokulation nannte.[9]

Tod durch moderne Medizin

In ihrem Buch *Death by Modern Medicine* beschreibt Dr. Carolyn Dean, wie die medikamentöse Symptombehandlung das Vorgehen der »Gesundheitsversorgung« in den vergangenen 100 Jahren beherrschte.[10] Das Endergebnis ist eine Krankheitsindustrie, die jedes Jahr mehr Menschen tötet, als den meisten von uns bewusst ist, weil diese Information von den Medien einfach totgeschwiegen wird.

2000 veröffentlichte Dr. Barbara Starfield eine bahnbrechende Studie, in der sie belegt, dass jedes Jahr 225 000 Amerikaner an iatrogenen Ursachen sterben, das heißt, ihr Tod wird von einer ärztlichen Maßnahme, einem Eingriff oder einer Therapie[11] verursacht. Ironischerweise starb Starfield selbst mehr als 10 Jahre später an einem medizinischen Fehler, als ihr Organismus auf einen fälschlich verordneten Thrombozyten-Aggregationshemmer tödlich reagierte.

Seitdem haben sich die Dinge erstaunlicherweise nicht im Geringsten verbessert. Eine 2016 im *British Medical Journal* veröffentlichte Studie schätzte, dass jährlich 250 000 Amerikaner ärztlichen Fehlern zum Opfer fallen.[12] Das bedeutet gegenüber Starfields Schätzungen einen Anstieg von 25 000 Menschen über die Jahre und diese Zahlen könnten noch deutlich unterschätzt sein, weil Todesfälle im häuslichen Bereich und in Pflegeheimen nicht mitgezählt wurden.

Würden Todesfälle, die im Zusammenhang mit diagnostischen Irrtümern, Unterlassungsfehlern und falscher Befolgung der Richtlinien stehen, hinzugezählt, so würden die Zahlen vermeidbarer jährlicher Todesfälle im Krankenhaus in Wirklichkeit auf 440 000 ansteigen, was einen ersten Hinweis auf die wahre Ungeheuerlichkeit des Problems liefert. Und das war lange vor der unsachgemäßen Behandlung während der Covid-19-Pandemie.

Interessenskonflikte bedrohen die öffentliche Gesundheit

Interessenskonflikte sind ein weiteres Problem, das um sich greift und die Glaubwürdigkeit und Validität der meisten Studien bedroht. Untersuchungen, die die Verbreitung wissenschaftlichen Betrugs und/oder seiner Auswirkungen bewerten, zeigen, dass das Problem weit verbreitet und gravierend ist, und zwar so sehr, dass der Begriff »wissenschaftsbasierte« Medizin inzwischen zu einer echten Lachnummer verkommen ist.

Wiederholt wurden wir mit Studienergebnissen konfrontiert, die eindeutig von der Industrie beeinflusst sind. So fand 2014 eine von der amerikanischen Getränkeindustrie (American Beverage Association) finanzierte Studie angeblich heraus, dass Diät-Softdrinks zu mehr Gewichtsverlust führen als der generelle Verzicht auf Softdrinks – ein Ergebnis, das umfangreichem Forschungsmaterial unverhohlen widerspricht, welches belegt, dass künstliche Süßstoffe den Stoffwechsel stören und zu stärkerer Gewichtszunahme führen als mit Zucker gesüßte Getränke.[13]

Leider gibt es auf allen Ebenen – auch in unseren prestigeträchtigsten Gesundheitsbehörden – Interessenskonflikte. Zwar fördern die amerikanischen Centers for Disease Control and Prevention schon lange das Konzept der Unabhängigkeit und behaupten, keine Gelder von Interessensvertretungen[14] entgegenzunehmen, doch in Wirklichkeit hat sich diese Behörde Big Pharma zu Dank verpflichtet, indem sie über ihre von der Regierung verbriefte Stiftung, die CDC Foundation, Firmenspenden in Höhe vieler Millionen Dollar angenommen hat, die diese Mittel nach Einbehaltung einer Gebühr an die CDC weiterleitet.[15]

Mehrere Kontrollgruppen – darunter US Right to Know (USRTK), Public Citizen, Knowledge Ecology International, Liberty Coalition und das Project on Government Oversight – reichten eine Petition ein, in der die CDC aufgefordert wurden, auf solche falschen Dementi zukünftig zu verzichten.[16]

Laut dieser Petition haben die CDC allein zwischen 2014 und 2018 79,6 Millionen Dollar von Pharmafirmen und Herstellern angenommen. Das ist mehr als inakzeptabel, weil die CDC zur Wahrung der öffentlichen Gesundheit und nicht als Werbeagentur für Unternehmen gegründet wurden. Die CDC verfügen innerhalb der medizinischen Welt über gewaltigen Einfluss; ein Teil dieses Einflusses basiert allerdings auf dem Konzept, dass sie unvoreingenommen und frei von Interessenskonflikten sind.

Die Arzneimittelindustrie beeilt sich zwar stets zu behaupten, jeder, der ihre Integrität infrage stellt, beteilige sich an einem »Krieg gegen die Wissenschaft«, doch es gibt einfach zu viele und beunruhigende Beweise für Vergehen der pharmazeutischen Industrie, als dass man sie ignorieren könnte.

Impfstoffe sind für die Pharmaindustrie ein Hauptertragsbringer.[17] Merck, nur einer von mehreren Impfstoffherstellern, vermeldete allein während der ersten drei Quartale 2019 6,1 Milliarden Dollar Umsatz mit ihren Impfstoffen für Kinder.[18] Ein Impfstoffmarktbericht vom Januar 2020 stellt fest, dass der globale Impfstoffmarkt im Jahr 2019 41,7 Milliarden US-Dollar umgesetzt hat, und bis 2024 erwartungsgemäß 58,4 Milliarden Dollar pro Jahr erreichen wird.[19] Einer der Faktoren dieses raschen Wachstums ist der »zunehmende Fokus auf die Immunisierung«. Jeder, der davon ausgeht, dass dieser Fokus nicht von der Impfstoffindustrie selbst erfunden wird, macht sich etwas vor.

Zwischen vielen Industrien und den Regulierungsbehörden der Regierung finden ein kultureller Krieg und geheime Absprachen statt, die zur Unterdrückung der Wahrheit führen, was entscheidende Gesundheitsfragen anbelangt. Wenn diese Unterdrückung fortgesetzt wird, werden wir die Persönlichkeitsrechte, für die unsere Vorfahren so hart gekämpft haben, nach und nach untergraben.

Remdesivir – ein Covid-19-Behandlungsbetrug

Arzneimittelhersteller werden häufig als wohltätige Unternehmen dargestellt, die Milliarden Dollar in die Forschung investieren, damit sie neue Medikamente und Impfstoffe zum Wohl aller entwickeln können. Doch sie geben deutlich mehr für Marketing als für Forschung aus. Laut einer Kolumne in der *New York Times* über das antivirale Mittel Remdesivir begann der Biotech-Riese Gilead Sciences Remdesivir im Januar 2020 auf Basis der Compassionate Use (Anwendung eines noch nicht zugelassenen Medikaments aus Barmherzigkeit) auszuliefern.[20]

Dass Arzneimittelhersteller Patienten in kritischem Zustand neue Medikamente anbieten, wird ebenfalls als nobel und altruistisch bezeichnet. In der *New York Times*-Kolumne hieß es sogar: »Angesichts der Chancen erschiene es pervers, Gilead nicht die Daumen zu drücken … in Pandemien sollte es keine Big-Pharma-Hasser geben.«[21] Doch in Wahrheit entwickelt die pharmazeutische Industrie Medikamente mithilfe von Steuergeldern, macht dann eine Kehrtwende und verkauft sie uns zu enorm überhöhten Preisen.

Tatsächlich ist dieser »Geschenk«-Aspekt auf altruistischer Basis nicht von Bedeutung, weil solch ein Medikament die Pharmaindustrie kaum etwas kostet. Doch positive Presse in Zeitungen wie der *New York Times* umgibt sie mit einem Heiligenschein, der es ihr ermöglicht, Klinikärzte davon zu überzeugen, dieses teure Medikament zu verordnen, dessen klinischer Nutzen und dessen Wirksamkeit, Schwerkranke vor dem Tod zu bewahren, nie bewiesen wurden. Dies ein perfektes Beispiel dafür, wie Big Pharma den Profit über Menschenleben stellt.

Der lange erwartete Preis für Remdesivir wurde von Gilead Sciences am 29. Juni 2020 bekannt gegeben. Obwohl das Medikament nur fragwürdigen Nutzen gezeigt hatte, meinte Daniel O'Day, Vorstand und CEO von Gilead Sciences, Gilead habe das Gleichgewicht zwischen Unternehmensgewinn und öffentlicher Gesundheit gehalten, als es sich auf einen Preis von 520 Dollar pro Ampulle festlegte. Das entspricht 3120 Dollar für die empfohlene 5-tägige Behandlung (am ersten Tag wird die doppelte Dosis verabreicht).[22]

Währenddessen veröffentlichte das Institute for Clinical and Economic Review (ICER) am 1. Mai 2020 die Rechnung der Gesamtkosten von Herstellung, Verpackung und einer kleinen Gewinnmarge: Die Kosten lagen bei etwa 10 Dollar pro Ampulle.[23] Zwar wird der exorbitante Preis von Remdesivir zum Teil mit der Annahme begründet, dass es die Aufenthaltsdauer im Krankenhaus um 4 Tage verkürzen würde, doch einige Ärzte berichten, dass das Mittel die Verweildauer im Krankenhaus in Wahrheit *verlängert*. So erklärte zum Beispiel Dr. George Ralls von Orlando Health gegenüber ABC News: »Sobald man mit dieser Behandlung begonnen hat …, muss sie 5 Tage fortgesetzt werden, deshalb ist man länger im Krankenhaus, als man es normalerweise gewesen wären. Das könnte ein Grund dafür sein, weshalb die Zahl unserer stationär behandelten Patienten ein wenig nach oben gegangen ist.«[24]

Remdesivir-Studien mangelt es an positiven Resultaten

Gilead Sciences treibt den Vertrieb von Remdesivir weiterhin voran, obwohl dessen Nutzen nicht wissenschaftlich erwiesen ist. In einer Untersuchung, die im *New England Journal of Medicine*[25] publiziert wurde, veränderten die Wissenschaftler die Zielkriterien der Studie und setzten – von der Anzahl der Tage bis zur Genesung abgesehen, die bei Beendigung der Studie das einzige und primäre Zielparameter gewesen war – neue Zielvorgaben fest.[26]

Zwar gab es gravierende Probleme mit der Gestaltung der Studie und folglich den Daten, doch die Freigabe des Forschungsprojekts rief Begeisterung hervor und löste in vielen Ländern sofortige Aktivitäten aus, auch in den USA, wo die U.S. Food and Drug Administration am 1. Mai 2020 eine Notfallzulassung für Remdesivir erteilte, die den sofortigen Einsatz des Medikaments ermöglichte.[27]

Doch eine randomisierte, placebokontrollierte Doppelblindstudie mit Remdesivir ergab, dass es keine Wirkung zeigt. 237 Patienten in zehn Krankenhäusern nahmen an der Studie teil und wurden zufällig entweder einer Behandlungs- oder einer Placebogruppe zugeteilt. Wie das Ergebnis belegte, stand Remdesivir mit keinem statistisch messbaren klinischen Nutzen in Zusammenhang, und die Studie musste vorzeitig abgebrochen werden, weil man fürchtete, das Mittel habe zu negativen Vorfällen geführt.[28]

In einem im *International Journal of Infectious Diseases* veröffentlichten Artikel berichteten Forscher über die Ergebnisse für fünf der ersten Patienten, die in Frankreich mit Remdesivir behandelt wurden.[29] All diese Patienten waren mit schwerer Lungenentzündung aufgrund einer SARS-CoV-2-Infektion ins Krankenhaus eingeliefert worden. Bei vier der fünf Patienten kam es zu gravierenden unerwünschten Vorfällen.

Eine randomisierte kontrollierte Studie, die in der Ausgabe von *The Lancet* vom 16.–22. Mai 2020 veröffentlicht wurde, konnte ebenfalls keinen klinischen Nutzen bei einer Behandlung mit Remdesivir feststellen.[30] In der Remdesivir-Gruppe brachen im Vergleich zur Kontrollgruppe mehr als doppelt so viele Patienten wegen gravierender Nebenwirkungen die Behandlung ab (12 Prozent im Vergleich zu 5 Prozent derjenigen, die ein Placebo erhalten hatten).

Dennoch ist Remdesivir zur Zeit dieser Niederschrift – nach über einem Jahr Behandlung ohne neue Daten, die die Wirksamkeit nachweisen würden – das einzige von der FDA zugelassene Mittel.[31]

Die Behandlung
einer akuten Covid-19-Infektion

Wie Sie sich wahrscheinlich bereits gedacht haben, glaube ich also nicht, dass Remdesivir die Antwort auf Covid-19 ist. Zum Glück gibt es aber inzwischen mehrere Behandlungsoptionen, die ein hohes Maß an Wirksamkeit und Erfolg gezeigt haben. Auf sie möchte ich als Nächstes eingehen und beginne mit jener, die ich für die Wirksamste halte.

Die wirksamste Therapie
für eine akute Covid-19-Erkrankung:
vernebeltes Wasserstoffperoxid

Vernebeltes Wasserstoffperoxid, in den frühen 1990er-Jahren erstmals von Dr. Charles Farr eingesetzt, ist wahrscheinlich die effektivste Maßnahme für akut an Covid-19-Erkrankte. Es ist das von mir bevorzugte Verfahren bei allen akuten Viruserkrankungen, und ich bin davon überzeugt, dass es die Mehrzahl der Covid-19-Todesfälle verhindern könnte.

Wenn Sie auf der Suchmaschine unter *mercola.com* nach »vernebeltem Wasserstoffperoxid« suchen, werden Sie eine sehr detaillierte Erklärung finden, weshalb und wie diese Therapie wirkt. Alternativ zu diesem Lehrvideo, das YouTube inzwischen zensiert hat, können Sie sich auf *Bichute.com* umsehen.

Was die Funktionsweise anbelangt, ist die Wahrscheinlichkeit hoch, dass das Peroxid eine sehr wirksame Signalfunktion hat, die das Immunsystem stimuliert, jede virale Bedrohung zu bekämpfen, mit der es konfrontiert wird. In der Tat bilden Ihre Immunzellen

Wasserstoffperoxid. Sie töten damit teilweise die von einem Virus infizierten Zellen. Es hat den Anschein, als würde vernebeltes Wasserstoffperoxid Ihre Immunzellen einfach in die Lage versetzen, ihre natürliche Funktion effektiver zu erfüllen.

Vernebeltes Wasserstoffperoxid ist nicht nur hocheffektiv, sondern auch kostengünstig und hat keine Nebenwirkungen, wenn es mit den sehr geringen empfohlenen Dosen verabreicht wird (mit 0,1 Prozent, das ist eine dreißigmal geringere Konzentration als das Peroxid mit 3 Prozent aus dem Drogeriemarkt).

Entscheidend ist, dass Sie Ihren Vernebler bereits gekauft und einsatzbereit haben, sodass Sie ihn beim Auftreten der ersten Symptome einsetzen können. Außerdem können Sie ihn zusammen mit Vitamin C nutzen, weil beide wahrscheinlich eine starke synergetische Wirkung zeigen und auf verschiedene komplementäre Mechanismen zurückgreifen.

Es gibt zwei grundsätzlich verschiedene Arten von Vernebler: kleine Handgeräte, die mit AA-Batterien laufen, und Geräte, die Sie an die Steckdose anschließen. Diejenigen, die an die Steckdose angeschlossen werden, sind viel effektiver, deshalb sollten Sie ein solches Gerät verwenden. Das PARI TREK S ist mein Lieblingsgerät und war über Amazon erhältlich, allerdings benötigt man für seine Bestellung in den USA inzwischen ein Geschäftskonto. Sie können es auch unter *justnebulizers.com* bestellen und angeben, dass Dr. Mercola es empfohlen hat, weil das Gerät in den USA von einem Arzt verordnet werden muss. Für Bestellungen erhalte ich keine Provision.

Was das Wasserstoffperoxid anbelangt, werden Stabilisatoren kein Problem darstellen, weil Sie es 30- bis 50-fach verdünnen (siehe Abbildung 4), aber um auf der sicheren Seite zu sein, sollten Sie am besten Wasserstoffperoxid in Lebensmittelqualität nutzen. Und verdünnen Sie es nicht mit Leitungswasser, weil die fehlenden Elektrolyte im Wasser Ihre Lungen schädigen können, wenn Sie es vernebeln. Verwenden Sie stattdessen salzhaltiges Wasser oder fügen Sie dem Wasser eine geringe Menge Salz hinzu, um dieses Risiko auszuschließen.

Sie benötigen auf einen halben Liter Wasser etwa einen Teelöffel Salz oder einen halben Teelöffel auf einen Viertelliter. Das ergibt eine physiologische Lösung, die Ihre Lungen beim Inhalieren nicht schädigt. Sie können normales Tafelsalz verwenden, besser wäre aber gesundes Salz wie zum Beispiel Himalaya-Salz, keltisches oder Meersalz.

Ausgangs-konzentration Wasserstoff-peroxid	Wasserstoff-peroxid +	Wasser (gefiltert) =	Konzentration Wasserstoff-peroxid
3 %	¼ Teelöffel +	7 ¼ Teelöffel =	0,1 %
12 %	¼ Teelöffel +	0,15 Liter =	0,1 %
36 %	¼ Teelöffel +	0,44 Liter =	0,1 %

Abbildung 4   **Tabelle zur Verdünnung von Wasserstoffperoxid**

Die MATH+- und I-MASK+-Behandlungsprotokolle

Das MATH+-Behandlungsprotokoll, das von der Arbeitsgruppe Front Line Covid-19 Critical Care (FLCCC) entwickelt wurde, ist bis heute eines der besten und wirksamsten Intensivpflegeprogramme für Covid-19. Das ursprüngliche MATH+-Protokoll wurde im April 2020 veröffentlicht.[32] Seither wurde es mehrere Male aktualisiert, um Quercetin und eine Reihe optionaler Nahrungsergänzungsmittel und Medikamente zu integrieren.

Neben dem umfassenden Intensivbehandlungsprogramm (MATH+) gibt es auch ein Programm für die Prophylaxe und die frühe häusliche Behandlung (I-MASK+), das auf dem Medikament Ivermectin, einem Antiparasitikum, basiert, das in vitro nachweislich die Replikation von SARS-CoV-2 hemmt.[33] Die MATH+-Behandlung entstand aus dem auf Vitamin C basierenden Sepsisprotokoll von Dr. Paul Marik, das er gemeinsam mit anderen Ärzte erstellt hatte, nachdem ihnen viele Ähnlichkeiten zwischen einer Sepsis und einer schweren Covid-19-Infektion aufgefallen waren, insbesondere die außer Kontrolle geratende Entzündungskaskade.

Weil diese Protokolle mit zunehmenden Erkenntnissen weiter überarbeitet werden, empfehle ich, die FLCCC-Website *covid19critical care.com* anzuklicken; dort erhalten Sie die aktuellsten Versionen und Dosierungen. Zum Zeitpunkt der Veröffentlichung dieses Buches umfasst das I-MASK+-Prophylaxeprotokoll folgende Medikamente und Ergänzungsmittel:[34]

• Ivermectin	• Vitamin C	• Zink
• Vitamin D_3	• Quercetin	• Melatonin

Bis auf die Dosierungen ist das Protokoll zur frühzeitigen ambulanten Behandlung von Patienten mit milden Symptomen identisch, hinzu kommen die Einnahme von Aspirin und die Überwachung der Sauerstoffsättigung. Das MATH+-Protokoll für die Krankenhausbehandlung von Covid-19 umfasst (zur Zeit der Veröffentlichung dieses Buches):[35]

- Methylprednisolon
  (ein Steroid-Medikament)

- Vitamin C, intravenös

- Thiamin

- Heparin
  (ein Gerinnungshemmer)

- Ivermectin

- Vitamin D

- Atorvastatin

- Melatonin

- Zink

- Famotidin

- therapeutischer
  Plasmaaustausch

Neben dieser Medikation empfiehlt das Protokoll die Sauerstoffgabe mit hohem Durchfluss durch eine Nasenkanüle, um eine maschinelle Beatmung zu vermeiden. Es ist wirklich entscheidend, die künstliche Beatmung zu umgehen, weil diese den Zustand der meisten Patienten verschlechtert. Sie kann die Lungen schädigen, und in manchen Zentren ist sie mit einer Sterblichkeitsrate von fast 98 Prozent verbunden.[36]

Wichtig ist es anzumerken, dass Heparin wegen der Gerinnungskomplikationen in den Mikrogefäßen der Lunge zwar ein wichtiger Bestandteil des Protokolls ist, doch N-Acetylcystein (NAC), von dem in Kapitel 6 die Rede war, könnte eine bessere Wahl sein. Es ist sicherer und ähnlich wirksam. Obwohl viele Menschen vor Steroiden zurückschrecken, sind sie eine entscheidende Komponente der Covid-19-Behandlung. Ein kurzer Beitrag, der vom gesamten FLCCC-Team verfasst wurde, verweist auf Folgendes:

Das FLCCC-Team hat das MATH+-Protokoll auf der Basis der Erkenntnisse unserer Ärzte über Covid-19 als eine auf Steroide ansprechende Krankheit entwickelt. Diese Behandlungsempfehlungen widersprachen denen aller großen nationalen und internationalen Gesundheitsorganisationen, die die medizinische Literatur falsch interpretiert hatten, wissenschaftliche Nachweise nämlich, die nach sorgfältiger und gründlicher Prüfung den Einsatz von Kortikosteroiden in früheren Pandemien tatsächlich befürwortet haben.

Vielleicht hätten Tausende Patienten, die an Covid-19 kritisch erkrankten und an massiven Entzündungen litten, gerettet werden können, hätte man ihnen dieses sichere und wirksame entzündungshemmende Medikament verabreicht.[37]

Ivermectin

Die Einbeziehung von Ivermectin sowohl in das MATH+- als auch das I-MASK+-Protokoll ist sinnvoll, weil die vorläufigen Indizien den Schluss nahelegen, dass es in allen Phasen einer SARS-CoV-2-Infektion nützlich sein kann. Doch seine wahre Stärke scheint in der Prävention zu liegen.

Am 8. Dezember 2020 sagte der FLCCC-Präsident Dr. Pierre Kory, emeritierter Professor für Medizin am Aurora St. Luke's Medical Center in Milwaukee, Wisconsin, vor dem Senatsausschuss für Heimatschutz und Regierungsangelegenheiten aus und erläuterte die Nachweise, die den Einsatz des Medikaments befürworten. Auf der FLCCC-Website ist nachzulesen:

> Die Daten belegen die Wirksamkeit des Medikaments Ivermectin, Covid-19 vorzubeugen, Patienten mit frühen Symptomen vor dem Fortschreiten zur hyperentzündlichen Phase der Krankheit zu bewahren und sogar dazu beizutragen, dass sich Patienten in kritischem Zustand wieder erholen.

Dr. Kory sagte aus, dass Ivermectin tatsächlich ein »Wundermittel« gegen Covid-19 ist, und forderte die medizinischen Regierungsbehörden – NIH, CDC und FDA – eindringlich auf, die jüngsten Daten zu überprüfen und dann Richtlinien für Ärzte, Pflegekräfte und medizinische Fachangestellte zu erlassen, Ivermectin gegen Covid-19 zu verordnen ...

Zahlreiche klinische Studien – darunter auch von Fachleuten geprüfte randomisierte und kontrollierte Untersuchungen – wiesen auf einen großen Nutzen von Ivermectin bei der Prophylaxe, der frühen Behandlung sowie in späteren Phasen der Krankheit hin. Alles in allem ... sind die vielen Dutzend klinischen Studien, die inzwischen auf der ganzen Welt durchgeführt wurden, aussagekräftig genug, um die klinische Wirksamkeit von Ivermectin verlässlich zu bestätigen.

Daten von achtzehn randomisierten kontrollierten Untersuchungen, die mehr als 2100 Patienten einbezogen ..., belegten, dass Ivermectin zur schnelleren Viruseliminierung, zur schnelleren Krankenhausentlassung, zur schnelleren klinischen Erholung und zum 75-prozentigen Rückgang der Sterblichkeitsraten führt.[38]

Zwar ist eine Reduktion der Sterblichkeitsrate um 75 Prozent schon beeindruckend genug, doch eine von der WHO gesponserte Überprüfung legt den Schluss nahe, dass Ivermectin die Covid-19-Sterblichkeitsrate sogar um bis zu 83 Prozent verringern kann.[39] Wie Hydroxychloroquin ist auch Ivermectin ein Antiparasitikum mit gut dokumentiertem Sicherheitsprofil und »nachgewiesenen hochwirksamen antiviralen und antientzündlichen Eigenschaften«.[40] Es ist seit 1981 auf dem Markt und auf der Liste der Weltgesundheitsorganisation als eines der unentbehrlichen Medikamente vermerkt.

Darüber hinaus ist es kostengünstig, in Ländern wie Indien und Bangladesch kostet eine Behandlung weniger als zwei Dollar.[41] Während die FDA Ivermectin in den USA noch nicht zur Vorbeugung oder Behandlung von SARS-CoV-2[42] zugelassen hat, haben Studien belegt, dass Ivermectin[43]

→ die Replikation vieler Viren hemmt, auch die von SARS-CoV-2 und saisonalen Grippeviren. In meinem Artikel »Covid-19 Antiparasitic Offers Treatment Hope«[*] bespreche ich die Daten, die beweisen, dass eine einzige Dosis Ivermectin innerhalb von 48 Stunden 99,8 Prozent der SARS-CoV-2-Viren abtötete;

→ die Entzündungen durch mehrere Signalwege hemmt;

→ die Viruslast senkt;

→ vor Organschäden schützt;

→ die Übertragung von SARS-CoV-2 verhindert, wenn es vor oder nach dem Kontakt mit einem Infizierten eingenommen wird; es beschleunigt die Erholung und senkt bei Covid-19-Patienten das Risiko einer Krankenhauseinweisung und eines tödlichen Verlaufs.

Am 6. Januar 2020 präsentierten Mitglieder von FLCCC dem Ausschuss der National Institutes of Health zur Aktualisierung der Covid-19-Behandlungsrichtlinien Beweise.[44] Eine Woche später aktualisierten die National Institutes of Health ihre Haltung zum Einsatz des

---

[*] Aus Gründen, die in der Vorbemerkung zu den Quellennachweisen erläutert sind, ist dieser Artikel nicht mehr aufrufbar. (Anm. d. Verlags).

Medikaments mit einem Statement, das besagte, sie würden sich weder dafür noch dagegen aussprechen.[45] Das FLCCC-Team stellte fest: »Weil man sich nicht mehr gegen den Einsatz von Ivermectin ausgesprochen hat, sollten Ärzte sich freier fühlen, Ivermectin als eine weitere therapeutische Möglichkeit zur Behandlung von Covid-19 zu verordnen. Dies könnte den Weg für eine Notfallzulassung durch die FDA ebnen.«[46]

Hydroxychloroquin: eine bahnbrechende oder tödliche Behandlungsmethode?

Dass betrügerische Wissenschaft genutzt wurde, um die Covid-19-Pandemie auszuweiten und zu verschlimmern, lässt sich deutlich an der frühen Ablehnung von Hydroxychloroquin ablesen. Während viele Ärzte, die an der vordersten Front der Pandemie arbeiteten, schon früh dessen Wirksamkeit lobten, wurde das Medikament rasch als unwirksam, unerprobt oder sogar lebensgefährlich verunglimpft.

In Spanien wurde Hydroxychloroquin von 72 Prozent der Ärzte eingesetzt, und unter diesen stuften es 75 Prozent als »wirksamste Therapie« ein. Die normale Dosis, die von einer Mehrzahl der Ärzte verordnet wurde, lag bei 400 Milligramm pro Tag.

Der mit einem Wissenschaftspreis ausgezeichnete französische Mikrobiologe und Experte für Infektionskrankheiten Didier Raoult, Gründer und Leiter des Institut Hospitalo-Universitaire Méditerranée Infection, berichtete[47], dass eine Kombination aus Hydroxychloroquin und Azithromycin, sofort nach der Diagnose verabreicht, bei 91,7 Prozent der Patienten zur Erholung und »virologischen Heilung« geführt hatte, bei diesen Patienten also im Nasenabstrich kein Nachweis mehr für SARS-CoV-2[48] vorlag.

Laut Aussage von Raoult »vermeidet diese Medikamentenkombination in den meisten Fällen eine Verschlechterung und beseitigt die Viruspersistenz und Infektiosität«. Bei einer Dosis von 200 Milligramm dreimal täglich über 10 Tage neben 500 Milligramm Azithromycin am ersten Tag und in den folgenden 4 Tagen 250 Milligramm täglich wurde keine kardiale Toxizität festgestellt. Das Risiko kardialer Toxizität wurde durch eine sorgfältige Überwachung der Patienten und mehrmalig durchgeführte EKGs gesenkt.

Dr. Meryl Nass zufolge scheinen die stark abweichenden Ansichten zu Hydroxychloroquin wenig mit dessen Sicherheit und Wirksamkeit gegen Covid-19 zu tun zu haben als vielmehr mit einem konzertierten und koordinierten Bemühen, seinen Einsatz zu verhindern. Tatsächlich gibt es mehrere Gründe, weshalb bestimmte Leute und Unternehmen nicht wollen, dass ein kostengünstiges Generikum gegen diese Pandemie-Erkrankung funktioniert – eine 14-tägige Versorgung kostet nämlich in der Herstellung gerade einmal 2 Dollar[49] und im Handel lediglich 20 Dollar.[50]

Einer der offensichtlichsten Gründe ist, dass Hydroxychloroquin die Notwendigkeit einer Impfung oder anderer in der Entwicklung befindlicher antiviraler Medikamente überflüssig machen könnte.[51] Hunderte Millionen Dollar wurden bereits investiert, und Impfstoffhersteller hoffen auf Gewinne von Milliarden, wenn nicht gar Billionen Dollar.

In den Vereinigten Staaten haben zahlreiche Ärzte versucht, sich der falschen Propaganda gegen Hydroxychloroquin zu widersetzen, so auch der Allgemeinmediziner Dr. Vladimir Zelenko. Er war Mitautor einer Studie, deren Ergebnis lautete, dass die Behandlung von Covid-19-Patienten »so früh wie möglich nach Einsetzen der Symptome mit

Zink sowie geringen Dosen Hydroxychloroquin und Azithromycin deutlich weniger Krankenhauseinweisungen und fünfmal weniger Todesfälle aller Ursachen zur Folge hatte«[52]. Zelenko wies darauf hin, dass der eigentliche Viruskiller in dieser Kombination das Zink ist. Hydroxychloroquin fungiert lediglich als Zinktransporter und hilft ihm, in die Zelle einzudringen. Das Antibiotikum trägt zur Vermeidung sekundärer Infektionen bei.

Zu den Verfechtern von Protokollen, die auf Hydroxychloroquin basieren, zählen America's Frontline Doctors, eine Gruppe von Ärzten, die sich speziell dafür zusammengeschlossen haben, um sich der falschen Aussage zu widersetzen, Hydroxychloroquin sei zu gefährlich für den Einsatz gegen Covid-19. Sie heben hervor, dass Hydroxychloroquin in Kombination mit Zink neben dem Einsatz bei stationär aufgenommenen Patienten auch eine wirksame Prophylaxe darstellt – es genügt eine 300-Milligramm-Tablette alle 2 Wochen kombiniert mit einer täglichen Zinkeinnahme –, die jedem mit hohem Infektionsrisiko verordnet werden könnte. Angehörige dieser Ärztegruppe wurden rasch von Medienplattformen zensiert, und mindestens eine Ärztin verlor ihre Arbeitsstelle. Gegen Zelenko ermittelte sogar ein Staatsanwalt aus Baltimore.

Bedenken Sie, dass Hydroxychloroquin zwar ein nützliches Mittel ist, aber sehr früh im Verlauf der Krankheit eingesetzt werden muss, im Idealfall sofort nach dem Kontakt mit einem Infizierten, weil es durch die Verlangsamung der Virusreplikation wirkt. Außerdem lohnt sich der Hinweis, dass in Gegenden, in denen Hydroxychloroquin schwer erhältlich ist, Quercetin eine vielleicht noch wirksamere und noch kostengünstigere Alternative bietet, weil es die gleichen Hauptwirkmechanismen und darüber hinaus viele weitere entzündungshemmende Eigenschaften besitzt.

Beide Wirkstoffe sind Zink-Ionophore, das heißt, sie transportieren Zink in die Zelle. Wie von Zelenko angemerkt, liegen überzeugende Hinweise dafür vor, dass der Hauptnutzen des Protokolls dem Zink zu verdanken ist, das die Virusreplikation effektiv hemmt. Das Problem besteht darin, dass Zink nicht so leicht in die Zelle eindringt, und das ist der Grund, weshalb ein Zink-Ionophor benötigt wird.

Auch Dr. Harvey A. Risch, Professor für Epidemiologie an der Yale School of Public Health, hat versucht, die Botschaft über Hydroxychloroquin zu verbreiten. In einem Gastartikel in *Newsweek* vom 23. Juli 2020 schrieb er:

> Ich habe mehr als dreißig von Fachleuten geprüfte Publikationen herausgebracht und habe derzeit leitende Positionen in den Redaktionen einiger führender Zeitschriften inne. Ich bin es gewohnt, mich für Positionen innerhalb der Mainstream-Medizin einzusetzen, deshalb war ich perplex, als ich feststellte, dass ich inmitten einer Krise für eine Behandlung kämpfe, die sich voll und ganz auf Daten stützt, aber aus Gründen, die nichts mit wissenschaftlichen Erkenntnissen zu tun haben, ins Abseits gedrängt wird. Das Ergebnis ist, dass Zehntausende Patienten unnötigerweise an Covid-19 sterben ...

> Ich beziehe mich natürlich auf das Medikament Hydroxychloroquin. Wird dieses sehr kostengünstige Arzneimittel sehr früh im Verlauf der Krankheit oral eingenommen, ehe das Virus Zeit hatte, sich zu vermehren, und außer Kontrolle gerät, ist es erwiesenermaßen sehr wirksam, vor allem, wenn es in Kombination mit dem Antibiotikum Azithromycin oder Doxycyclin und dem Nahrungsergänzungsmittel Zink eingenommen wird.[53]

Die medizinische Technokratie machte die Pandemie möglich

Die Bemühungen, Ärzte vom Einsatz von Hydroxychloroquin abzuhalten, sind ein weiterer Beweis dafür, dass die Pandemie auf ein anderes verstecktes Motiv zurückzuführen ist. Würde das medizinische Establishment wirklich so viele Menschen wie möglich vor dieser Infektion bewahren wollen, würde es dann nicht alles bereitwillig aufgreifen, was wirkt? Die Tatsache, dass man im Gegenteil alles getan hat, um ein seit Jahrzehnten bewährtes Medikament mit hervorragendem Sicherheitsprofil zu verunglimpfen, belegt, dass wir es nicht mit einem echten medizinischen Establishment zu tun haben, sondern mit einer medizinischen Technokratie. Die Zensur und Manipulation medizinischer Informationen sind Teil des Social-Engineering-Plans dieses Systems.

Die National Institutes of Health veröffentlichten 2005 selbst Forschungsergebnisse, die belegten, dass Chloroquin ein wirksamer Hemmer der SARS-Coronavirus-Infektion und -Verbreitung und tatsächlich sowohl prophylaktisch als auch therapeutisch von Nutzen ist.[54] Als Direktor des National Institute of Allergy and Infectious Diseases (NIAID), das den NIH seit 1984 angeschlossen ist, sollte Dr. Anthony Fauci diese Ergebnisse sehr wohl kennen, doch er hat bei zahlreichen Gelegenheiten zu Protokoll gegeben, dass es keine ausreichenden Belege gebe oder dass diese nur anekdotisch seien.

Wie sich gezeigt hat, hemmt das mit Hydroxychloroquin verwandte Mittel Chloroquin neben der Therapie von Covid-19-Patienten und der Vermeidung von Todesfällen auch Influenza A, und das könnte ein weiterer Grund für die Unterdrückung von Hydroxychloroquin sein.[55] Wenn ein kostengünstiges Generikum vor der Grippe schützen kann, wofür benötigen wir dann noch Impfstoffe gegen die saisonale Influenza?

Kurzum, dieses Medikament stellt in mehreren Hinsichten eine ernsthafte Bedrohung für die Pharmaindustrie dar. Es könnte auch einen der wichtigsten Hebel für die geopolitische Macht eliminieren, die die Technokraten haben, nämlich den Bio-Terrorismus. Wenn wir wissen, wie wir uns vor Designerviren schützen oder eine Infektion behandeln können, schwindet ihre Macht, uns dadurch, dass sie uns in Angst und Schrecken versetzt halten, auf Linie zu bringen.

Das alles trägt zur Erklärung der offen betrügerischen Studien bei, die über Hydroxychloroquin publiziert und dann als Medienfutter genutzt wurden, um die Öffentlichkeit zu verängstigen, während positive Studien zensiert und unterdrückt wurden. In einem Fall waren die von den Autoren genutzten Daten aus der Luft gegriffen, sie hatten sich das Ganze nur ausgedacht. Die Studie wurde letztlich zurückgezogen, aber die schlechte Publicity hatte bereits ihren Zweck erfüllt. In anderen Fällen wurden Dosen verwendet, die *bekanntermaßen* toxisch sind.

Während Ärzte, die von Erfolgen mit dem Medikament berichten, die Standarddosis von circa 200 Milligramm pro Tag entweder für ein paar Tage oder vielleicht ein paar Wochen verordnen, wurden bei Studien wie der von Bill und Melinda Gates finanzierten[56] RECOVERY-Studie 2400 Milligramm Hydroxychloroquin in den ersten 24 Stunden – also drei- bis sechsmal so viel wie die täglich empfohlene Dosis[57] – verabreicht, gefolgt von 400 Milligramm alle 12 Stunden in den nächsten 9 Tagen oder mehr, was sich auf eine Gesamtdosis von 9200 Milligramm in 10 Tagen beläuft.

Auch bei der Solidarity-Studie unter der Leitung der Weltgesundheitsorganisation wurden am ersten Tag 2000 Milligramm eingesetzt
und eine Gesamtdosis von 8800 Milligramm über 10 Tage hinweg
verabreicht.[58] Diese Dosen sind einfach viel zu hoch. Mehr ist nicht
unbedingt besser, sondern einfach zu viel! Man könnte den Patienten
damit sogar umbringen.

Hydroxychloroquin ist nicht das einzige mögliche Covid-19-Heil-
mittel, das die Behörden im Visier haben. Gerade als Daten auftauch-
ten, die den Nutzen von NAC gegen die Infektion belegten, begann
die U.S. Food and Drug Administration urplötzlich, gegen NAC zu
wettern und zu behaupten, es sei von der Definition eines Nahrungs-
ergänzungsmittels ausgenommen.

Zwar hat die Behörde noch keine Schritte gegen NAC im Zusammenhang mit Covid-19 eingeleitet – sie hat hauptsächlich Firmen, die
NAC als Mittel gegen einen Kater auf den Markt bringen, ins Visier
genommen –, doch Mitglieder des Council for Responsible Nutrition
brachten ihre Sorge zum Ausdruck, die FDA könnte am Ende allgemein dagegen vorgehen. Hoffentlich wird die FDA den Zugang zu
NAC-Ergänzungsmitteln am Ende nicht auf dieselbe Weise blockieren, wie sie den Zugang zu Hydroxychloroquin verhindert hat.

Das Schweizer Behandlungsprotokoll – Quercetin und Zink

Sollten Sie sich Sorgen um Hydroxychloroquin machen oder keinen
Zugang dazu haben, dann ist Quercetin eine gute und vielleicht sogar
bessere Alternative. Quercetin ist wie Hydroxychloroquin ein Zink-
Ionophor und hat dieselben Wirkmechanismen – es verbessert die
Aufnahme von Zink in Ihre Zellen.

Statt also Hydroxychloroquin und Zink einzunehmen, könnten Sie zu Quercetin und Zink greifen. Das sind auch die Hauptkomponenten des Schweizer Behandlungsprotokolls,[59] das von der Schweizer Gruppe Coverage Analysis entwickelt wurde, einer unparteiischen, gemeinnützigen Analysegruppe, die »geopolitische Propaganda in den Schweizer und weltweiten Medien« untersucht. Sie gründet ihre Berichte auf publizierten Forschungsergebnissen, Fallstudien und »genauen ärztlichen Aussagen«. Das komplette Protokoll, dessen Befolgung für 5–7 Tage empfohlen wird, beinhaltet auch ein gerinnungshemmendes und ein schleimlösendes Mittel, ein Antibiotikum plus Hydroxychloroquin (allerdings hat Quercetin, wie gesagt, buchstäblich dieselbe Wirkweise und dieselben Vorteile).

Am besten nimmt man Quercetin und Zink am Abend unmittelbar vor dem Zubettgehen und mehrere Stunden nach der letzten Mahlzeit ein. Der Grund dafür ist, dass sowohl Quercetin als auch das Fasten senolytisch sind, das heißt, sie töten selektiv alternde Zellen ab – alte, geschädigte Zombiezellen, die sich während der Alterung ansammeln und Entzündungsschäden beschleunigen. Im Schlaf fasten Sie (hoffentlich) etwa 8 Stunden lang, deshalb ist es am besten, Quercetin vor dem Zubettgehen einzunehmen, um diese Anti-Aging-Vorteile zu maximieren.

Kapitel 8

Die Unterdrückung erfolgreicher Behandlungs- protokolle

Von Dr. Joseph Mercola

Seit Menschengedenken stellten Infektionskrankheiten eine ernste Bedrohung für die Gesundheit des Menschen dar. Unsere Vorfahren vertrauten zu deren Bekämpfung auf das gesunde Immunsystem. In den vergangenen 150 Jahren haben Fortschritte in der Ernährung und Hygiene die Gefahren dieser Infektionen radikal verringert.

Doch in den vergangenen 60 Jahren hat die pharmazeutische Industrie mit allem Nachdruck daran gearbeitet, die Öffentlichkeit glauben zu machen, Impfungen seien der richtige Weg, um Infektionskrankheiten zu verhindern. Wie in Kapitel 7 festgestellt, ist die Weltgesundheitsorganisation inzwischen so weit gegangen, die Definition von *Herdenimmunität* dergestalt zu ändern, dass aus dieser Definition indirekt hervorgeht, Impfstoffe seien *erforderlich,* um uns vor Viruserkrankungen zu schützen; und dabei erwähnt sie das menschliche Immunsystem und seine entscheidende Rolle bei der Infektionsbekämpfung nicht einmal mehr.

Der Vorstoß zur Pflichtimpfung wurde in den USA durch die Verabschiedung des National Childhood Vaccine Injury Act von 1986 radikal beschleunigt, das Impfstoffherstellern teilweise Haftungsschutz für durch Impfstoffe verursachte Schäden garantierte. Dies Gesetz war von historischer Bedeutung, denn in ihm bestätigte die US-Regierung, dass behördlich zugelassene, empfohlene und staatlich vorgeschriebene Impfstoffe für Kinder zu Schädigungen und Todesfällen führen können. Als behördliche Alternative zu Gerichtsverfahren wurde ein nationales Programm zur Impfentschädigung für Eltern eingerichtet, die nicht vor Gericht ziehen und Pharmafirmen oder Ärzte verklagen wollten.

In den folgenden 30 Jahren wurde dieses Gesetz dann von Kongress und Bundesbehörden immer wieder abgeändert und die Informations-, Meldungs-, Berichts- und Forschungszusagen, die den Eltern darin zugesichert worden waren, wurden herausgenommen, sodass eine Entschädigung durch den Bund fast unmöglich gemacht wurde und weniger Impfgeschädigte entschädigt werden konnten.

Der Oberste Gerichtshof der Vereinigten Staaten strich 2011 in einer nicht einstimmigen Entscheidung der Richterinnen Sonia Sotomayor und Ruth Bader Ginsburg im Fall *Bruesewitz gegen Wyeth* endgültig jede in den USA verbliebene Haftung von Impfstoffherstellern für Schäden durch ihre Vakzine. Seit 2011 sind Impfstoffhersteller nicht mehr für Impfschäden und Todesfälle haftbar, selbst wenn Beweise vorliegen, dass das Unternehmen einen Impfstoff hätte herstellen können, der wahrscheinlich weniger Schäden verursacht hätte.

Da Pharmaunternehmen zu Milliarden Dollar Entschädigungen für Schäden durch Nebenwirkungen von Medikamenten aus ihrer Herstellung verurteilt worden waren, ist dieser komplette Haftungsausschluss für von der Regierung empfohlene und staatlich angeordnete Impfstoffe ein wichtiger Garant ihres finanziellen Erfolgs. Mit Covid-19 wurde der komplette Haftungsschutz weiter ausgedehnt und die Impfstoffindustrie durch den Public Readiness and Emergency Preparedness Act, genannt PREP (Gesetz zur öffentlichen Bereitschaft und Notfallvorsorge) noch weiter vor Zahlungen für Impfschäden geschützt.

Die ersten Covid-19-Impfstoffe, die auf den Markt kamen, waren experimentelle Messenger-RNA-Vakzine, hergestellt von Pfizer/BioNTech und Moderna, die von der U.S. Food and Drug Administration im Dezember 2020 eine Notzulassung für die USA erhalten hatten. Sie wurden auch in Großbritannien und Kanada zugelassen, und in Russland wurde das Covid-19-Vakzin Sputnik vermarktet. Obwohl diese neuen Corona-Impfstoffe von der Presse hochgelobt wurden, bleiben einige gravierende Sicherheitsprobleme, die angesprochen werden müssen.

Millionen Menschen experimentelle Impfstoffe zu verabreichen, obwohl angesichts ihrer beschleunigten Vermarktung nur sehr wenige begrenzte und kurzfristige Daten zu ihrer Sicherheit vorliegen, ist mehr als fahrlässig. Es wurden keinerlei langfristige Studien durchgeführt, um abzuschätzen, ob sie zu Krampfanfällen, Krebs, Herzerkrankungen, Allergien und/oder Autoimmunkrankheiten führen können – Krankheiten, die bei anderen Impfstoffen beobachtet wurden und von denen bei frühen Corona-Impfstoffversuchen an Tieren berichtet worden war.

Auf Tierversuche wurde bei Covid-19-Impfstoffen wegen der Beschleunigung durch das Programm Operation Warp Speed (Operation Lichtgeschwindigkeit), das Anfang 2020 von der US-Regierung ausgerufen wurde, gänzlich verzichtet. Folglich sind nun Millionen Menschen – mit allen möglichen Vorerkrankungen, die sie für Impfstoffreaktionen, dauerhafte Schädigungen und sogar Todesfälle anfällig machen könnten – die ersten Versuchspersonen.

Bereits seit Ausbruch des schweren akuten Respiratorischen Syndroms (SARS-1) im Jahr 2002 versuchten Forscher, ein Corona-Vakzin zu entwickeln. Doch keiner dieser Impfstoffe war erfolgreich, viele hatten schwere, manche sogar tödliche Nebenwirkungen. Außerdem ist es wichtig, daran zu erinnern, dass RNA-Vakzine noch nie zuvor eine Zulassung für den Einsatz beim Menschen erhalten haben. Es liegen keine Daten über längerfristige Studien am Menschen vor, die uns Hinweise darauf geben können, welche Arten von Langzeitfolgen wir in den kommenden Jahren durch die Covid-19-Impfstoffe zu erwarten haben. Davon auszugehen, dass diese schnell zugelassenen

Coronavirus-Impfstoffe erfolgreich sind, während andere, die über deutlich längere Zeiträume hinweg getestet wurden, kläglich versagt haben, wäre reine Dummheit.

Obwohl viele Menschen mit der Lancierung von Covid-19-Impfstoffen Hoffnung auf »eine Rückkehr zur Normalität« und ein Gefühl der Sicherheit verbanden, dauerte es nicht lange, bis Berichte über gravierende Nebenwirkungen aufzutauchen begannen und die Frage aufwarfen, ob ihr angeblicher Nutzen nicht die möglichen Schäden überwiegt. Unabhängige Forscher, die die verfügbaren klinischen Versuchsdaten analysiert haben, weisen außerdem darauf hin, dass die Wirksamkeit dieser Vakzine scheinbar deutlich übertrieben dargestellt wurde.

Wirksamkeit der Vakzine stark überbewertet

Anfang November 2020 ließ Pfizer die Aktienkurse in die Höhe schnellen, als das Unternehmen verkündete, die Analyse der Daten seiner klinischen Tests habe eine Wirksamkeit des Impfstoffs von mehr als 90 Prozent ergeben. Bald darauf wurde eine Wirksamkeit von 95 Prozent angekündigt.[1] Moderna gab einen ähnlichen Erfolg bekannt, seine klinischen Studien nämlich erreichten eine Rate von 94,5 Prozent.[2] Die Definition des Begriffs Wirksamkeit wurde jedoch nicht erörtert.

Wenn man die Pressemitteilungen von Pfizer und Moderna und andere Informationen über diese klinischen Tests liest, erkennt man, dass einige wirklich entscheidende Informationen fehlen. Zum Beispiel:[3]

→ Sie geben den Zyklusschwellenwert für die PCR-Tests nicht an, auf denen sie ihre Berechnung der Covid-Fallzahlen begründen. Dieser Wert ist aber für die Genauigkeit dieser Studien entscheidend.

→ Sie machen keine Angaben über Krankenhauseinweisungen oder Todesfälle.

→ Es gibt keine Informationen darüber, ob die Impfstoffe eine asymptomatisch Infektion und die Übertragung des SARS-CoV-2-Virus verhindern. Sollte nämlich die Wirksamkeit des Impfstoffs nur moderat bis schwer symptomatische Erkrankungen verhindern, nicht aber die Infektion und Übertragung, wird es unmöglich sein, mit diesen Vakzinen Herdenimmunität zu erlangen.

→ Es gibt keine Hinweise dazu, wie lange der Schutz vor einer moderat bis schwer symptomatischen Erkrankung anhält. Manche Forscher sind der Meinung, dass häufige Auffrischungsimpfungen, vielleicht alle 3–6 Monate oder jährlich, notwendig sein werden.

Anzahl der erforderlichen Impfungen, um das Auftreten eines einzigen Falls zu verhindern

In einem vom *British Medical Journal* veröffentlichten Brief an den Herausgeber wies Dr. Allan Cunningham, New Yorker Kinderarzt im Ruhestand, darauf hin, dass die Wirksamkeitsangabe von Pfizer versäumt, den Menschen die Sache so zu erklären, dass sie sie wirklich verstehen können, und machte sich dann daran, die Anzahl der erforderlichen Impfungen mit dem Vakzin von Pfizer zu berechnen.

Diese Zahl liefert Ihnen ein viel klareres Bild, was Sie erwarten können (Hervorhebung d. d. Autor):

> Spezifische Daten werden nicht geliefert, aber basierend auf den 94 Fällen in einer Studie mit etwa 40 000 Teilnehmern, lassen sich die Zahlen leicht in etwa berechnen: 8 Fälle in einer Impfgruppe von 20 000 Probanden und 86 Fälle in einer Placebogruppe von 20 000 Teilnehmern.
>
> Das ergibt eine Covid-19 Erkrankungsrate von 0,0004 in der Impfgruppe und 0,0043 in der Placebogruppe. Das relative Risiko der Impfung = 0,093, was eine »Impfwirksamkeit« von 90,7 % ergibt [100(1-0,093)]. Das klingt beeindruckend, aber die absolute Risikoreduktion liegt für den Einzelnen nur bei etwa 0,4 % (0,0043 – 0,0004 = 0,0039).
>
> **Die Zahl der benötigten Impfungen = 256 (1/0,0039), das heißt, um nur einen Covid-19-Fall zu verhindern, müssen 256 Menschen geimpft werden;** die anderen 255 haben davon keinen Nutzen, sind aber negativen Impfnebenwirkungen ausgesetzt, wie auch immer diese ausfallen und wann immer wir davon erfahren werden.[4]

In einem vom Mises Institute publizierten Artikel erklärt Dr. Gilbert Berdine, außerordentlicher Professor am Health Sciences Center der Technischen Universität von Texas, diese statistische Manipulation, indem er dieselbe Berechnung für den Impfstoff von Moderna durchführt (Hervorhebung d. d. Autor):

> Die Studie von Pfizer hatte 43 538 Teilnehmer und wurde nach 164 Fällen analysiert. Etwa 150 von 21 750 Teilnehmern (weniger als 0,7 %) wurden also in der Kontrollgruppe PCR-positiv getestet, und etwa ein Zehntel von ihnen in der Impfgruppe PCR-positiv getestet.

Die Moderna-Studie hatte 30 000 Teilnehmer. Es gab 95 »Fälle« bei den 15 000 Kontrollteilnehmern (etwa 0,6 %) und 5 »Fälle« bei den 15 000 Impfprobanden (etwa ein Zwanzigstel von 0,6 %). Die in diesen Ankündigungen genannten »Wirksamkeitszahlen« bezeichnen das Chancenverhältnis ...

Wenn die Gefahr eines Ereignisses gering ist, können Chancenverhältnisse über das tatsächliche Risiko irreführend sein. Ein sinnvolleres Maß für die Wirksamkeit wäre die Anzahl von Impfungen, [die nötig sind,] um eine Krankenhauseinweisung oder einen Todesfall zu verhindern. Diese Zahlen liegen nicht vor.

Will man eine Einschätzung der Anzahl von Impfungen, [die nötig sind,] um einen einzigen »Fall« zu verhindern, so kommt man bei der Moderna-Studie auf 15 000 Impfungen, um 90 »Fälle« zu vermeiden, beziehungsweise 167 Impfungen pro verhindertem »Fall« – und das klingt nicht annähernd so gut wie eine Wirksamkeit von 94,5%.[5]

Ein weiterer wichtiger Datenpunkt, der der Öffentlichkeit vorenthalten wird, ist die Angabe der absoluten Risikoreduktion durch diese Impfstoffe. Die Arzneimittelhersteller sind Experten, wenn es darum geht, Ärzte und die Öffentlichkeit zu verwirren, indem sie absolute und relative Risiken zusammenfassen. Das haben sie bereits mit Statinmedikamenten getan und damit Zehntausende, wenn nicht gar Hunderte Milliarden Gewinn gemacht. In einem Artikel im *British Medical Journal* vom 26. November 2020 wies Peter Doshi, Mitherausgeber der Zeitschrift, darauf hin, dass Pfizer zwar behaupte, sein Impfstoff habe eine Wirksamkeit von 95 Prozent, doch das sei die *relative* Risikoreduktion. Die *absolute* Risikoreduktion liege tatsächlich bei weniger als einem Prozent.[6]

Kapitel 8

In einem späteren Artikel äußerte Doshi weitere Bedenken.[7] Zum einen wies er darauf hin, Pfizer bestätige nicht, dass die Probanden, die Covid-19-Symptome hatten, tatsächlich PCR-positiv getestet wurden. Stattdessen wurde ein großer Teil von ihnen einfach als »Covid-19-Verdacht« bezeichnet. Das Problem ist, dass die 95-prozentige Wirksamkeit nur auf PCR-bestätigten Fällen beruht. Da die Daten aber zeigen, dass es 20-mal mehr Verdachtsfälle als bestätigte Fälle gab, könnte die relative Risikoreduktion sogar nur bei 19 Prozent liegen, erklärte Doshi, was weit unter den erforderlichen 50 Prozent ist, die von den Regulatoren für die Zulassung verlangt werden. Darüber hinaus könnte die Wirksamkeit des Impfstoffs, wenn Verdachtsfälle bei Menschen mit falsch-negativen PCR-Testergebnissen auftraten, sogar noch geringer sein.

Ein weiterer Datenpunkt, der Auswirkung auf die Wirksamkeit des Impfstoffs von Pfizer haben könnte, war der Ausschluss von 371 Teilnehmern von der Wirksamkeitsanalyse aufgrund »wichtiger Protokollabweichungen am Tag oder 7 Tage vor der zweiten Impfung«. Von diesen gehörten 311 der Impfgruppe und nur 60 der Placebogruppe an.

Doch warum wurden fünfmal mehr Probanden aus der Impfgruppe von der Wirksamkeitsanalyse ausgeschlossen als aus der Placebogruppe? So etwas nennt man Trickserei, um die Ergebnisse in die gewünschte Richtung zu manipulieren und die Wirksamkeit »nachweisen« zu können, obwohl es sich lediglich um eine statistische Manipulation handelt.

Wird das Covid-19-Vakzin Leben retten, Krankenhausaufenthalte reduzieren oder Ansteckungen verhindern?

Außerdem wies Doshi darauf hin, dass die aktuellen Studien nicht dazu gedacht sind, uns zu sagen, ob die Impfstoffe tatsächlich Leben retten werden. Ist das aber nicht der Fall, sind sie die damit verbundenen Risiken dann wirklich wert? »Was bedeutet es genau, wenn ein Impfstoff für ›wirksam‹ erklärt wird«, fragt er in seinem Artikel vom 26. November. »Für die Öffentlichkeit scheint das offenkundig zu sein. ›Hauptziel eines Covid-19-Impfstoffs ist es, die Menschen davor zu bewahren, schwerkrank zu werden und zu sterben‹, hieß es im National Public Radio freiheraus … Doch die aktuellen Phase-III-Studien sind nicht darauf ausgelegt, dies zu bestätigen. Keine der Studien [war dazu] gedacht, einen Rückgang irgendeines schweren Ereignisses nachzuweisen, wie zum Beispiel Krankenhauseinweisungen, Intensivbehandlungen oder Todesfälle.«[8]

Und die Studien geben uns auch keine Auskunft über die Wirksamkeit des Vakzins, asymptomatische Infektionen und die Übertragung zu verhindern, weil das erfordern würde, Probanden über einen langen Zeitraum zweimal wöchentlich zu testen – eine Strategie, die laut Tal Zaks, Chefmediziner bei Moderna, »einsatzbezogen nicht durchführbar« ist.[9]

Wichtige Sicherheitsfragen bleiben unbeantwortet

Neben der Frage, ob die Covid-19-Impfstoffe wirken, wie es ihre Bewerbung verspricht, bleiben auch einige Fragen zu ihrer Sicherheit offen. Und was diese anbelangt, muss man wissen, dass nur ein paar Tausend nachweislich gesunde Freiwillige dem Impfstoff im Vorfeld tatsächlich ausgesetzt waren. Die eigentlichen Beta-Tester sind jene, die für die Impfung Schlange stehen, sobald sie verfügbar sein wird.

Man kann eine außergewöhnlich lange Liste an Fragen zur Sicherheit aufstellen, beginnend mit: »Welche Auswirkung werden RNA-Impfstoffe auf die DNA haben?« Einem Artikel vom 29. Januar 2020 auf *Phys.org* zufolge hat die Wissenschaft nachgewiesen, dass RNA eine »direkte Auswirkung auf die DNA-Stabilität hat«[10].

Könnten die Covid-19-Impfstoffe Gene schädigen, und falls ja, welche? Das könnte ein ziemlich entscheidendes Detail sein. Nur ein Beispiel: Wenn Gene, die für die chemische Verbindung [6]-Methyladenin wichtig sind, entfernt werden, kommt es sowohl bei Mäusen als auch bei Menschen erwiesenermaßen zu einer Neurodegeneration.[11]

Eine weitere Sicherheitsfrage betrifft die bei den Vakzinen genutzten Lipidnanopartikel. 2017 schilderte *Stat News* die Herausforderungen, vor denen Moderna bei der Entwicklung eines mRNA-basierten Medikaments gegen das Crigler-Najjar-Syndrom stand, einer Krankheit, die zu Gelbsucht, Muskelschwund und Hirnschädigungen führen kann:

> Um die mRNA-Moleküle vor der natürlichen Körperabwehr zu schützen, müssen die Arzneimittelentwickler sie mit einer Schutzhülle umgeben. Für Moderna hieß das, seine Crigler-Najjar-Therapie in Nanopartikel aus Lipiden einzuschließen. Und diese Nanopartikel waren für die Chemiker eine frustrierende Herausforderung: Ist die Dosis zu gering, hat man nicht genug Enzyme, um die Krankheit zu bekämpfen; ist die Dosis zu hoch, ist das Medikament für die Patienten zu toxisch.

Modernas Wissenschaftler wussten von Beginn an, dass der Einsatz von mRNA zur Ankurbelung der Proteinproduktion eine schwierige Aufgabe sein würde, deshalb durchforsteten sie die medizinische Literatur nach Krankheiten, die mit geringen Mengen zusätzlicher Proteine behandelt werden könnten. »Und diese Liste der Krankheiten ist sehr, sehr kurz«, stellte der ehemalige Angestellte fest ...

Crigler-Najjar war der niedrigschwelligste Kandidat, doch nicht einmal gegen diese Krankheit schaffte Moderna es, eine wirksame Therapie zu entwickeln. Die sichere Dosis war zu schwach, und wiederholte Injektionen einer Dosis, die stark genug war, um Wirkung zu zeigen, hatten bei Tierversuchen schwerwiegende Nebenwirkungen auf die Leber zur Folge.[12]

Sind die Lipidnanopartikel, die heute bei den Covid-19-Impfstoffen eingesetzt werden, sicherer als diejenigen, die vor wenigen Jahren als zu gefährlich für Studien am Menschen erachtet wurden? Wie wir später in diesem Kapitel besprechen werden, tauchten als eine der ersten Nebenwirkungen anaphylaktische Reaktionen auf, und das könnte möglicherweise mit diesen Nanopartikeln zusammenhängen. Weil die mRNA schnell zerfällt, muss sie mit Lipiden oder Polymeren umhüllt werden.

Die Covid-19-Impfstoffe nutzen PEGylierte Lipidnanopartikel, und es ist bekannt, dass PEG (Polyethylenglykol) Anaphylaxie auslöst.[13] Das Risiko von Autoimmunreaktionen spielt ebenfalls eine wichtige Rolle.

Gilbert Berdine hebt in seinem Artikel hervor, dass »Kollegen sich über mögliche Autoimmunnebenwirkungen Sorgen machen, die vielleicht erst Monate nach der Impfung auftreten könnten«[14]. Man muss betonen, dass an keiner der Studien immungeschwächte Probanden teilnahmen, deshalb ist völlig unbekannt, wie diese Vakzine auf Menschen mit geschwächter Immunfunktion wirken. Doch angesichts dessen, dass geschätzte 14,7–23,5 Millionen Amerikaner an irgendeiner Form von Autoimmunerkrankung leiden und diese Menschen mithin ein erhöhtes Risiko für schwere Covid-19-Verläufe und -Todesfälle haben, ist dies ein erhebliches Problem. Sollte das Vakzin Autoimmunprobleme verschlimmern, könnte das Ergebnis für unglaublich viele Menschen verheerend sein.

Vakzin-induzierte paradoxe Immunreaktionen könnten sich als fatal erweisen

Wenn frühere Studien von Coronavirus-Vakzinen entsprechende Hinweise liefern, dann muss man sich über mögliche gravierende Nebenwirkungen der Covid-19-Impfstoffe ernsthafte Sorgen machen. Ein in diesen Studien festgestelltes Problem betraf die antikörperabhängige Immunverstärkung – davon haben wir seit den 1960er-Jahren Kenntnis. Kurz zusammengefasst tritt diese auf, wenn ein Virusvakzin Sie für eine schwere Erkrankung und Tod *anfälliger* macht, sollten Sie sich in der Folgezeit mit dem Virus infizieren.

Dr. James Odell erklärte in einem Artikel des Bioregulatory Medicine Institute vom 28. Dezember 2020:

> Im Laufe von 18 Jahren wurden zahlreiche Tierversuche mit Coronavirus-Vakzinen durchgeführt, die leider signifikante und gravierende Nebenwirkungen zeigten. Entweder waren die Tiere nicht komplett geschützt, erkrankten an schweren, sich beschleunigenden Autoimmunkrankheiten oder starben.

Die Nebenwirkungen und Todesfälle bei den Tierversuchen wurden in erster Linie dem zugeschrieben, was man als infektionsverstärkende Antikörper (ADE) bezeichnet ... Virus-ADE stellen einen biochemischen Mechanismus dar, bei dem virusspezifische Antikörper (gewöhnlich durch ein Vakzin) das Eindringen und/oder die Replikation eines anderen Virus in weiße/n Blutzellen wie Monozyten/ Makrophagen und Granulozyten fördern.

Dies löst dann eine überstarke Immunreaktion aus (verstärkt sie abnorm) und ruft chronische Entzündungen, Lymphopenie und/oder einen »Zytokinsturm« hervor – Erkrankungen, von denen, wie berichtet wurde, eine oder mehrere zu schweren Krankheitsverläufen und sogar zum Tod führten. Im Grunde stellen ADE einen Krankheitsausbreitungszyklus dar, der dazu führt, dass sekundär mit einem anderen Stamm infizierte Menschen immunologisch höher reguliert sind als bei ihrer ersten Infektion (oder vorherigen Impfung).

ADE in Zusammenhang mit einer Erkrankung bereiten bei der Entwicklung von Impfstoffen und Antikörpertherapien immer Sorgen, weil die Mechanismen, die dem Antikörperschutz gegen ein Virus zugrunde liegen, theoretisch das Potenzial besitzen, die Infektion zu verstärken oder eine schädliche Immunpathologie auszulösen. Bei vielen Viren, und dazu gehört auch das Coronavirus, wurden beim Viruseindringen ADE beobachtet und ihr Mechanismus beschrieben.

Im Grunde wurde nachgewiesen, dass Antikörper einen Serotyp von Viren angreifen, einen anderen aber nur subneutralisieren, was bei letztgenannten Viren zu ADE führt. Weil bei Tierversuchen ADE auftraten, erreichte die Coronavirus-Vakzinforschung noch nie die Etappe der Studien am Menschen, zumindest nicht bis zur Schnellzulassungskampagne gegen das jetzige SARS-Coronavirus-2.[15]

Das Risiko des Auftretens von infektionsverstärkenden Antikörpern, deren Wirkweise auch unter dem Begriff paradoxe Immunsteigerung bekannt ist, wurde in einem Skript mit dem Titel »Informed Consent Disclosure to Vaccine Trial Subjects of Risk of Covid-19 Vaccine Worsening Clinical Disease« (Veröffentlichung der Einwilligungserklärung für Impfprobanden über das Risiko, dass der Covid-19-Impfstoff die klinische Erkrankung verstärkt) zur Sprache gebracht, das am 28. Oktober 2020 im *International Journal of Clinical Practice* veröffentlicht wurde. Darin heißt es: »Covid-19-Vakzine, die entwickelt wurden, um die Neutralisierung von Antikörpern auszulösen, könnten Impfprobanden sensibilisieren und zu schwereren Erkrankungen führen als ohne diese Impfung«, und es wird hinzugefügt:

> Vakzine gegen SARS, MERS und RSV wurden nie erprobt, und die Daten, die während der Entwicklung und Testphase dieser Impfstoffe generiert wurden, geben Anlass zu einer ernsten mechanistischen Sorge: Vakzine, die nach dem traditionellen Ansatz empirisch entwickelt wurden (bestehend aus dem nicht oder nur minimal modifizierten Virusspike des Coronavirus, um die Bildung neutralisierender Antikörper zu stimulieren), sei es, dass sie aus Proteinen, Virusvektoren, DNA oder RNA bestehen, und ungeachtet der Verabreichungsmethode, könnten die Covid-19-Erkrankung über infektionsverstärkende Antikörper (ADE) verschlimmern.[16]

Frühere Corona-Impfstofftests wurden aufgrund von Sicherheitsrisiken abgebrochen

Doch dieses Risiko wurde den Teilnehmern des klinischen Tests von Moderna und Pfizer nicht mitgeteilt. Sollte sich herausstellen, dass eines oder mehrere Covid-19-Vakzine diese Art von Immunverstärkung auslösen, könnten wir es mit einer Vielzahl kritischer Krankheiten und Todesfälle zu tun bekommen, wenn die Menschen mit mutierten SARS-CoV-2-Stämmen in Kontakt geraten.

Das Traurige ist, dass diese Informationen bekannt waren, aber verschwiegen wurden. Im Mai 2020 interviewte ich Robert F. Kennedy jr. zu dieser Frage, und er antwortete folgendermaßen:

> Die Entwicklung von Corona-Impfstoffen begann nach dem Ausbruch von drei SARS-Epidemien seit Anfang des Jahres 2002. Chinesen, Amerikaner und Europäer waren sich einig und erklärten: »Wir müssen einen Impfstoff gegen das Coronavirus entwickeln.« Etwa im Jahr 2012 hatten sie circa 30 Impfstoffkandidaten, die vielversprechend waren.

> Sie nahmen die vier besten, stellten die Vakzine her und verimpften diese an Frettchen, die in Hinsicht auf Lungeninfektionen die größte Ähnlichkeit mit Menschen aufweisen.

> Die Frettchen zeigten eine außergewöhnlich gute Antikörperantwort, und nach dieser Maßgabe vergibt die FDA Impfstoffzulassungen. Sie dachten: »Wir haben den Jackpot geknackt.« Alle vier Impfstoffe wirkten hervorragend. Doch dann geschah etwas Schreckliches. Die Frettchen kamen mit dem wilden Virus in Kontakt, entwickelten in allen Organen Entzündungen – und ihre Lungen versagten.

> Die Wissenschaftler erinnerten sich daran, dass dasselbe in den 1960er-Jahren geschehen war, als sie versucht hatten, einen Impfstoff gegen RSV, eine Erkrankung der oberen Atemwege, zu entwickeln, die dem Coronavirus-Verlauf sehr ähnlich ist. Doch damals führten sie keine Tierversuche durch, sondern unternahmen sofort Versuche am Menschen. Sie testeten den Impfstoff an etwa 35 Kindern, und es zeigte sich der gleiche Verlauf: Die Kinder zeigten eine

hervorragende, robuste und dauerhafte Antikörperantwort. Alles sah perfekt aus, bis die Kinder mit dem wilden Virus in Kontakt kamen und alle erkrankten. Zwei Kinder starben. Und das Vakzin wurde aufgegeben. Das Ganze stellte für die FDA und NIH eine große Blamage dar.

Daran erinnerten sich die Wissenschaftler 2012. Sie schauten also genauer hin, und ihnen wurde klar, dass durch das Coronavirus zwei Arten von Antikörpern gebildet werden. Es gibt neutralisierende Antikörper, die erwünscht sind und die Krankheit bekämpfen, und bindende Antikörper.

Die bindenden Antikörper schaffen in Wahrheit einen Signalweg für die Krankheit in Ihren Körper und lösen etwas aus, was paradoxe Immunreaktion beziehungsweise paradoxe Immunverstärkung genannt wird. Das bedeutet, es sieht alles gut aus, bis Sie sich mit der Krankheit infizieren, doch dann führt diese Immunreaktion zu einer erheblichen Verschlimmerung. Impfstoffe gegen Coronaviren können sehr gefährlich sein, und das ist der Grund, weshalb sogar unsere Feinde, Leute, die Sie und mich hassen – Peter Hotez, Paul Offit, Ian Lipkin –, sagen:»Ihr müsst mit diesem Impfstoff wirklich sehr vorsichtig sein.«

Frühe Studien ließen Sorgen über Nebenwirkungen von mRNA-Vakzinen aufkommen

Nun, da die ersten Lieferungen des Covid-19-Vakzins auf dem Markt sind, beginnen wir eine Reihe beunruhigender Nebenwirkungen zu beobachten, und es gab bei den Phase-1-Studien von Moderna

Anlass zur Sorge, als 80 Prozent der Teilnehmer in einer Gruppe, die eine 100-Mikrogramm-Dosis erhalten hatte, an systemischen Nebenwirkungen litten.[17]

Nach der zweiten Dosis berichteten 100 Prozent von Nebenwirkungen. Dennoch hielt Moderna genau diese Dosis für die weiteren Studien bei. (In der Gruppe mit der höchsten Dosierung, die 250 Mikrogramm verabreicht bekommen hatte, litten alle Probanden schon nach der ersten Impfung an Nebenwirkungen.)

Am 20. Mai 2020 warnte Robert F. Kennedy jr., dass »die Ergebnisse der klinischen Studie noch viel schlechter ausfallen könnten«. Er schrieb: »Moderna hat seine Ausgangsdaten und die Ergebnisse der klinischen Studie nicht veröffentlicht, räumte aber in seiner Pressemitteilung, die voller Ungereimtheiten war, ein, dass drei Probanden systemische Reaktionen dritten Grades zeigten – ein Ausmaß, welches von der FDA so definiert wird, dass es ›tägliche Aktivitäten [verhindert] und … medizinische Versorgung notwendig [macht]‹ … Ein Impfstoff mit derartigen Reaktionsraten könnte bei 1,5 Milliarden Menschen schwere Schädigungen verursachen, wenn er ›allen Menschen auf der Erde‹ verabreicht werden würde.«[18]

Um zu verstehen, weshalb mRNA-Covid-19-Vakzine so bedenklich sind, muss man ihre Funktionsweise verstehen. Die Impfstoffe von Moderna und Pfizer verwenden beide die Messenger-RNA (mRNA)-Technologie, um Ihre Zellen dazu zu bringen, das SARS-CoV-2-Spikeprotein zu bilden. Dieses ist ein Glykoprotein, das an den ACE2-Rezeptor Ihrer Zellen andockt und es dem Virus ermöglicht, Sie zu infizieren.

Die Idee hinter diesen mRNA-Vakzinen ist, dass Ihr Immunsystem als Reaktion auf die Bildung dieses SARS-CoV-2-Spikeproteins

Antikörper bilden wird. Unberücksichtigt bleibt bei dieser Behandlung aber die Frage, wie die Produktion dieser Proteine heruntergefahren werden kann, wenn sie nicht mehr benötigt werden. Was passiert, wenn Sie Ihren Körper in eine Fabrik für Virusproteine verwandeln und somit die Antikörperproduktion dauerhaft aktiviert halten, ohne die Möglichkeit zu haben, diese auch wieder abzuschalten?

Außerdem gibt es, wie Kennedy erwähnte, zwei Arten von Antikörpern: bindende und neutralisierende. Bindende Antikörper können eine virale Infektion nicht verhindern, sondern lösen stattdessen, wie oben geschildert, eine überstarke Immunreaktion aus. In einer frühen Pressemitteilung stellte Moderna fest, dass Probanden *bindende Antikörper* entwickelt hatten, »in Ausmaßen, wie sie in Blutproben von Covid-19-Genesenen nachweisbar sind«. Zum Zeitpunkt dieser Pressemitteilung wiesen die Daten von 25 der 45 Probanden ausschließlich diese bindenden Antikörper auf. Daten neutralisierender Antikörper aber lagen damals nur von 8 der 45 Probanden vor, dabei sind die neutralisierenden Antikörper wahrscheinlich die wichtigeren, weil sie die Infektion tatsächlich bekämpfen. Angesichts der Probleme, die von bindenden Antikörpern in früheren Vakzinstudien verursacht worden waren, ließen diese Ergebnisse die Warnglocken schrillen.

Robert F. Kennedy jr. schrieb:

> Moderna erklärte nicht, warum es nur von acht Probanden positive Antikörpertests meldete. Diese Ergebnisse sind extrem enttäuschend, weil die gefährlichste Hürde für die Impfung noch vor uns liegt: die Konfrontation der Probanden mit der wilden Covid-19-Infektion.

Frühere Versuche, Covid-Vakzine zu entwickeln, sind stets in dieser Phase gescheitert, als sowohl Menschen als auch Tiere robuste Antikörperreaktionen erreicht hatten, dann aber erkrankten und starben, als sie mit dem wilden Virus in Kontakt kamen.[19]

Spätere Studienphasen haben sowohl bei Moderna als auch Pfizer ähnliche Raten an Nebenwirkungen ergeben. Peter Doshi stellte bereits im November 2020 fest: »In Modernas Pressemitteilung heißt es, dass 9 Prozent an Myalgie dritten Grades und 10 Prozent am Fatigue-Syndrom dritten Grades litten; Pfizer berichtete, 3,8 Prozent litten am Fatigue-Syndrom dritten Grades und 2 Prozent an Kopfschmerzen dritten Grades. Zwischenfälle mit Grad 3 gelten als schwer und verhindern definitionsgemäß tägliche Aktivitäten. Man kann davon ausgehen, dass milde und moderate Reaktionen noch weitaus häufiger auftreten.«[20]

Zu dieser bisher begrenzten Datenmenge kommt noch hinzu, dass Wissenschaftler der Pennsylvania University und der Duke University eine Reihe möglicher unerwünschter Nebenwirkungen von mRNA-Vakzinen wie lokale und systemische Entzündungen, Stimulation autoreaktiver Antikörper, Autoimmunität, Ödeme (Schwellungen) und Blutgerinnsel auflisten.[21]

Einige dieser Nebenwirkungen wie systemische Entzündungen und Blutgerinnsel ähneln den schweren Symptomen von Covid-19 selbst. Könnte dies ein Hinweis darauf sein, dass mRNA-Vakzine die Covid-19-Infektion tatsächlich verschlimmern und zu paradoxen Immunverstärkungsreaktionen führen können, die jenen ähneln, die einst die immunisierten Frettchen töteten, sobald diese dem Coronavirus ausgesetzt waren?

Gemeldete Nebenwirkungen der Covid-19-Vakzine

Die beunruhigendste Nebenwirkung, die in den späteren Phasen der Studien gemeldet wurde, war Transverse Myelitis – eine Entzündung des Rückenmarks.[22] Nachdem die Impfstoffe von Moderna und Pfizer inzwischen aber Zehntausenden Menschen mit allen möglichen Vorerkrankungen verabreicht worden sind, beginnen wir eine deutlich breitere Palette an besorgniserregenden Nebenwirkungen zu beobachten.

Innerhalb von Wochen, nachdem die Vakzine verimpft worden waren (zunächst an die Angestellten im Gesundheitsdienst an vorderster Front und an Bewohner von Pflegeheimen), begannen in den Massenmedien und den Netzwerken der sozialen Medien Berichte über gravierende Nebenwirkungen aufzutauchen. Dazu zählen:

→   ein dauerhaftes Krankheitsgefühl[23] sowie extreme Erschöpfung[24]

→   anaphylaktische Reaktionen[25]

→   multisystemische Entzündungssyndrome[26]

→   chronische Anfälle und Krämpfe[27]

→   Lähmungen[28], auch Fälle von Hirnnervenerkrankung (Bell's Palsy)[29]

→   mindestens 75 Fälle von plötzlichem Tod (55 in den USA und 20 in Norwegen), von denen viele innerhalb von Stunden oder Tagen eingetreten waren.[30]

Einem Bericht der US Centers for Disease Control and Prevention vom 18. Dezember 2020 zufolge hatten zu diesem Zeitpunkt 112 807 Amerikaner ihre erste Covid-19-Impfung erhalten. Von diesen hatten 3150 an einer oder mehreren »gesundheitlichen Folgen« gelitten, definiert als »nicht in der Lage, täglichen Aktivitäten nachzugehen, unfähig zu arbeiten und erforderliche ärztliche oder pflegerische Hilfe«. Das ergibt eine Nebenwirkungsrate von 2,79 Prozent.[31]

Auf die gesamte US-Bevölkerung von 328,2 Millionen hochgerechnet, müssten wir erwarten, dass mehr als 9 156 000 Amerikaner durch das Vakzin geschädigt werden würden, sollte jeder Mann, jede Frau und jedes Kind geimpft werden. Auf die Weltbevölkerung hochgerechnet, wäre der Schaden wirklich schwindelerregend.

Ein möglicher Verdächtiger der allergischen Reaktionen ist Polyethylenglykol. Diese Verbindung scheint stichhaltig genug zu sein, dass die US-Gesundheitsbehörden alle Menschen, die bekanntermaßen auf PEG oder Polysorbat allergisch reagieren, warnen, sämtliche mRNA-Covid-19-Impfstoffe zu meiden.[32]

Die Covid-19-Vakzin-Testläufe waren manipuliert

Auch wenn Impfstoffhersteller darauf bestehen, dass jedes Vakzin, das auf den Markt kommt, rigorosen Tests unterzogen wurde, zeigt die Anlage der Testlaufprotokolle, dass jeder Versuch, die Sicherheit der Menschen zu gewährleisten, buchstäblich aufgeben wurde.

Die Impfstoffe wurden zugelassen, obwohl eine Wirksamkeit ihrerseits, vor Infektion zu schützen, gar nicht existierte. Der Schutz vor Infektion war nicht einmal als Kriterium für ein erfolgreiches

Covid-19-Vakzin vorgesehen. Das einzige erforderliche Kriterium war eine Reduktion von moderaten bis schweren Covid-19-Symptomen, und selbst diese Reduktion nur in minimalem Ausmaß. In einem in *Forbes* im September 2020 erschienenen Artikel lenkte William Haseltine die Aufmerksamkeit auf die fragwürdigen Zielpunkte dieser Studien: »Wir alle erwarten von einem wirksamen Impfstoff, dass er im Falle einer Infektion eine schwere Erkrankung verhindert. Drei der Vakzin-Protokolle – Moderna, Pfizer und AstraZeneca – fordern *nicht,* dass ihr Impfstoff schwere Erkrankungen verhindert, sondern nur moderate Symptome, die so mild sein können wie Husten oder Kopfschmerzen.«[33]

Um in der limitierten Interimsanalyse die Note »ausreichend« zu erhalten, musste ein Impfstoff 70 Prozent Wirksamkeit zeigen. Doch das bedeutet nicht, dass er bei sieben von zehn Menschen eine Infektion verhindert. Haseltine erklärte: »Bei Moderna wird die erste Interimsanalyse auf den Infektionsergebnissen von lediglich 53 Menschen basieren. Die Beurteilung der Interimsanalyse hängt von der Differenz der Anzahl von Menschen mit Symptomen … in der geimpften Gruppe versus der nicht geimpften ab. Modernas Erfolgsmarke ist, dass 13 oder weniger dieser 53 Probanden Symptome entwickeln im Vergleich zu 40 oder mehr in der Kontrollgruppe.«

Die anderen Impfstoffhersteller stützten ihre Ergebnisse auf ein ähnliches Protokoll, wobei nur eine begrenzte Anzahl an geimpften Probanden dem Virus ausgesetzt wurde, um das Ausmaß ihrer moderaten bis schweren Covid-19-Symptome zu evaluieren.

Doch als wäre das noch nicht fragwürdig genug, beläuft sich die Minimalqualifikation eines »Covid-19-Falls« auf nur einen positiven PCR-Test sowie ein oder zwei milde Symptome wie Kopfschmerzen,

Fieber, Husten oder leichte Übelkeit. Im Grunde tun die Impfstoffentwickler nichts anderes, als zu prüfen, ob die Covid-19-Vakzine gewöhnliche Erkältungssymptome abmildern.

Niemand kann sagen, ob sie am Ende Krankenhausaufenthalte und Todesfälle verhindern werden. Tatsächlich war die Vermeidung Letztgenannter bei keiner der Studien ein Erfolgskriterium. Die Studie von Johnson & Johnson ist die einzige, die fordert, dass zumindest fünf schwere Covid-19-Fälle in die Interimsanalyse aufgenommen werden. Der gesunde Menschenverstand sagt einem, dass Impfstoffe, die Infektionen und Übertragungen, Krankenhausaufenthalte und Todesfälle nicht verhindern oder reduzieren, die Pandemie unmöglich werden beenden können.

Impfungen haben in der Vergangenheit pandemisch auftretende Erkrankungen verschlimmert

Die Vorstellung, dass das Covid-19-Vakzin die Krankheit verschlimmern könnte, basiert hauptsächlich auf den in diesem Kapitel bereits dargelegten Faktoren wie etwa dem Risiko der antikörperabhängigen Immunverstärkung. Doch wir können uns auch frühere Impfkampagnen ansehen. Es gibt zahlreiche Studien, die belegen, dass beispielsweise der Impfstoff gegen die saisonale Grippe Ihr Risiko, sich mit einer pandemischen Grippe zu infizieren, in Wahrheit erhöht.

Zur Beantwortung wichtiger Fragen, die Wissenschaftler in Bezug auf die jährliche Grippeimpfung und ihren Einfluss auf pandemische virale Erkrankungen stellen, sollte ein Überblick in *PLoS Medicine*

2010 beitragen, der zu dem Schluss gelangte, dass die jährliche Grippeimpfung das Risiko der Menschen, an der pandemischen H1N1-Schweinegrippe zu erkranken, erhöhte und zu schwerwiegenderen Komplikationen führte.[34]

Bei Menschen, die während der Grippesaison 2008/2009 den trivalenten Grippeimpfstoff erhielten, stellte sich die Wahrscheinlichkeit als um das 1,4- bis 2,5-Fache höher heraus, sich im Sommer 2009 mit dem pandemischen H1N1-Virus zu infizieren, als bei denjenigen, die die Impfung gegen die saisonale Grippe nicht erhalten hatten. Diese Ergebnisse wurden von einem Team bestätigt, das eine Studie mit Frettchen durchführte. *MedPage Today* zitierte Dr. Danuta Skowronski, eine kanadische Influenza-Expertin am British Columbia Centre for Disease Control: »Womöglich gab es einen direkten Impfeffekt, durch den das saisonale Vakzin zu einigen kreuzreaktiven Antikörpern führte, die das pandemische H1N1-Virus erkannten, doch waren diese Antikörper nur in geringer Zahl vorhanden und konnten das Virus nicht effektiv neutralisieren. Anstatt das neue Virus abzutöten, könnten sie ihm in Wahrheit das Eindringen in die Zellen erleichtert haben.«[35]

Insgesamt wurden in fünf weiteren Beobachtungsstudien, die in mehreren kanadischen Provinzen durchgeführt wurden, identische Ergebnisse festgestellt. Diese Resultate bestätigten auch vorläufige Daten aus Kanada und Hongkong. Professor Peter Collignon, ein australischer Experte für Infektionskrankheiten, sagte damals zu ABC News: »Möglicherweise müssen wir uns perverserweise darauf einstellen, dass die geimpften Menschen, wenn etwas wirklich Neues und Gemeines auftritt, möglicherweise gefährdeter sind, als wenn sie sich auf natürliche Weise infiziert hätten.«[36]

Erhöht die Grippeimpfung
Ihr Risiko für Covid-19?

Und was ist also mit Covid-19? Liegen Beweise vor, dass Grippeimpfstoffe die Menschen auch für dieses pandemische Virus anfälliger machen könnten? Bis jetzt hat das bei SARS-CoV-2 noch niemand untersucht, aber neuen Ergebnissen zufolge könnte die Impfung gegen die saisonale Grippe die Coronavirus-Infektion allgemein verschlimmern, und SARS-CoV-2 ist eines von sieben unterschiedlichen Coronaviren, von denen bekannt ist, dass sie bei Menschen Atemwegserkrankungen auslösen.[37]

In einer Studie, die am 10. Januar 2020 in der Zeitschrift *Vaccine* veröffentlicht wurde, stellte sich heraus, dass Menschen, die gegen die Grippe geimpft wurden, leichter irgendeine Form von Coronavirus-Infektion bekommen. Diese Studie mit dem Titel »Influenza Vaccination and Respiratory Virus Interference Among Department of Defense Personnel During the 2017–18 Influenza Season« (Grippeimpfung und Virusinterferenz von Atemwegserkrankungen beim Personal des Verteidigungsministeriums während der Grippesaison 2017/2018) stellt fest:

> Die Grippeimpfung könnte das Risiko anderer Atemwegsviren erhöhen, ein Phänomen, das unter dem Begriff Virusinterferenz bekannt ist. Häufig werden Test-negative Studiendesigns zur Berechnung der Wirksamkeit von Grippeimpfstoffen genutzt.

> Das Phänomen der Virusinterferenz widerspricht der Grundannahme der Test-negativ-Studien zur Impfstoffwirksamkeit, dass nämlich die

Impfung das Infektionsrisiko anderer Atemwegserkrankungen nicht verändert, womit die Resultate der Impfstoffwirksamkeit potenziell in die positive Richtung gelenkt werden.[38]

Die Impfung gegen die saisonale Grippe erhöhte zwar nicht das Risiko aller Atemwegsinfektionen, sie wurde aber tatsächlich mit nichtspezifizierten Coronaviren (das heißt, man erwähnte SARS-CoV-2 nicht ausdrücklich) und dem humanen Metapneumovirus (hMPV) »signifikant in Verbindung gebracht«. Gegenüber Ungeimpften lag bei Menschen, die die Grippeimpfung erhalten hatten, die Wahrscheinlichkeit, sich eine Coronavirus-Infektion einzufangen, um 36 Prozent und die Wahrscheinlichkeit, an einer hMPV-Infektion zu erkranken, um 51 Prozent höher.[39]

Ein Blick auf die Symptomliste von hMPV ist aufschlussreich, denn zu den Hauptsymptomen gehören Fieber, Halsschmerzen und Husten.[40] Ältere Menschen und Immungeschwächte haben ein erhöhtes Risiko eines schweren hMPV-Krankheitsverlaufs, zu dem Atembeschwerden und Lungenentzündung zählen. All diese Symptome sind auch bei SARS-CoV-2 festzustellen.

Jeder 40. Mensch trägt Impfschäden davon

Häufig hören wir, dass die Gefahr von Impfschäden bei eins zu einer Million liegt. Das ist jedoch eine grobe Unterschätzung. In einer auf Video aufgenommenen Debatte über die Verfassungsmäßigkeit von verpflichtenden Impfungen diskutierte Robert F. Kennedy jr. mit dem Rechtsanwalt Alan Dershowitz über eine Ermittlung des US Department of Health and Human Services Agency for Healthcare Research and Quality (AHRQ).[41]

Es wurde eine maschinelle Clusteranalyse der Gesundheitsdaten von 376 452 Personen durchgeführt, die insgesamt 1,4 Millionen Dosen von 45 Vakzinen erhalten hatten. Von diesen Dosen wurden 35 570 Impfreaktionen gemeldet, was bedeutet, dass eine genauere Schätzung der Impfschäden bei 2,6 Prozent aller Impfungen liegt. Das heißt, jeder 40. Mensch – und nicht etwa einer von einer Million – wird von einem Vakzin geschädigt, und ein Arzt, der Impfungen verabreicht, wird pro Monat im Durchschnitt 1,3 unerwünschte Impfreaktionen feststellen. Wie bereits in diesem Kapitel erwähnt, werden wir, basierend auf frühen Daten der US-Gesundheitsbehörden, möglicherweise eine Nebenwirkungsrate der Covid-19-Vakzine von 2,79 Prozent beobachten. Das kommt erstaunlich nahe an die 2,6 Prozentrate der deutlich größeren Clusteranalyse heran.

Dass Impfstoffe Schäden verursachen, ist keine Hypothese. Wie Kennedy bereits feststellte, wurde den Impfstoffherstellern genau aus dem Grund rechtliche Immunität zugesichert, weil sie einräumten, dass Vakzine unvermeidlich unsicher sind und es unmöglich ist, sie 100-prozentig sicher zu machen.

Das National Vaccine Injury Compensation Program (VICP – Nationales Programm zur Entschädigung von Impfschäden), das unter dem National Childhood Vaccine Injury Act (Nationales Kinder-Impfschäden-Gesetz) erlassen wurde, hat Patienten, die durch Vakzine dauerhaft geschädigt wurden, oder Angehörigen von an Impfstoffen Verstorbenen, mehr als 4 Milliarden Dollar ausgezahlt.

Als wäre diese Zahl nicht schon schlimm genug, macht sie zu allem Überfluss nur einen geringen Anteil der beim VICP eingereichten Fälle aus. Denn weniger als ein Prozent der impfgeschädigten Menschen ziehen vor Gericht, weil die Hürden für die Beweiserbringung des Kausalzusammenhangs sehr hoch sind. Und die Tatsache, dass die Impfstoffhersteller vor jeder Haftung für Schädigungen abgesichert sind, die durch den Einsatz ihrer von der Regierung empfohlenen und für verpflichtend erklärten Impfungen entstehen, macht das Risiko von Impfnebenwirkungen und -schäden umso beunruhigender.

In Kapitel 2 habe ich auf die verheerenden Auswirkungen des Schweinegrippeimpfstoffs Pandremix hingewiesen, der 2009 rasch für den europäischen Markt zugelassen wurde, nach ein paar Jahren aber ursächlich mit den in die Höhe schnellenden Fällen von Narkolepsie bei Kindern in Zusammenhang gebracht wurde. Jetzt, inmitten einer weiteren umstrittenen Pandemie, stehen wir vor einer noch größeren Bedrohung der öffentlichen Gesundheit. Kennedy und andere Gesundheitsexperten sagen voraus, dass das Covid-19-Vakzin zur größten Katastrophe der öffentlichen Gesundheit in der Geschichte werden könnte. Er erklärt:

> Man wird viele Leute tot umfallen sehen. Das Problem ist, dass Anthony Fauci 500 Millionen Dollar Steuergelder in diesen Impfstoff gepumpt hat. Ihm gehört die Hälfte der Patente. Er hat fünf Leute, die für ihn arbeiten [und ermächtigt sind], Lizenzgebühren einzusammeln.
>
> Wir haben also ein korruptes System, und jetzt haben sie einen Impfstoff, der zu wichtig ist, um zu scheitern. Sie erklären nicht, das war ein ganz schrecklicher Fehler. Sie sagen vielmehr: »Wir werden 2 Millionen Dosen davon [von diesem Vakzin] bestellen« ... Und sie haben keine Haftpflicht ... Kein medizinisches Produkt der Welt hätte mit einem [Sicherheits-]Profil wie dem von Moderna auf den Markt kommen können.[42]

Tatsächlich will kein Beteiligter verantwortlich gemacht und zur Rechenschaft gezogen werden oder irgendwelche Folgen tragen, ebenso wenig wie GlaxoSmithKline für die von Pandremix verursachten Narkolepsiefälle zur Rechenschaft gezogen wurde. Stattdessen werden sie weiter Gewinne einstreichen, während eine ahnungslose Öffentlichkeit als Versuchskaninchen für eine weitere gefährliche Impfung Schlange stehen wird.

Schaffung eines Sondergerichts nur für die durch eine »Covid-Maßnahme« Verletzten oder Getöteten

Versteckt im *Federal Register* vom 17. März 2020 – dem Amtsblatt der US-Regierung – fand sich in einem Dokument mit dem Titel »Declaration Under the Public Readiness and Emergency Preparedness Act for Medical Countermeasures Against Covid-19« (Deklaration nach dem Gesetz über öffentliche Bereitschaft und Notfallvorsorge für medizinische Maßnahmen gegen Covid-19) ein Hinweis darauf, dass eine neue Covid-19-Impfstoffinstanz etabliert wird – ähnlich der Bundes-Impfstoff-Instanz, die bereits für Schädigungen und Todesfälle existiert, die durch Impfstoffe hervorgerufen wurden, die vom Bund für Kinder und Schwangere empfohlen wurden.[43]

Die US-Impfstoffindustrie operiert unter einem Haftungsausschluss, über den keine andere Industrie sonst verfügt. Verletzt oder tötet irgendein anderes Produkt einen Menschen, so wird dessen Hersteller in einem zivilrechtlichen Verfahren zur Verantwortung gezogen. Doch für die von der FDA zugelassenen und von den US-Gesundheitsbehörden empfohlenen Impfstoffe gilt dies nicht.

Vor 35 Jahren erließ der Kongress das bundesweit gültige Vaccine Injury Compensation Program (Impfschädigungs-Kompensierungsprogramm). Mit diesem Programm wickelt der US Court of Federal Claims in Washington, D. C., angefochtene Fälle von Schädigungen und Todesfällen im sogenannten Vaccine Court (Vakzin-Gericht) ab. Wenn Sie wegen einer Impfschädigung Klage einreichen, verklagen Sie die US-Regierung, und Entschädigungen werden über eine kleine Gebühr für jede verkaufte Impfstoffdosis von der amerikanischen Öffentlichkeit finanziert.

Das jüngst eingerichtete Covid-19-Vakzin-Gericht scheint weitgehend dasselbe zu sein, nur dass sein Fokus nicht auf Schäden oder Todesfällen liegt, die mit den für Kinder und Schwangere empfohlenen Vakzinen zusammenhängen, sondern auf jenen, die von den neuen Covid-19-Impfstoffen herrühren. Der Journalist Jon Rappaport wies auf den entsprechenden Abschnitt in diesem Dokument hin, der Entschädigungen für bestimmte »Maßnahmen« gegen Covid-19 wie zum Beispiel Impfstoffe miteinbezieht:

Entschädigungsprogramm für Schädigungen durch Gegenmaßnahmen ... Abschnitt 319F-4 des PHS Act USC 247d-6e autorisiert das Entschädigungsprogramm für Schädigungen durch Gegenmaßnahmen (CICP), um Gelder für berechtigte Personen bereitzustellen, die in direkter Folge der Verhängung oder des Einsatzes einer im Gesetzestext spezifizierten Maßnahme [gegen Covid, zum Beispiel ein Vakzin] gravierende körperliche Schäden davongetragen haben oder gestorben sind.

Die Entschädigung nach dem CICP aufgrund einer direkt durch eine spezifizierte Maßnahme verursachten Schädigung basiert auf den Erfordernissen, die in dieser Deklaration dargelegt sind, den administrativen Regeln des Programms und den Gesetzesbestimmungen. Um eine direkte Kausalität einer spezifizierten Maßnahme und einer schweren körperlichen Schädigung nachzuweisen, fordert das Gesetz »zwingende, verlässliche, valide medizinische und wissenschaftliche Nachweise«.[44]

Eine Entschädigung von dem bisher existierenden Vakzin-Gericht zugesprochen zu bekommen war bekanntermaßen schwierig, und Geld vom CICP zu erhalten wird wahrscheinlich noch schwieriger werden, wenn man bedenkt, dass buchstäblich alle Nebenwirkungen routinemäßig als Zufall abgetan werden. Und weil wir noch gar nichts darüber wissen, wie sich die mRNA-Impfstoffe auf die menschliche Biologie auswirken, wird es so gut wie unmöglich sein, eine »direkte Kausalität« nachzuweisen.

Die Impfstoffhersteller hingegen haben bei der Vermarktung ihrer experimentellen Vakzine gar nichts zu verlieren, selbst wenn diese schwere Schäden hervorrufen oder gar zum Tod führen. Rappaport stellt dazu ironisch fest:

»Wir wissen – und fragen Sie nicht, woher –, dass Millionen von Ihnen Kopfschmerzen bekommen werden. Um das zu verhindern, werden wir Ihnen allen mit einem sehr schweren Vorschlaghammer auf den Kopf schlagen. Falls ein paar von Ihnen zufällig eine Verletzung davontragen oder sterben, werden wir ein Gericht haben, bei dem Ihre Angehörigen versuchen können, von uns eine Entschädigung zu erhalten. Im Übrigen werden wir vor diesem Gericht alles uns Mögliche tun, um Ihnen das Geld zu verweigern. Viel Glück.« Ja, die Regierung weiß genau, was kommen wird, wenn sie ein Covid-Vakzin zulässt. Und jetzt wissen Sie es auch.[45]

Brauchen wir wirklich
einen Covid-19-Impfstoff?

Eine große Menge an Fakten weist eindeutig auf die Möglichkeit hin, dass das Covid-19-Vakzin völlig unnötig ist, was bedeutet, dass die Weltbevölkerung beschwindelt wird, damit sie völlig grundlos an einem gefährlichen und noch nie da gewesenen Experiment teilnimmt. Zum Beispiel:

→ Die Covid-19-Sterblichkeit ist außerhalb von Pflegeheimen extrem niedrig – 99,7 Prozent der Menschen erholen sich von Covid-19. Wenn Sie unter 60 Jahre alt sind, ist die Gefahr, dass Sie an der saisonalen Grippe sterben, größer, als dass Sie Covid-19 zum Opfer fallen.[46]

→ Wie in Kapitel 5 geschildert, belegen die Daten eindeutig, dass Covid-19 nicht zur Übersterblichkeit geführt hat, das heißt, dass in diesem Pandemiejahr nicht mehr Menschen gestorben sind als durchschnittlich pro Jahr.[47]

→ Wie wir im nächsten Abschnitt sehen werden, haben zahlreiche Studien nachgewiesen, dass die Immunität gegen die SARS-CoV-2-Infektion dank der Kreuzreaktivität mit anderen Coronaviren, die die normale Erkältung hervorrufen, weiter verbreitet ist, als vermutet wird.

→ Es ist unklar, mit welcher Wahrscheinlichkeitsquote mit SARS-CoV-2 infizierte asymptomatische Personen (Menschen, die positiv getestet wurden, aber keine Symptome hatten) das Virus verbreiten. Eine Studie, die die PCR-Daten von den fast 10 Millionen Einwohnern der Stadt Wuhan untersuchte, kam zu dem Ergebnis, dass sich kein einziger von denen, die in engem Kontakt mit einer asymptomatischen Person waren, mit dem Virus ansteckte. In allen Fällen ergaben Viruskulturen von Menschen, die positiv getestet wurden, aber keine Symptome hatten, ein negatives Ergebnis im Hinblick auf lebende Viren.[48]

Die meisten Menschen sind gegen eine SARS-CoV-2-Infektion bereits immun

Es ist wichtig, sich klarzumachen, dass Sie zwei Arten von Immunität haben. Ihr angeborenes Immunsystem ist gerüstet und bereit, jeden fremden Eindringling sofort und jederzeit zu bekämpfen, und stellt Ihre erste Verteidigungslinie dar. Ihr adaptives Immunsystem hingegen »erinnert« sich an frühere Kontakte mit einem Pathogen und stimuliert eine verspätete, aber dauerhaftere Langzeitreaktion, wenn eine zuvor stattgefundene Infektion erkannt wird.[49]

Ihr adaptives Immunsystem unterteilt sich darüber hinaus in zwei Bereiche: die humorale Immunität (B-Zellen) und die zellvermittelte Immunität (T-Zellen). Die B- und die T-Zellen werden bei Bedarf in speziellen Stammzellen gebildet. Falls Sie einer Krankheit noch nie zuvor ausgesetzt waren, aber Antikörper von einer Person erhalten, die daran erkrankt war, dann krank werden und sich davon erholen, könnten Sie humorale Immunität gegen diese Krankheit bilden. Ihr humorales Immunsystem kann außerdem aktiviert werden, wenn es zur Kreuzreaktivität mit einem ähnlichen Pathogen kommt. Wie Sie an der Liste unten erkennen können, legen Indizien den Schluss nahe, dass im Fall von Covid-19 eine Exposition mit einem anderen Coronavirus, das die gewöhnliche Erkältung hervorruft, Immunität gegen SARS-CoV-2 verleihen kann.

Cell, **Juni 2020** – Diese Studie fand heraus, dass 70 Prozent der Proben von Patienten, die sich von milden Covid-19-Fällen erholt hatten, auf T-Zell-Ebene eine Resistenz gegen SARS-CoV-2 gebildet hatten. Wichtig ist, dass 40–60 Prozent der Menschen, die *nicht* mit SARS-CoV-2 in Kontakt kamen, ebenfalls Resistenz gegen das Virus auf T-Zell-Ebene aufwiesen.[50]

Den Autoren zufolge legt dies nahe, dass es eine »kreuzreaktive T-Zellerkennung zwischen zirkulierenden ›Erkältungs-Coronaviren‹ und SARS-CoV-2 gibt«. Mit anderen Worten: Falls Sie sich von einer normalen, von einem bestimmten Coronavirus verursachten Erkältung erholt haben, könnte, sobald Sie mit SARS-CoV-2 in Kontakt kommen, Ihr humorales Immunsystem aktiviert werden – und damit könnten Sie gegen Covid-19 resistent sein.

Nature Immunology, **September 2020** – Diese deutsche Studie stellte, ähnlich wie die *Cell*-Studie oben fest, dass »kreuzreaktive SARS-CoV-2-Peptide vorexistierende T-Zell-Antworten bei 81 Prozent zuvor nicht exponierten Personen aufwiesen und eine Ähnlichkeit mit Coronaviren einer normalen Erkältung bestätigen, was eine funktionale Basis für heterologe Immunität bei einer SARS-CoV-2-Infektion darstellt«.[51]

Der Begriff heterologe Immunität bezieht sich auf die Immunität, die sich gegen ein bestimmtes Pathogen entwickelt, nachdem Sie einem nichtidentischen Pathogen ausgesetzt waren. Mit anderen Worten: Selbst von denjenigen, die SARS-CoV-2 nicht ausgesetzt waren, waren 81 Prozent gegen eine Infektion mit diesem Erreger resistent oder immun.

The Lancet Microbe, **September 2020** – Diese Studie fand heraus, dass eine Rhinovirusinfektion, die für die normale Erkältung verantwortlich ist, eine konkurrierende Grippeinfektion weitgehend verhindert, indem sie die Bildung des natürlichen Interferons auslöst, das selbst nicht antiviral wirksam ist, aber die Produktion von antiviral wirksamen Proteinen induziert.[52]

Die Forscher spekulieren, dass das normale Erkältungsvirus möglicherweise auch vor einer SARS-CoV-2-Infektion schützen könnte. Interferon ist Teil der frühen Immunantwort, und seine schützende Wirkung hält laut Aussage der Forscher mindestens 5 Tage an. Die Mitautorin Dr. Ellen Foxman sagte zu United Press International:

> Das könnte erklären, warum die Grippesaison im Winter in der Regel nach der Saison der normalen Erkältung im Herbst auftritt und warum sehr wenige Menschen beide Viren gleichzeitig in sich tragen. Unsere Ergebnisse zeigen, dass die Interaktionen zwischen Viren eine wichtige Triebkraft sein können und vorgeben, wie und wann Viren sich in einer Bevölkerung verbreiten.

> Weil alle Viren anders sind, wissen wir noch immer nicht, wie sich die Erkältungssaison auf die Verbreitung von Covid-19 auswirken wird, aber wir wissen inzwischen, dass wir nach diesen Interaktionen Ausschau halten sollten.[53]

Nature, **Juli 2020** – Diese in Singapur durchgeführte Studie fand heraus, dass normale Erkältungen, die durch die Beta-Coronaviren OC43 und HKU1 hervorgerufen werden, Sie vielleicht gegen eine SARS-CoV-2-Infektion resistenter machen und dass die daraus resultierende Immunität dauerhaft sein könnte. Patienten, die sich im Jahr 2003 von einer SARS-Infektion erholt hatten, haben jetzt, 17 Jahre später, noch immer eine T-Zellen-Reaktivität gegen das N-Protein von SARS-CoV-2. Diese Patienten hatten auch eine starke Kreuzreaktivität mit dem N-Protein von SARS-CoV-2.

Die Autoren sind der Meinung, dass Sie, wenn Sie in der Vergangenheit eine normale Erkältung, hervorgerufen von OC43- oder HKU1-Beta-Coronaviren, durchgestanden haben, möglicherweise eine Chance von 50 zu 50 haben, T-Abwehrzellen zu besitzen, die SARS-CoV-2 erkennen und bekämpfen können.[54]

Cell, **August 2020** – Diese schwedische Studie fand heraus, dass exponierte Personen, auch wenn sie negativ auf SARS-CoV-2-Antikörper getestet wurden, dennoch SARS-CoV-2-spezifische T-Gedächtniszellen in sich trugen, die eine langfristige Immunabwehr gegen Covid-19 bilden könnten.[55] Die Autoren erklärten:

> Wichtig ist, dass SARS-CoV-2-spezifische T-Zellen bei Antikörper-negativ exponierten Familienangehörigen und genesenen Personen mit einer Geschichte von asymptomatischem und mildem Covid-19-Verlauf nachweisbar waren. Unser kollektiver Datensatz zeigt, dass SARS-CoV-2 eine breit gestreute und funktional unabhängige T-Gedächtniszellenabwehr auslöst, was den Schluss nahelegt, dass eine natürliche Exposition oder Infektion wiederholte Episoden von schweren Covid-19-Verläufen verhindern könnten.[56]

Die Idee, dass in den meisten Ländern bereits eine Herdenimmunität erreicht ist, wird zusätzlich von Statistikern gestützt, die mit mathematischen Modellen arbeiten. So behauptete der Statistikprofessor Karl Friston zum Beispiel bereits im Juni 2020, dass die Immunität gegen SARS-CoV-2 weltweit schon bei 80 Prozent liegen könnte.[57]

Fristons Modell zerstreut auch Behauptungen, dass das Social Distancing notwendig sei, denn wenn vernünftige Verhaltensweisen, wie zum Beispiel zu Hause zu bleiben, wenn man sich krank fühlt, in das Modell aufgenommen werden würden, verschwände der positive Effekt von Lockdowns zur »Abflachung der Kurve« einfach. Aller

Wahrscheinlichkeit nach waren die globalen Lockdowns völlig unnötig und sollten keineswegs fortgesetzt werden.

Außerdem liegen Indizien dafür vor, dass bis zu 80 Prozent der in Kliniken getesteten Menschen Covid-19-Antikörper haben (sie also immun sind), und auch wenn die Raten in der Gesamtbevölkerung geringer sein könnten, ist es ziemlich wahrscheinlich, dass die Herdenimmunität in bestimmten Bevölkerungsgruppen bereits erreicht ist. In einer Untersuchung zufällig ausgewählter Haushalte in Mumbai, Indien, hatten bis zu 58 Prozent der Bewohner armer Stadtviertel bereits Antikörper gebildet, verglichen mit bis zu 17 Prozent im Rest der Stadt.[58]

Wenn also zutrifft, dass die Mehrheit aufgrund früherer Kontakte mit anderen Coronaviren bereits ein gewisses Maß an Immunität gegen Covid-19 entwickelt hat, dann haben wir wahrscheinlich schon die Schwelle der natürlichen Herdenimmunität erreicht, und es ist völlig unnötig, jeden (oder fast jeden) Menschen auf dem Planeten zu impfen. Mehr noch, die Schwelle zur Herdenimmunität könnte deutlich niedriger liegen, als bislang vermutet, was eine globale Impfung noch weniger notwendig macht.

Die Schwelle zur Herdenimmunität gegen Covid-19 könnte unter 10 Prozent liegen

Ursprüngliche Schätzungen von Gesundheitsfachleuten besagten, dass zum Erreichen einer Herdenimmunität 70–80 Prozent der Bevölkerung immun sein müssten. Jetzt behaupten mehr als ein Dutzend Wissenschaftler, dass die Schwelle zur Herdenimmunität wahrscheinlich unter 50 Prozent liegt.

Die Herdenimmunität wird mithilfe der Reproduktionszahl berechnet, das ist die geschätzte Zahl der Neuansteckungen, die von einem Infizierten ausgehen könnten.[59] Ein R-Wert von unter 1 (R1 bedeutet, dass eine infizierte Person eine weitere Person ansteckt) weist darauf hin, dass die Fälle zurückgehen, während ein R-Wert von über 1 angibt, dass die Fälle zunehmen.

Das ist jedoch alles andere als genaue Wissenschaft, weil die Ansteckungsanfälligkeit einer Person von vielen Faktoren wie Alter, Gesundheitszustand und Kontakten innerhalb einer Gemeinschaft abhängt. Die ursprünglichen R-Berechnungen für die Schwelle zur Covid-19-Herdenimmunität basierten auf den Annahmen, dass jeder die gleiche Anfälligkeit hat und sich dann zufällig unter die anderen in einer Gemeinschaft mischt.

»Das geschieht im wahren Leben nicht«[60], erklärte Dr. Saad Omer, Direktor des Yale Institute for Global Health, der *New York Times*. »Die Herdenimmunität könnte von Gruppe zu Gruppe und von Teilpopulation zu Teilpopulation variieren« oder sogar von Postleitzahl zu Postleitzahl. Wenn praktische Szenarien in die Berechnung einbezogen werden, sinkt die Schwelle zur Herdenimmunität signifikant, und einige Experten erklären, sie könnte sogar bei 10–20 Prozent liegen.

Daten aus dem Bezirk Stockholm in Schweden weisen auf eine Schwelle zur Herdenimmunität von 17 Prozent hin,[61] während Forscher aus Oxford, von der Virginia Tech und der Liverpool School of Tropical Medicine herausfanden, dass die Schwelle zur Herdenimmunität, sobald individuelle Varianten der Anfälligkeit und Exposition berücksichtigt werden, sogar *unter* 10 Prozent sinkt.[62]

Professor Dr. Andrew Bostom von der Brown University schrieb in einem Aufsatz:[63] »Separate HIT-Berechnungen [der Schwelle zur

Herdenimmunität] von 9 Prozent[64], 10–20 Prozent[65], 17 Prozent[66] und 43 Prozent[67] – alle deutlich unter dem dogmatisch verteidigten Wert von 70 Prozent[68] – wurden von Forschern der Universität von Tel Aviv, der Oxford University, dem University College of London und der Universität Stockholm gemeldet.«

In einem anderen Artikel, den Bostom für die *Conservative Review* verfasste, erklärte er:

Die natürlich erworbene Herdenimmunität gegen Covid-19, in Kombination mit einem ernsthaften Schutz der vulnerablen älteren Bevölkerung – vor allem Bewohner von Pflegeheimen sowie Einrichtungen für betreutes Wohnen –, ist eine äußerst vernünftige und praktische Alternative zur zweifelhaften Patentlösung, nämlich der vorgeschriebenen Massenimpfung gegen das Virus.

Diese Strategie wurde in Malmö, Schweden, erfolgreich verfolgt, wo es nur wenige Todesfälle durch Covid-19 gab, weil man die Älteren in Pflegeheimen gewissenhaft geschützt hat, während die »Schulen geöffnet blieben, die Bewohner weiter in Bars und Cafés gingen und die Türen von Friseuren und Fitnessstudios weiter offen blieben«.[69]

Ein Verfechter von Bostoms Schlussfolgerung, dass natürlich erworbene Herdenimmunität eine deutlich bessere Strategie ist als eine verpflichtende Impfung, ist Tom Britton, Mathematiker an der Universität Stockholm, der der *New York Times* sagte, dass »Immunität nach einer Infektionswelle viel effizienter verteilt ist als nach einer Impfkampagne …«[70], und zwar aufgrund der Tatsache, dass Virusinfektionen natürlicherweise in der ersten Welle die Anfälligsten anvisieren.

Die WHO verändert
die Bedeutung der Herdenimmunität

Im Juni 2020 entsprach die WHO-Definition der Herdenimmunität, wie sie auf einer ihrer Covid-19-Frage-und-Antwort-Seiten gepostet wurde, dem allgemein akzeptierten Konzept, das seit Jahrzehnten Standard für Infektionskrankheiten war. Hier der Originalwortlaut, mit freundlicher Genehmigung des Internetarchivs Wayback Machine:

> Herdenimmunität ist der indirekte Schutz vor einer Infektionskrankheit, die erreicht ist, wenn eine Bevölkerung entweder durch Impfung oder aufgrund einer durchgemachten Infektion immun geworden ist.[71]

Man sollte hervorheben, dass »Immunität aufgrund einer durchgemachten Infektion« die Art und Weise ist, wie Immunität funktionierte, seit es Menschen gibt. Offenbar ist das laut WHO nun nicht mehr der Fall. Im Oktober 2020 folgte die aktualisierte Definition von Herdenimmunität, die inzwischen ein »für Impfungen genutztes Konzept« ist:

> »Herdenimmunität«, auch unter dem Begriff »Bevölkerungsimmunität« bekannt, ist ein für Impfungen genutztes Konzept, bei dem eine Bevölkerung vor einem bestimmten Virus geschützt werden kann, wenn ein Grenzwert der Impfungen erreicht ist.

> Herdenimmunität wird durch den Schutz der Menschen vor einem Virus erreicht, nicht indem man sie ihm aussetzt.

> Impfstoffe bringen dem Immunsystem bei, Proteine – auch Antikörper genannt – zu bilden, die Krankheiten bekämpfen, genauso,

als wären wir der Krankheit ausgesetzt, doch – und das ist entscheidend – Impfstoffe wirken, ohne uns krank zu machen. Geimpfte Menschen sind davor geschützt, die betreffende Krankheit zu bekommen und weiterzugeben, und sie durchbrechen dadurch die Übertragungsketten. Für ausführlichere Informationen besuchen Sie unsere Website über Covid-19 und Impfstoffe.

Mit der Herdenimmunität, wenn also die Mehrzahl der Bevölkerung geimpft ist ..., sinkt die ... Gesamtvirusmenge, die sich in der gesamten Bevölkerung verbreiten kann. Infolgedessen muss nicht jede einzelne Person geimpft werden, um geschützt zu sein, was dazu beiträgt, sicherzustellen, dass die vulnerablen Gruppen, die nicht geimpft werden können, dennoch sicher sind. Das nennt man Herdenimmunität ...

Der Prozentsatz der Menschen, die Antikörper haben müssen, um Herdenimmunität gegen eine bestimmte Krankheit zu erreichen, variiert mit jeder Krankheit. Herdenimmunität gegen Masern erfordert beispielsweise, dass 95 % einer Bevölkerung geimpft sind. Die verbliebenen 5 % werden aufgrund der Tatsache, dass die Masern sich nicht unter den Geimpften ausbreiten, ebenfalls geschützt sein. Bei Polio liegt der Grenzwert bei etwa 80 %.

Das Erreichen von Herdenimmunität mit sicheren und wirksamen Impfstoffen macht Krankheiten seltener und rettet Leben.[72]

Diese Perversion von Wissenschaft impliziert, dass Herdenimmunität nur mithilfe von Impfungen erreicht werden kann, was absolut falsch ist. Die alarmierenden Folgen für die Gesellschaft jedoch sind, dass durch die Verbreitung falscher Informationen versucht wird, unsere Wahrnehmung von falsch und richtig zu verändern und die Menschen glauben zu lassen, dass ihr einziger Weg, sich vor einer

Infektionskrankheit zu schützen, darin besteht, ihr Immunsystem künstlich zu manipulieren.

Viele angesehene Wissenschaftler fordern inzwischen auf, einen anderen Ansatz zur Pandemie-Herdenimmunität zu wählen. Diesem zufolge sollten die Regierungen jenen Leuten, die keinem besonderen Risiko ausgesetzt sind, schwer an Covid-19 zu erkranken, erlauben, zum normalen Leben zurückzukehren.

Zehntausende Ärzte und Wissenschaftler haben die Great-Barrington-Erklärung unterzeichnet, die zu »gezieltem Schutz« statt kompletten Lockdowns aufruft:

Wir wissen, dass die Gefahr, an COVID-19 zu sterben, bei alten und gebrechlichen Menschen mehr als tausendmal höher ist als bei jungen Menschen. Tatsächlich ist COVID-19 für Kinder weniger gefährlich als viele andere Krankheiten, einschließlich der Influenza. In dem Maße, wie sich die Immunität in der Bevölkerung aufbaut, sinkt das Infektionsrisiko für alle – auch für die gefährdeten Personengruppen.

Wir wissen, dass alle Populationen schließlich eine Herdenimmunität erreichen werden – das heißt den Punkt, an dem die Rate der Neuinfektionen stabil ist. Dies kann durch einen Impfstoff unterstützt werden, ist aber nicht davon abhängig. Unser Ziel sollte daher sein, die Mortalität und den sozialen Schaden zu minimieren, bis wir Herdenimmunität erreichen.

Der einfühlsamste Ansatz, bei dem Risiko und Nutzen des Erreichens der Herdenimmunität gegeneinander abgewogen werden, besteht darin, denjenigen, die ein minimales Sterberisiko haben, ein normales Leben zu ermöglichen, damit sie durch natürliche Infektion eine Immunität gegen das Virus aufbauen können, während diejenigen, die am stärksten gefährdet sind, besser geschützt werden. Wir nennen dies gezielten Schutz.[73]

Das ist alles Teil des Plans

Der weltweite Widerstand gegen eine verpflichtende Covid-19-Impfung ist beträchtlich. Doch auch wenn die Impfung letzten Endes »freiwillig« ist, könnte ihre Verweigerung für freiheitsliebende Menschen gravierende Folgen haben.

Das Commons Project, das Weltwirtschaftsforum und die Rockefeller Foundation haben sich zusammengeschlossen, um den CommonPass zu entwickeln, einen digitalen »Gesundheitspass«, von dem erwartet wird, dass er von den meisten, wenn nicht gar allen Nationen übernommen wird.[74] Mit anderen Worten: Wenn Sie reisen wollen, werden Sie die Ärmel hochkrempeln und hoffen müssen, dass Sie nicht zu den Unglücklichen zählen werden, die durch den Impfstoff am Ende ein dauerhaftes gesundheitliches Problem haben. Wie freiwillig ist eine Impfung, wenn Sie geimpft sein müssen, sollten Sie irgendwann in Ihrem Leben noch mal das Land verlassen wollen?

Die Vorarbeit für den CommonPass wurde am 21. April 2020 vermittels eines Weißbuchs der Rockefeller Foundation geleistet, und angesichts dieses Skripts ist klar, dass ein Impfnachweis Teil einer Struktur der dauerhaften Überwachung und sozialen Kontrolle ist – einer Struktur, die die persönlichen Freiheiten und die generelle Wahlfreiheit massiv einschränkt.[75]

Es gibt absolut keinen Hinweis darauf, dass der Impfnachweis obsolet sein wird, sobald die Covid-19-Pandemie offiziell für beendet erklärt worden sein wird. Der Grund dafür ist, dass die Pandemie als Rechtfertigung für den Great Reset genutzt wird, der ein neues, auf digitaler Überwachung und Social Engineering zur Kontrolle der Bevölkerung beruhendes System der Technokratie einführen wird.

Der Impfnachweis ermöglicht die Implementierung einer sehr invasiven Form der Nachverfolgung, die mit der Zeit gewiss ausgeweitet wird. Das von der Rockefeller Foundation vorgeschlagene Tracking-System fordert von Anfang an den Zugriff auf andere medizinische Daten, und das verrät uns, dass das System neben der Nachverfolgung von Covid-19-Fällen einer Vielzahl anderer Verwendungszwecke dienen wird.

Seit Jahren haben ich und andere davor gewarnt, dass Sie, wenn Sie sich nicht für den Schutz der Impffreiwilligkeit einsetzen, selbst wenn Sie dieser nicht persönlich betrifft, am Ende doch betroffen sein werden und dass es dann zu spät sein wird, daran noch etwas zu ändern. Jetzt sind wir an diesem Punkt angekommen. Es betrifft jeden, nicht nur Lehrer und Angestellte in medizinischen Berufen. Es betrifft alle Altersgruppen.

Jede Firma kann zur Covid-19-Impfung verpflichten. Niemand ist automatisch davon ausgenommen. Bald könnte jeder vor die Wahl gestellt werden, sich impfen zu lassen oder arbeitslos zu werden. In den USA erklären schon jetzt die meisten Schulen, dass ihre Schüler und Angestellten gegen Covid-19 geimpft sein müssen. *National Geographic* berichtete, dass Sie je nach US-Bundesstaat, in dem Sie leben, und je nach dem politischen Weltbild der Mehrheit der

Repräsentanten in Ihrem Bundesstaat die Weigerung, sich impfen zu lassen, auch ausschließen könnte von[76]

→   dem Erwerb eines Führerscheins oder Reisepasses

→   der Teilnahme an Sportveranstaltungen oder Konzerten

→   Bildungszugang

→   der Nutzung eines Zuges oder eines anderen öffentlichen Transportmittels

→   dem Betreten eines Geschäfts, Restaurants, Cafés, einer Bar oder eines Nagelstudios

→   der Terminvergabe bei einem Arzt

→   der Aufnahme in einem Krankenhaus

→   dem Besuch eines Familienmitglieds in einem Pflegeheim

→   dem Zugang zu einer privaten Krankenversicherung.

Zweifelsohne ist der CommonPass ein Rädchen im Plan für den Great Reset. Unter dem Vorwand, alle vor der Infektionskrankheit zu schützen, ist er die Anfangsphase des Massen-Tracings und -Trackings. Sie können sich sicher sein, dass er sich nicht auf Covid-19 beschränken wird. Die Pandemie ist nur die Rechtfertigung für die Einführung radikaler Beschränkungen der persönlichen Freiheit und einer massiven Ausweitung der Überwachung.

Big Pharma blind zu vertrauen könnte einer der schlimmsten Fehler Ihres Lebens sein

Obwohl die Arzneimittelindustrie und die Gesundheitsbehörden auf mehr als 6 Jahre wichtiger Testläufe sowie die Durchführung langfristiger Sicherheitsüberprüfungen verzichtet haben, erwarten sie von Ihnen blindes Vertrauen darauf, dass sie ein sicheres und wirksames Covid-19-Vakzin entwickelt haben. Doch Arzneimittelfirmen haben eine lange Geschichte betrügerischer und unmoralischer Praktiken hinter sich und für ihre Verbrechen schon Zehntausende Milliarden Dollar Strafe bezahlt. Die Opioid-Epidemie ist nur ein eklatantes Beispiel, bei der Unternehmenschefs wussten, dass sie Schaden anrichten, und sich trotzdem dazu entschlossen. Zu sagen, es sei ein Fehler, diesen überführten kriminellen Organisationen zu vertrauen, wäre wohl eine der gravierendsten Untertreibungen des Jahrhunderts. Aktuell haben wir keine Möglichkeit, genau vorherzusagen, welche Folgen die Impfung mit einem mRNA-Vakzin auf Ihren Körper haben wird. Die gute Nachricht ist, dass es, wie in Kapitel 6 und 7 geschildert, jede Menge Strategien gibt, Ihr Immunsystem zu stärken, ebenso wie kostengünstige und wirksame Behandlungen, sollten Sie an Covid-19 erkranken. Wenn Sie dann noch die Tatsache bedenken, dass die Letalität von Covid-19 deutlich geringer ist, als in den Medien berichtet wird, und die Wahrscheinlichkeit, dass eine natürliche Herdenimmunität bereits weitgehend erreicht ist, dann erscheint die Notwendigkeit einer Impfung wirklich sehr fraglich.

Nehmen Sie die Kontrolle wieder in die Hand

Von Ronnie Cummins

Mit etwa 2,6 Milliarden Menschen
weltweit in irgendeiner Form von Lockdown
führen wir wohl gerade das größte
psychologische Experiment aller Zeiten durch ...

Dr. Elke Van Hoof, Weltwirtschaftsforum, 9. April 2020[1]

Wir haben es außer Kontrolle geratenen Politikern, militärisch-industriellen Funktionären, Big Tech, Big Pharma sowie Ärzten, die jede Menge Kunstfehler machen, Pandemieprofiteuren, großen multinationalen Unternehmen wie Amazon und Walmart und einer intriganten Gesundheits- und Wirtschaftselite gestattet, uns unter dem Vorwand einer globalen Pandemie auszubeuten.

Diese Plünderer haben Pressezensur, schlampige Wissenschaft, manipulierte Statistiken, Falschmeldungen und Zwangsmaßnahmen der Regierungen genutzt, um ihre Übermacht und ihren Reichtum skrupellos zu vergrößern. Inzwischen haben die Technokraten die Macht, wie nie zuvor das Gemeinwesen zu überwachen, zu zensieren, einzuschüchtern, zu spalten und zu kontrollieren.

Der im Exil lebende Whistleblower Edward Snowden warnt uns: »Während sich Autoritarismus breitmacht, Notstandsgesetze sprießen, wir unsere Rechte opfern, opfern wir auch unsere Fähigkeit, das Abgleiten in eine weniger liberale und weniger freie Welt aufzuhalten. Glauben Sie wirklich, diese Zugriffsmöglichkeiten würden nicht beibehalten werden, selbst wenn die erste Welle, die zweite Welle, die sechzehnte Welle des Coronavirus längst vergessen sind?«[2]

Die Lahmlegung der Welt aufgrund eines Atemwegsvirus wird zweifelsohne als die zerstörerischste Entscheidung in die Geschichte eingehen, die je von »Experten« der öffentlichen Gesundheit, der Weltgesundheitsorganisation und ihren technokratischen Verbündeten getroffen wurde. Wenn Sie den eigentlichen Zweck dahinter nicht verstehen, werden Sie diese Entscheidung wahrscheinlich als irrational bezeichnen, doch aus Sicht der Technokraten ist sie dies keineswegs.

Denn diese Zerstörung auf moralischer ebenso wie ökonomischer Ebene ist für die Umsetzung des Great Reset unerlässlich. Um die Einführung ihres neuen Systems rechtfertigen zu können, ist es für die technokratische Elite notwendig, dass alles und alle zusammenbrechen. Wäre die Weltbevölkerung nicht so verzweifelt, würde sie deren Plänen niemals zustimmen. Selbst jetzt, wo immer mehr Beweise dafür vorliegen, dass Covid-19 nicht die tödliche Pandemie ist, als die sie uns präsentiert wurde, greifen die Technokraten nach Strohhalmen, um sie zu verlängern.

Ein typisches Beispiel: Wenige Tage vor Weihnachten 2020 gab der britische Premierminister Boris Johnson bekannt, dass eine neue mutierte und bis zu 70 Prozent ansteckendere Variante von SARS-CoV-2 auf dem Vormarsch sei.[3] Die Bedrohung durch dieses mutierte Virus wurde für so beunruhigend gehalten, dass – gerade rechtzeitig vor den Feiertagen – eine weitere Runde noch strengerer Bleibt-Zuhause-Anordnungen, Geschäftsschließungen und Reiseverbote verhängt wurde. Und dies der Tatsache zum Trotz, dass die neue Variante angeblich schon im September 2020 identifiziert worden war. Warum wurde sie ganze 3 Monate später plötzlich zum Notfall erklärt – und das, obwohl von den Wissenschaftlern noch gar nicht nachgewiesen worden war, dass sie tatsächlich 70 Prozent ansteckender war als frühere Varianten?

Carl Heneghan, Professor für evidenzbasierte Medizin am Nuffield Department of Primary Care der Universität Oxford, sagte der *Daily*

Mail: »Ich mache diesen Job seit 25 Jahren, und ich kann Ihnen sagen, [dass man] in so kurzer Zeit keine quantifizierbare Zahl nennen kann. Jeder Experte weiß, dass es für eine solche Schlussfolgerung zu früh ist.«[4]

Die *New York Times* berichtete, die britischen Restriktionen würden wahrscheinlich monatelang in Kraft bleiben. Angesichts der Tatsache, dass diese unwissenschaftlichen Strategien schon beim ersten oder zweiten Mal nicht funktionierten, strapaziert es die Glaubhaftigkeit über, sie würden beim dritten (oder vierten oder fünften) Mal funktionieren, und zwar egal, wie lange sie in Kraft sind.

Matt Ridley schrieb in einem Gastbeitrag für den *Telegraph,* dass Viren mit der Zeit von Natur aus schwächer werden, wenn immer mehr Menschen ihnen ausgesetzt sind, deshalb verbreitet sich das Virus durch die Verhängung härterer Lockdowns vor allem unter den Anfälligsten, was dazu führt, dass die tödlichsten Varianten dominieren.[5] Mit anderen Worten: Dadurch, dass alles geschlossen wird, wird die natürliche Abschwächung von Covid-19 verhindert, und das ist das genaue Gegenteil von dem, was wir uns wünschen.

Jeder, der über die Agenda des Great Reset Bescheid weiß, kann inzwischen erkennen, dass Lockdowns nichts mit der öffentlichen Gesundheit zu tun haben. Sie sind lediglich Vernebelungsaktionen für die größte Umschichtung von Reichtum (wenn nicht den größten Diebstahl) in der Weltgeschichte.

Die größten Verlierer sind Menschen mit geringem und mittlerem Einkommen, vor allem private Geschäftsinhaber, deren Zahl deutlich dezimiert wurde, während die großen Warenhäuser und die multinationalen Unternehmen rekordverdächtige Gewinne melden. Frank Clemente, der leitende Direktor von Americans for Tax

Fairness (Amerikaner für Steuergerechtigkeit), stellte fest: »Noch nie hat Amerika eine solche Anhäufung von Reichtum in so wenigen Händen erlebt.«[6]

Wir müssen das Blatt wenden

Um den Wahnsinn zu stoppen, müssen wir den wahren Ursprung, die Eigenschaften, Virulenz, Vorbeugungs- und Behandlungsmöglichkeiten von Covid-19 verstehen. Mit dem richtigen Wissen können wir angemessene Schritte einleiten. Die gute Nachricht ist, dass Covid-19 zwar für Ältere und Menschen mit Begleiterkrankungen tatsächlich ein gravierendes gesundheitliches Risiko darstellt, für die meisten Menschen aber, insbesondere für Kinder und junge Erwachsene, denn das wissen wir inzwischen, nur ein sehr geringes.

Eine weitere gute Nachricht ist, dass Teile der Mainstream-Medien endlich anfangen, sich dem überwältigenden Beweismaterial für einen Laborunfall zu stellen. Davon zeugt ein 12 000 Wörter umfassender Artikel des Biowaffenhistorikers Nicholson Baker, der Anfang Januar 2021 in der Zeitschrift *New York Magazin* publiziert wurde.[7] Wollen wir nämlich in Zukunft eine Pandemie wie diese verhindern, so ist die Identifizierung der Virusquelle entscheidend.

Den meisten Menschen ist nicht nur die Übermacht der Beweise dafür nicht bewusst, dass SARS-CoV-2 aus einem Labor entwichen ist, sondern sie begreifen noch immer nicht, dass falsch kalibrierte, übermäßig gepriesene PCR-Tests die Zahl der Covid-19-»Fälle« massiv aufblähen und dazu führen, dass die Menschen in Angst leben und bereitwillig autoritäre Maßnahmen und Einschränkungen ihrer Freiheitsrechte akzeptieren.

Außerdem haben die meisten Menschen keine Ahnung davon, dass auf 94 Prozent der Totenscheine von Covid-19-Opfern in der Regel eine Reihe von tödlichen Vorerkrankungen aufgelistet sind, dass aber die Ärzte von den Gesundheitsbehörden angewiesen wurden, in allen Fällen, in denen die Verstorbenen positiv getestet wurden oder ein Infektionsverdacht vorlag, Covid-19 als »Haupttodesursache« anzugeben.

Nur wenige wissen, dass jährlich buchstäblich Hunderttausende Fälle normaler Erkältungen, Grippeinfektionen, Lungenentzündungen und einer Vielzahl akuter Atemwegserkrankungen oftmals von Coronaviren verursacht oder begleitet werden und dass es sehr schwierig ist, diese Infektionen zu diagnostizieren, zu kategorisieren und von Covid-19 zu unterscheiden.

Indem Panikmacher und Pandemieprofiteure diese unterschiedlichen Krankheiten alle miteinander vermengten und zu einem Ganzen fügten, konnten sie den Eindruck erwecken, dass es eine zweite (oder in einigen Fällen dritte) Covid-19-Welle gibt, die das Leben von Millionen Menschen bedroht.

Den meisten Menschen ist auch nicht klar, dass die Wahrscheinlichkeit, symptomatisch zu werden und schwer an Covid-19 zu erkranken und die Krankheit auf die Anfälligsten zu übertragen, bei jungen und recht gesunden Menschen um das Tausendfache geringer ist. Und dass die Älteren, Gebrechlichen und die Sterbenskranken geschützt werden können, ohne dass alle im Lockdown verharren und möglicherweise für den Rest des Lebens verarmen.

Apropos der Anfälligste unter uns: Wir müssen uns dessen bewusst werden, dass ein großer Teil der Covid-19-Opfer – laut der *New York Times* 36 Prozent – auf das komplette Versagen, die Ausbreitung in

Pflegeheimen zu verhindern, zurückzuführen ist.[8] Hätte man sich überall an die Protokolle für Infektionskrankheiten gehalten, wäre die Todeszahl deutlich geringer gewesen.

Das ständige Verschieben der Zielgeraden offenbart die Fadenscheinigkeit des Ganzen

Ursprünglich lautete die Rechtfertigung für die tyrannischen Eingriffe der Regierung, diese würden die Ausbreitung der Infektion verlangsamen, sodass die Krankenhausressourcen nicht überfordert werden würden. Doch die Zielgerade wurde immer wieder verschoben. In vielen Gegenden wurden aus 2-wöchigen Lockdowns ganze Monate des Stillstands.

Schließlich wurde uns mitgeteilt, alles würde wieder normal werden, sobald ein Impfstoff zur Verfügung stehe. Aber sobald die Vakzine auf den Markt kamen, änderte sich das Narrativ von Neuem, und jetzt heißt es, wir bräuchten – sogar mit einem Impfstoff – bis ins Jahre 2021 und sogar 2022 hinein noch immer Masken, Abstand und Lockdowns.

Das hat alles keinen Sinn mehr – es sei denn, Sie betrachten es aus der Perspektive, die wir Ihnen hier darzulegen versuchten: dass diese Pandemie als praktische Verschleierungsgeschichte genutzt (und vielleicht sogar geplant) wurde, um die Umverteilung von Reichtum an nichtgewählte Technokraten, die das Narrativ der Pandemie kontrollieren, zu erleichtern und zu verheimlichen und dabei gleichzeitig die Erosion Ihrer persönlichen Freiheiten und Bürgerrechte zu rechtfertigen.

Mithilfe einer Kombination aus wild manipulierten Daten und feh-
lerhaften Tests wurde eine allgemeine Panik aufrechterhalten. Doch
das Ganze ist ein Trugbild. Sehen Sie sich die Fakten genauer an, und
die Panik wird verschwinden. Ihnen wird klarwerden, dass Sie nichts
zu befürchten haben. Nicht wirklich.

Abgesehen von den Daten der PCR-Tests gibt es überhaupt keine Beweise für eine tödliche Pandemie. Zwar sind tatsächlich Menschen an
Covid-19 gestorben, doch diese Krankheit hat zu keiner Übersterblichkeit geführt.[9] Die Gesamtmortalität 2020 war normal. Es gibt keinen Grund, die Welt lahmzulegen, weil einige Menschen Covid-19
zum Opfer fallen, es sei denn, wir sind der Meinung, wir sollten die
Welt lahmlegen und unser Leben aufgeben, weil Menschen an Herzerkrankungen, Diabetes, Krebs, der Grippe oder irgendeiner anderen
Krankheit sterben.

Der Ausweg

Wie wir in diesem Buch berichtet haben, wissen wir noch nicht,
ob das skrupellos erzeugte SARS-CoV-2-Virus aus einem schlecht
geführten, unfallanfälligen Bioschutz-/Biowaffenlabor in Wuhan,
China, *absichtlich freigesetzt* wurde oder *versehentlich entwichen*
ist. Doch wir wissen, dass ein mächtiges Netzwerk globaler Eliten
wie Bill Gates, das Weltwirtschaftsforum, Big Tech, die Rockefeller
Foundation und das Pentagon genau prognostizierten, was geschehen würde, und sich die Krise dann bewusst zunutze machten, um
Panik zu schüren und aufrechtzuerhalten, damit sie ihre ökono-
mische, technokratische, totalitäre und antidemokratische Agenda
umsetzen können.

Außerdem wissen wir, dass es eine existentielle Notwendigkeit ist, die internationalen Gentechniker und Genwissenschaftler, deren kriminelle Nachlässigkeit zu dieser Katastrophe geführt hat, bloßzustellen und der Gentechnik sowie der Nutzung von Viren und Bakterien als Waffen ein für alle Mal ein Ende zu bereiten, damit so etwas wie diese Pandemie nie wieder passiert.

Während wir weiter Beweise dafür sammeln, dass SARS-CoV-2 im Labor erzeugt wurde und dass die ganze irreführende Wissenschaft der globalen Elite, die Behandlungsfehler und die Pandemiepanikmache als Waffen in einem koordinierten teuflischen Plan, The Great Reset genannt, genutzt werden, müssen wir beginnen, eine kritische Masse aus Gebildeten, Wütenden und Enteigneten zu versammeln.

Arjun Walia von *Collective Evolution* weist darauf hin, dass unsere wirkungsvollste Kampfparole schlichtweg lautet:»Ist das wirklich die Welt, die wir erschaffen wollen? Ist das alles, was wir erschaffen können, und falls nicht, was hält uns zurück?«[10]

Werden wir wehmütig auf das Jahr 2020 als Generalprobe für den Great Reset zurückblicken? Wollen wir in Angst und/oder Schuld leben und für den Rest unseres Lebens eine grundsätzlich nutzlose, Angst einflößende, sozial isolierende Maske tragen? Natürlich nicht.

Dawson Church, Verfechter der Naturheilkunde und Meditation, fand die richtigen Worte:»Wir befinden uns mitten in dieser Massenansteckung der Angst, und sie beeinträchtigt unser Immunsystem, macht uns weniger widerstandsfähig, beeinflusst unsere Psycho-Spiritualität und lässt uns weniger gut zurechtkommen. An diesem

Punkt benötigen wir eine größere Dosis Positivität, Freude und Dankbarkeit. Und die müssen wir uns bewusst verschaffen. Das heißt Meditation, und das heißt Konsum positiver Medien. Das heißt, sich nicht unnötigen negativen Emotionen auszusetzen.«[11]

Aber wenn wir den Great Reset aufhalten wollen, der von machtbesessenen Globalisten vorangetrieben wird, und stattdessen eine basisdemokratische Welt errichten wollen, die auf Frieden und Gerechtigkeit, Toleranz, Freiheit, individuelle Entscheidung, Privatheit, Meinungsfreiheit, Religionsfreiheit, auf Verfassungsrechten und regenerativer Medizin, nachhaltiger Nahrungsmittelerzeugung, Landwirtschaft und Landnutzung basiert, müssen wir mehr tun, als uns nur im Privaten zu beklagen oder Tweets an unsere Follower zu schicken.

Es ist an der Zeit, sich zu organisieren.

Wir brauchen ein neues Agrarsystem, das auf Familienbetrieben beruht und »Nahrung als Medizin«, biologische und gesunde Lebensmittel, für alle liefern kann, während sich die Umwelt und die Biodiversität erholen.

Wir brauchen ein neues Wirtschaftssystem, das sinnvolle, sozial und ökologisch verantwortliche Arbeitsplätze bereitstellt und jedem, der arbeitswillig ist, einen angemessenen Lebensstandard sichert.

Wir müssen uns allen Bestrebungen, verpflichtende Impfungen gegen Covid-19 anzuordnen, verweigern und ihnen Widerstand entgegensetzen. Dazu gehört auch die Ablehnung der vorgetäuschten »Wahlmöglichkeit« der freiwilligen Impfung angesichts drakonischer Restriktionen für Impfverweigerer.

Die Gefahr
digitaler Zentralbankwährungen

Außerdem brauchen wir stabiles Geld, sei es in Form von Bargeld oder dezentralisierten digitalen Währungen nach Art von Blockchain, die unsere Privatsphäre und Unabhängigkeit schützen. Denn der Great Reset kommt mit einem brandneuen rein digitalen System daher, das nicht auf Zahlungsmitteln basiert, wie wir sie aktuell kennen.

In Wahrheit handelt es sich um ein soziales Kontrollsystem, denn wenn Papiergeld durch eine digitale Währung der Zentralbank (CBDC – Central Bank Digital Currency) ersetzt wird, kann Ihre Befähigung, Transaktionen durchzuführen, zur Waffe umfunktioniert werden, mit der Ihre Privatsphäre zerstört wird, Sie überwacht und davon abgehalten werden, Einkäufe zu tätigen oder sogar Ihren Lebensunterhalt zu verdienen.

Alles, was Sie kaufen und verkaufen, kann dann überwacht werden, und falls eine Transaktion, Ihr Verhalten, ja sogar Ihre Gedanken – je nachdem, was gerade die »Standards« sind – als unerwünscht betrachtet werden, können Strafen verhängt werden.

Auch die Agenda des Transhumanismus gehört dazu. Durch die Nutzung von Injektionen oder irgendwelchen anderen Mitteln, um Ihnen Biosensoren einzupflanzen, wird Ihr physischer Körper buchstäblich mit dem Finanzsystem verknüpft. Transhumanismus und Technokratie gehen Hand in Hand und können am besten als digitales Sklavensystem umschrieben werden, in dem Sie rund um die Uhr überwacht und kontrolliert werden.

Dezentralisierung heißt der Ausweg

Wir brauchen, und das ist vielleicht das Wichtigste von allem, eine dezentralisierte Regierung und ein dezentralisiertes Internet, denn dadurch wird die Gefahr der Zensur beseitigt und Meinungsfreiheit garantiert. Hier nur ein Beispiel unter vielen anderen: Wer auf irgendeiner Medienplattform pharmazeutische Produkte infrage stellt, geht inzwischen das Risiko ein, gesperrt zu werden. Und viele haben die Erfahrung gemacht, dass sie dann auch von digitalen Finanzplattformen wie zum beispielsweise PayPal verbannt wurden, was den Punkt beweist, den ich im vorherigen Abschnitt klarzumachen versuchte.

Die meisten Rechte sollten Ihnen als Individuum zukommen, denn am besten wendet man Gesetze so spezifisch und lokal wie möglich an. Die Konzentration von globaler Macht und Bundesgewalt hingegen erfolgt auf Kosten Ihrer persönlichen Rechte.

Mercola.com und eine Reihe ähnlicher Websites wurden von britischen und amerikanischen Geheimdiensten sogar als multinationales Sicherheitsrisiko eingestuft. Diese arbeiten zusammen, um mithilfe ausgeklügelter Cyberkrieginstrumente »Impfgegnerpropaganda« von öffentlichen Diskussionsplattformen zu entfernen.[12]

Stellen Sie sich die Frage, ob öffentliche Gesundheitsfürsorge eine Rechtfertigung dafür darstellt, Menschen zu zensieren und von finanziellen Transaktionsmöglichkeiten auszuschließen, die die Impfstoffsicherheit und Maßnahmen zur Impfverpflichtung hinterfragen? Dass man mithilfe von Kriegstaktiken und wirtschaftlicher Erpressung jede Diskussion über Impfstoffe zu unterbinden versucht, legt den Schluss nahe, dass die geplante Massenimpfkampagne wenig, wenn überhaupt etwas, damit zu tun hat, die Bevölkerung gesund zu erhalten und ihre Sicherheit zu gewährleisten. Es geht darum, die Öffentlichkeit zu kontrollieren und für Unterwürfigkeit zu sorgen.

Die Frage ist nur: *Warum?*

Die Medizin- und insbesondere Impfstoffindustrie hat mit gravierenden Vertrauens- und Glaubwürdigkeitsproblemen zu kämpfen, die sie selbst verursacht hat. Sie wächst aber dank Big Tech und nationalen Geheimdiensten weiter, die mithin alles daran setzen, um zu verhindern, dass Gegendarstellungen publik werden.

Noch nie zuvor hat die US-Regierung eine derartige pauschale Zensur des öffentlichen Diskurses zugelassen, und sie würde ihr auch niemals gestattet werden – durch das Delegieren der Zensur an Privatunternehmen nun aber doch. Dass Zensur in einer demokratisch regierten, freien und offenen Gesellschaft ein Unding ist, sollte unstrittig sein. Es mag vielleicht keinen Nutzen bringen, die Verbreitung von Falschinformationen zuzulassen, doch eine Zensur birgt einfach zu schwerwiegende Risiken, als dass es eine Rechtfertigung für sie gäbe.

Zensur trifft nie nur Informationen, die Sie verschmähen, sondern jede Information, die die Eliteschicht in ihrem Versuch bedroht, die Kontrolle über uns zu verstärken.

Da die Zensur durch Big Tech deutlich intransparenter ist, ist sie tatsächlich noch heimtückischer als jene durch die Regierung. Wenn die Regierung sagt, sie werde bestimmte Meinungsäußerungen zensieren, gibt es zumindest ein gewisses Maß an Transparenz, wie dies vonstattengehen wird. Private Technologieunternehmen hingegen verändern die Spielregeln nach Gutdünken und werden sich nie klar äußern, wer weshalb, wofür genau und wie zensiert wird. Mehr noch, es gibt kein echtes Beschwerdeverfahren.

Das Problem, vor dem wir jetzt stehen, ist, dass Zensur Macht stärkt und sehr schwer wieder einzustellen ist, sobald sie einmal um sich gegriffen hat. Und das wiederum ist kein gutes Zeichen für die persönliche Freiheit und die Demokratie als Ganzes. Zensur stellt eine direkte Bedrohung für beide dar. Vor diesem Hintergrund ist die Tatsache, dass britische und amerikanische Geheimdienste sich an der Zensur beteiligen, eine wichtige Information, denn sie sagt uns, dass es nicht wirklich um den Schutz der öffentlichen Gesundheit geht, sondern um die Verstärkung der Regierungskontrolle über die Bevölkerung. Die Tatsache, dass Geheimdienste die Verfechter der Impfstoffsicherheit als nationales Sicherheitsrisiko einschätzen, sagt uns darüber hinaus, dass die Regierung das Geschäft übernommen hat, *private Firmen zu schützen,* und im Grunde die Grenze zwischen beiden verwischt.

Wenn Sie den einen kritisieren, kritisieren sie den anderen. Kurzum, wenn Sie die Profitabilität privater Unternehmen erschweren oder gefährden, gelten Sie als nationales Sicherheitsrisiko, und das entspricht genau den Parametern der Technokratie, bei der die Regierung aufgelöst und durch nichtgewählte Chefs privater Unternehmen ersetzt wird.

Das Recht und die Freiheit, die Regierung zu kritisieren, ist ein Kennzeichen der Demokratie, deshalb ist dieser vom Staat unterstützte Krieg gegen wahrheitsgemäße Informationen ein klarer Beweis für einen radikalen Schwenk in Richtung technokratischen Totalitarismus.

Wir stehen am Scheideweg: Welche Richtung werden wir einschlagen?

Es ist spät, aber noch immer Zeit genug, das Ruder herumzureißen.

Wir stehen am Scheideweg: Werden wir uns für die Diktatur entscheiden, die uns von unseren transhumanistischen technokratischen »Oberherren« angeboten wird, oder werden wir uns für Freiheit und Demokratie entscheiden? Ich lade Sie ein, sich uns im Kampf für unser Leben und das Leben zukünftiger Generationen anzuschließen. Helfen Sie mit, für eine gesunde, gerechte und regenerative Zukunft zu werben und diese zu organisieren.

Indem wir lokal denken und handeln – lokale Nahrungsmittel und Produkte kaufen, uns für die Lokalpolitik und lokale Organisationen einsetzen –, beginnen wir, den Lebensnerv von Personen und Unternehmen abzuschneiden, die uns in die falsche Richtung drängen. David Klooz warnt in seinem Buch *The COVID-19 Conundrum:* »Wenn es der Covid-19-Schwindel nicht schafft, Sie davon überzeugen, sich von den Politikern und den von ihnen bedienten Unternehmen abzuwenden und den Waren und Dienstleistungen der Großindustrie ihre Unterstützung zu entziehen, wird nichts es schaffen. Im Namen bestimmter Interessen wurde gerade der Beta-Test durchgezogen, wie man ganze Nationen in virtuelle Gefängnisse verwandeln kann. Lässt man es diesmal zu, können sie es garantiert wieder und in noch größerem und zerstörerischem Umfang tun ...«[13]

Jede einzelne unserer persönlichen Entscheidungen übt über den Verbrauchermarkt Druck aus, der von unten nach oben Veränderung auslöst. Vergessen Sie die autoritären, von oben übergestülpten Lösungen. Am Ende sind doch immer wir die Gelackmeierten, wenn wir erwarten, dass Regierungspolitiker uns etwas Gutes tun, weil

Lobbyisten und Gesetzesvertreter – deren Taschen deutlich größer sind – bereits daran arbeiten, den Eliten und nicht etwa der allgemeinen Bevölkerung etwas Gutes zu tun.

Machen Sie sich klar, dass nationalstaatliche und internationale Behörden von Technokraten und Oligarchen gekapert wurden. Kümmern Sie sich deshalb um Ihre Gemeinschaft vor Ort und arbeiten Sie an sich selbst.

Wahrscheinlich können wir das medizinische Establishment nicht davon abhalten, zu tun, was es tun will: nämlich Sklave von Big Pharma zu bleiben und Symptome anstelle der eigentlichen Krankheitsursachen zu behandeln. Doch Sie können aus diesen Systemen aussteigen und dafür sorgen, sich selbst, Ihre Familie und Ihre Gemeinschaft gesund und widerstandsfähig zu halten.

Wie in Kapitel 6 erläutert, kann allein schon die Optimierung Ihres Vitamin-D-Spiegels dazu beitragen, Ihr Immunsystem so zu stärken, dass es Infektionskrankheiten – und dazu gehört auch Covid-19 – abwehren kann. In diesem Kapitel wurden allerdings noch weitere Strategien vorgestellt. Doch insbesondere für Vitamin D ist die Beweislage so überzeugend, dass über hundert Ärzte, Wissenschaftler und führende Experten einen offenen Brief unterzeichnet haben, in dem sie zu einer vermehrten Nutzung von Vitamin D im Kampf gegen Covid-19 aufrufen.[14]

»Die Forschung zeigt, dass niedrige Vitamin-D-Spiegel fast mit Sicherheit Covid-19-Infektionen, Krankenhauseinweisungen und Todesfälle fördern. Angesichts dessen rufen wir zu einer sofortigen allgemein vermehrten Einnahme von Vitamin D auf«, heißt es in dem Brief, und es wird hinzugefügt:

Vitamin D moduliert Tausende von Gene und viele Aspekte der Immunfunktion, sowohl der angeborenen als auch der adaptiven.

Die wissenschaftlichen Erkenntnisse belegen, dass:

→ höhere Vitamin-D-Blutspiegel mit geringeren Raten an SARS-CoV-2-Infektionen verbunden sind;

→ höhere Vitamin-D-Spiegel mit einem geringeren Risiko für einen schweren Verlauf (Krankenhausaufenthalte, Intensivbehandlung und Tod) zusammenhängen;

→ Interventionsstudien (inklusive randomisierte kontrollierte Studien) darauf hinweisen, dass Vitamin D eine sehr wirksame Behandlung sein kann;

→ viele Studien mehrere biologische Mechanismen aufzeigen, durch die Vitamin D den Covid-19-Verlauf beeinflusst;

→ kausale Rückschlussmodelle, die Bradford-Hill-Kriterien, die Interventionsstudien sowie die biologischen Mechanismen darauf hindeuten, dass der Einfluss von Vitamin D auf Covid-19 höchstwahrscheinlich kausal, nicht nur korrelativ ist.[15]

Seien Sie das Licht, das dem »dunklen Winter« ein Ende bereitet

Während die Regierenden der Welt uns immer wieder vor einem »dunklen Winter« mit steigenden Todeszahlen warnen, sollten Sie die Hoffnung bewahren. Wir werden den Pandemiebetrug beenden und den Great Reset stoppen, indem wir die Wahrheit ans Licht bringen und für größere Transparenz sorgen. Wenn genügend Menschen begreifen, was sich wirklich abspielt und worin das Ziel dieses »Resets« besteht, werden seine Organisatoren ihn nicht in die Tat umsetzen können.

Für die technokratische Elite ist es erforderlich, dass wir alle uns passiv fügen, denn wir sind ihnen zahlenmäßig deutlich überlegen. Und genau das wird mit den Pandemiemaßnahmen erreicht. Wir gewöhnen uns an Arbeits- und Reisebeschränkungen. Wir gewöhnen uns daran hinzunehmen, dass uns die Regierung sagt, wo und wie wir Feste feiern dürfen und mit wem. Dies alles wäre vor 2020 undenkbar gewesen. Doch wir können nicht zulassen, dass diese Akzeptanz weiter zunimmt.

Sklaverei ist das profitabelste Geschäft der Weltgeschichte, und mit der modernen Technologie ist inzwischen die absolute Kontrolle möglich. Jede Rebellion kann im Keim erstickt werden. Die Technologie erlaubt auch einer viel kleineren Gruppe von Menschen, gewaltige Macht über die Massen auszuüben.

Es ist also entscheidend, sich klarzumachen, dass *wir* es in Wahrheit sind, die das Kontrollsystem finanzieren und aufbauen helfen, das uns versklaven soll. Wir arbeiten für Unternehmen, die dieses System errichten. Wir kaufen ihre Produkte und gestatten ihnen, unsere Daten zu sammeln, die sie dann verkaufen und gegen uns einsetzen. Wenn wir aufhören, ihre Produkte zu kaufen und ihnen unsere privaten Daten zu überlassen, werden sie es nicht schaffen. Hören wir also auf, ihnen die Mittel an die Hand zu geben, mit denen sie uns versklaven. Hören Sie auf, Wegbereiter Ihres eigenen Untergangs zu sein. Seien Sie stattdessen Teil der Lösung, klären Sie auf, geben Sie Informationen weiter und suchen und entwickeln Sie Alternativen zur Kontrollstruktur, die überall um uns herum aufgebaut wird.

Wir haben das schon einmal getan. So wurde die Öko-Bewegung von Durchschnittsbürgern ins Leben gerufen, die beschlossen, ihre Zeit und ihr Geld in ein Ernährungssystem zu investieren, das ihren Grundwerten entsprach. Als Ergebnis davon verfügen wir heute, was Nahrungsmittel anbelangt, über Wahlmöglichkeiten. Es gibt nicht nur gentechnisch veränderte Nahrungsmittel und Fake Food. Wenn wir frei leben wollen, müssen wir jetzt diesem Wunsch gemäß handeln und sorgfältig überdenken, wie wir leben und interagieren wollen, um unseren Beitrag zum transhumanistischen technokratischen Kontrollsystem zu minimieren.

Hören Sie nicht auf den Unsinn der asymptomatischen Übertragung, der PCR-Pandemie und all die falschen Behauptungen, die nur verbreitet werden, um Ihnen Angst zu machen. Suchen Sie nach der Wahrheit, übernehmen Sie die Kontrolle über Ihre Gesundheit und führen Sie offene und ehrliche Diskussionen mit Ihrer Familie und Ihren Freunden, um auch ihnen einen Ausweg aus der Angst aufzuzeigen.

Quellenverzeichnis

Sämtliche Links in den Quellenangaben waren bei Redaktionsschluss online zugänglich. Möglicherweise haben Seitenbetreiber in der Zwischenzeit Links hinter einer Paywall versteckt. Dies liegt nicht im Verantwortungsbereich von Autoren und Verlag. Für Links, die nach der Veröffentlichung von den Seitenbetreibern gelöscht oder verändert wurden, übernehmen Autor und Verlag keine Verantwortung. Manche verlorenen Links können mithilfe der Wayback Machine im Internet Archive aufgefunden werden: *https://archive.org/web/*.

Die Verweise auf Dr. Joseph Mercolas Website sind dort nicht mehr auffindbar, da Dr. Mercola wegen der massiven medialen und physischen Verfolgung, der er derzeit ausgesetzt ist, inzwischen beschlossen hat, die dort publizierten Beiträge nach 48 Stunden zu löschen. Siehe Dr. Mercola, Joseph:»Why I Am Deleting All Content After 48 Hours« in: *articles.mercola.com/sites/articles/archive/2021/08/07/spike-protein-covid-vaccine.aspx*. Sind diese Beiträge auf anderen Websites übernommen worden, ist dies entsprechend vermerkt.

Kapitel 1: Wie die Pandemiepläne aufgingen

1. **Regolado, Antonio:** Tweet vom 27. April 2020 auf: *twitter.com/antonioregalado/status/1254916969712803840?lang=en.*

2. **Children's Health Defense Team:**»An International Message of Hope for Humanity from RFK, Jr.« in: *Defender*, 26. Oktober 2020; *childrenshealthdefense.org/defender/message-of-hope-for-humanity.*

3. **Holland, Mary:**»What Can We Learn from a Pandemic ›Tabletop Exercise‹?« in: *Organic Consumers Association*, 25. März 2020; *www.organicconsumers.org/news/what-can-we-learn-pandemic-tabletop-exercise.*

4. **Furmanski, Martin:**»Laboratory Escapes and ›Self-Fulfilling Prophecy‹ Epidemics« in: *Arms Control Center*, 17. Februar 2014; *armscontrolcenter.org/wp-content/uploads/2016/02/Escaped-Viruses-final-2-17-14-copy.pdf.*

5. **CDC COVID Data Tracker:** »United States COVID-19 Cases and Deaths by State Reported to the CDC Since January 21, 2020« in: *covid.cdc.gov/covid-data-tracker/#cases_totaldeaths.*

6. **National Center for Health Statistics:** »Weekly Updates by Select Demographic and Geographic Characteristics« in: *www.cdc.gov/nchs/nvss/vsrr/covid_weekly/index.htm.*

7. **Centers for Disease Control and Prevention:** »Coronavirus Disease 2019: Older Adults« in: *www.cdc.gov/coronavirus/ 2019-ncov/need-extra-precautions/older-adults.html.*

8. **Palosky, Craig:** »COVID-19 Outbreaks in Long-Term Care Facilities Were Most Severe in the Early Months of the Pandemic, but Data Show Cases and Deaths in Such Facilities May Be on the Rise Again« in: *KFF,* 1. September 2020; *www.kff.org/coronavirus-covid-19/press-release/covid-19-outbreaks-in-long-term-care-facilities-were-most-severe-in-the-early-months-of-the-pandemic-but-data-show-cases-and-deaths-in-such-facilities-may-be-on-the-rise-again/.*

9. **Aizenman, Nurith:** »New Global Coronavirus Death Forecast Is Chilling – and Controversial« in: *NPR online,* 4. September 2020; *www.npr.org/sections/goatsandsoda/2020/09/04/909783162/ new-global-coronavirus-death-forecast-is-chilling-and-controversial.*

10. **Cutler, David M., Summers, Lawrence H.:** »The COVID-19 Pandemic and the $16 Trillion Virus« in: JAMA, 324, Nr. 15, 2020, S. 1495–1496; *www.doi.org/10.1001/jama.2020.19759.*

11. **Board of Governors of the Federal Reserve System:** »Report on the Economic Well-Being of US Households in 2017«, May 2018; *www.federalreserve.gov/publications/files/2017-report-economic-well-being-us-households-201805.pdf.*

12. **Collins, Chuck:** »US Billionaire Wealth Surges Past $1 Trillion Since Beginning of Pandemic – Total Grows to $4 Trillion« in: *Institute for Policy Studies,* 9. Dezember 2020; *ips-dc.org/u-s-billionaire-wealth-surges-past-1-trillion-since-beginning-of-pandemic/.*

13. **Klein, Naomi:** »Screen New Deal« in: *Intercept,* 8. Mai 2020; *www.theintercept.com/2020/05/08/andrew-cuomo-eric-schmidt-coronavirus-tech-shock-doctrine.*

14. **Suryanarayanan, Sainath:** »Reading List: What Are the Origins of SARS-CoV-2? What Are the Risks of Gain-of-Function Research?« in: *US Right to Know; usrtk.org/biohazards/origins-of-sars-cov-2-risks-of-gain-of-function-research-reading-list.*
   Fuellmich, Dr. Reiner (Anwalt): »The Corona Fraud Scandal Must Be Criminally Prosecuted for Crimes Against Humanity« in *FIAR News,* 9. Oktober 2020; *news.fiar.me/2020/10/attorney-dr-reiner-fuellmich-the-corona-fraud-scandal-must-be-criminally-prosecuted-for-crimes-against-humanity.*
   Hrsg.: »Covid-19: Right to Know« in: *Organic Consumers Association, organicconsumers.org/campaigns/covid-19.*

15. **Jacobsen, Rowan:** »Could COVID-19 Have Escaped from a Lab?« in: *Boston Magazine,* 9. September 2020; *www.bostonmagazine.com/ news/2020/09/09/alina-chan-broad-institute-coronavirus.*

16. **Cummins, Ronnie, Baden-Mayer, Alexis:** »COVID-19: Reckless ›Gain of Function‹ Experiments Lie at the Root of the Pandemic« in: *Organic Consumers Association,* 23. Juli 2020; *www.organicconsumers.org/blog/covid-19-reckless-gain-of-function-experiments-lie-at-the-root-of-the-pandemic.*

17. **Guterl, Fred, Jamali, Naveed, O'Connor, Tom:** »The Controversial Experiments and Wuhan Lab Suspected of Starting the Coronavirus Pandemic« in: *Newsweek,* 27. April 2020; *www.newsweek.com/controversial-wuhan-lab-experiments-that-may-have-started-coronavirus-pandemic-1500503.*

18. **Cambridge Working Group:** »Cambridge Working Group Consensus Statement on the Creation of Potential Pandemic Pathogens (PPPs)«, 14. Juli 2014, in: *www.cambridgeworkinggroup.org.*

19. **Matthew, Jonathan:** »Scientists Outraged by Peter Daszak Leading Enquiry into Possible Covid Lab Leak« in: *GM Watch,* 23. September 2020; *www.gmwatch.org/en/news/latest-news/19538.*

20. **Baden-Mayer, Alexis:** »Dr. Robert Kadlec: How the Czar of Biowarfare Funnels Billions to Friends in the Vaccine Industry« in: *Organic Consumers Association,* 13. August 2020; *www.organicconsumers.org/blog/dr-robert-kadlec-how-czar-biowarfare-funnels-billions-friends-vaccine-industry.*

21. **Hrsg.:** »›Gain of Function‹ Hall of Shame« in: *OrganicConsumers Association,* 1. Oktober 2020; *www.organicconsumers.org/news/ gain-of-function-hall-of-shame.*

22. **Mercola, Joseph (Dr.):** »Can You Trust Bill Gates and the WHO with COVID-19 Pandemic Response?« in: *Mercola.com,* 14. April 2020; *articles.mercola.com/sites/articles/archive/2020/04/14/world-health-organization-pandemic-planning.aspx.* (Dieser Beitrag ist nicht mehr verfügbar, siehe Vorbemerkung Quellenverzeichnis, Anm. d. Verlags)

23. **Fridstom, Aksel:** »The Evidence Which Suggests That This Is No Naturally Evolved Virus« in: *Minerva,* 13. Juli 2020; *www.minervanett.no/angus-dalgleish-birger-sorensen-coronavirus/the-evidence-which-suggests-that-this-is-no-naturally-evolved-virus/362529.* **Weinstein, Bret, Deigin, Yuri:** »Did Covid-19 Leak from a Lab?« in: *Bret Weinstein's Dark Horse Podcast,* 8. Juni 2020; *www.youtube.com/watch?v=q5SRrsr-Iug.*

24. **Husseini, Sam:** »Did this virus come from a lab? Maybe not – but it exposes the threat of a biowarfare arms race« in: *Salon.com,* 24. April 2020; *www.salon.com/2020/04/24/did-this-virus-come-from-a-lab-may-be-not--but-it-exposes-the-threat-of-a-biowarfare-arms-race.*

25. **Wright, Susan (Hrsg.):** *Preventing a Biological Arms Race,* Cambridge, MA, MIT Press, 1990.

26. **Klotz, Lynn:** »Human Error in High-Biocontainment Labs: A Likely Pandemic Threat« in: *Bulletin of the Atomic Scientists,* 25. Februar 2019; *thebulletin.org/2019/02/human-error-in-high-biocontainment-labs-a-likely-pandemic-threat.*

27. **Mercola, Joseph (Dr.):** »How COVID-19 Vaccine Can Destroy Your Immune System« in: *Mercola.com,* 11. November 2020; *articles.mercola.com/sites/articles/archive/2020/11/11/coronavirus-antibody-dependent-enhancement.aspx.* Jetzt in: SOTT (Signs of the Times); *www.sott.net/article/445095-How-COVID-19-vaccine-can-destroy-your-immune-system.* (Dieser Beitrag ist nicht mehr verfügbar, siehe Vorbemerkung Quellenverzeichnis, Anm. d. Verlags)

28. **Compton, Kristin:** »Big Pharma and Medical Device Manufacturers« in: *Drugwatch,* überarbeitet am 21. September 2020; *www.drugwatch.com/manufacturers.*

29. **Sekerka, Leslie E., Benishek, Lauren:** »Thick as Thieves? Big Pharma Wields Its Power with the Help of Government Regulation« in: *Emory Corporate Governance and Accountability Review 5,* Nr. 2, 2018; *scholarlycommons.law.emory.edu/ecgar/vol5/iss2/4/.*

30. **Mercola, Joseph (Dr.):** »Swiss Protocol for COVID – Quercetin and Zinc« in: *Mercola.com,* 20. August 2020; *articles.mercola.com/sites/articles/archive/2020/08/20/swiss-protocol-for-covid-quercetin-and-zinc.aspx.* (Dieser Beitrag ist nicht mehr verfügbar, siehe Vorbemerkung Quellenverzeichnis, Anm. d. Verlags)

31. **Mercola, Joseph (Dr.):** »How a False Hydroxychloroquine Narrative Was Created« in: *Mercola.com,* 25. Juli 2020; *articles.mercola.com/sites/articles/archive/2020/07/15/hydroxychloroquine-for-coronavirus.aspx.* (Dieser Beitrag ist nicht mehr verfügbar, siehe Vorbemerkung Quellenverzeichnis, Anm. d. Verlags)

32. **FLCCC Alliance:** »FLCCC Summary of Clinical Trials Evidence for Ivermectin in COVID-19« (PDF), 11. Januar 2021; *covid19criticalcare.com/wp-content/uploads /2020/12/One-Page-Summary-of-the-Clinical-Trials-Evidence-for-Ivermectin-in-COVID-19.pdf.*
Kory, Pierre, u. a.: »Review of the Emerging Evidence Demonstrating the Efficacy of Ivermectin in the Prophylaxis and Treatment of COVID-19« in: *Frontiers of Pharmacology,* provisionally accepted 2020; *doi.org/10.3389/fphar.2021.643369.*
Hrsg.: »Ivermectin COVID-19 Early Treatment and Prophylaxis Studies« in: *COVID-19 Studies; c19Ivermectin.com.*

33. **Mercola, Joseph (Dr.):** »Vitamin D Cuts SARS-CoV-2 Infection Rate by Half« in: *Mercola.com,* 28. September 2020; *articles.mercola.com/sites/articles/archive/2020/09/28/coronavirus-infection-rate-vitamin-d.aspx.* (Dieser Beitrag ist nicht mehr verfügbar, siehe Vorbemerkung Quellenverzeichnis, Anm. d. Verlags)

34. **Mercola, Joseph (Dr.):** »How Nebulized Peroxide Helps Against Respiratory Infection«, in: *Mercola.com,* 13. September 2020; *articles.mercola.com/sites/articles/archive/2020/09/13/how-to-nebulize-hydrogen-peroxide.aspx.* (Dieser Beitrag ist nicht mehr verfügbar, siehe Vorbemerkung Quellenverzeichnis, Anm. d. Verlags)

35. **Mercola, Joseph (Dr.):** »COVID-19 Critical Care« in: *Mercola.com,* 29. Mai 2020; *articles.mercola.com/sites/articles/archive/2020/05/29/dr-paul-marik-critical-care.aspx.* (Dieser Beitrag ist nicht mehr verfügbar, siehe Vorbemerkung Quellenverzeichnis, Anm. d. Verlags)

36. **Mercola, Joseph (Dr.):** »Quercetin and Vitamin C: Synergistic Therapy for COVID-19« in: *Mercola.com,* 24. August 2020; *articles.mercola.com/sites/*

articles/archive/2020/08/24/quercetin-and-vitamin-c-synergistic-effect.aspx.
(Dieser Beitrag ist nicht mehr verfügbar, siehe Vorbemerkung Quellenverzeichnis,
Anm. d. Verlags)

37. **Webb, Whitney:** »Operation Warp Speed Using CIA-Linked Contractor to
Keep COVID-19 Vaccine Contracts Secret« in: *Children's Health Defense,*
13. Oktober 2020; *childrenshealthdefense.org/news/operation-warp-speed-
cia-linked-contractor-covid-vaccine.*

38. **Navdanya International:** »Gates to a Global Empire«, 14. Oktober 2020, in:
*navdanyainternational.org/bill-gates-philanthro-capitalist-empire-puts-the-
future-of-our-planet-at-stake.*

39. **Naughton, John:** »›The Goal Is to Automate‹: Welcome to the Age of Surveillance Capitalism« in: *Guardian,* 20. Januar 2019; *www.theguardian.com/
technology/2019/jan/20/shoshana-zuboff-age-of-surveillance-capitalism-
google-facebook.*

40. **Mercola, Joseph (Dr.):** »The Great Reset: What It Is and Why You Need to
Know About It« in: *Mercola.com,* 19. Oktober 2020; *blogs.mercola.com/sites/
vitalvotes/archive/2020/10/19/the-great-reset-what-it-is-and-why-you-need-
to-know-about-it.aspx.* (Dieser Beitrag ist nicht mehr verfügbar, siehe Vorbemerkung
Quellenverzeichnis, Anm. d. Verlags)

41. **Baden-Mayer, Alexis, Cummins, Ronnie:** »Gain-of-Function Ghouls:
Sars-CoV-2 Isn't the Scariest Thing That Could Leak from a Lab« in: *Organic
Consumers* Association, 14. Oktober 2020; *www.organicconsumers.org/blog/
gain-function-ghouls-sars-cov-2-isnt-scariest-thing-could-leak-lab.*

42. **Stjernfelt, Frederik, Lauritzen, Anne Mette:** *Your Post Has Been Removed,*
New York, Springer, 2020.

43. **Hrsg.:** »Truth to Power« in: *Organic Consumers Association;*
*www.organicconsumers.org/newsletter/scientist-isnt-afraid-speak-
truth-power/truth-power.*

44. **Mercola, Joseph (Dr.):** »The Real Danger of Electronic Devices and EMFs«
in: *Mercola.com,* 24. September 2017; *articles.mercola.com/sites/articles/
archive/2017/09/24/electronic-devices-emf-dangers.aspx.* (Dieser Beitrag ist
nicht mehr verfügbar, siehe Vorbemerkung Quellenverzeichnis, Anm. d. Verlags)

45. **Anderson, Natasha, Nexstar Media Wire:** »New CDC Report Shows 94% of
COVID-19 Deaths in US Had Contributing Conditions« in: WFLA, 30. August 2020,

www.wfla.com/community/health/coronavirus/new-cdc-report-shows-94-of-covid-19-deaths-in-us-had-underlying-medical-conditions.

46. **Wu, Katherine J.:** »Studies Begin to Untangle Obesity's Role in Covid-19« in: *New York Times,* 29. September 2020, aktualisiert am 14. Oktober 2020; *www.nytimes.com/2020/09/29/health/covid-obesity.html.*

47. **Popkin, Barry M., u. a.:** »Individuals with Obesity and COVID-19: A Global Perspective on the Epidemiology and Biological Relationships« in: *Obesity,* 21, Nr. 11, 2020, e13128; *doi.org/10.1111/obr.13128.*

48. **Rizzo, Shemra, u. a.:** »Descriptive Epidemiology of 16,780 Hospitalized COVID-19 Patients in the United States« in: *www.medrxiv.org/content/10.1101/2020.07.17.20156265v3.doi.org/10.1101/2020.07.17.20156265.*

49. **Cummins, Ronnie:** »Genetic Engineering, Bioweapons, Junk Food and Chronic Disease: Hidden Drivers of COVID-19« in: *Organic Consumers Association,* 30. September 2020; *www.organicconsumers.org/blog/genetic-engineering-bioweapons-junk-food-and-chronic-disease-hidden-drivers-covid-19.*

50. **Mercola, Joseph (Dr.):** »Global Uprising Underway« in: *Mercola.com,* 16. September 2020; *articles.mercola.com/sites/articles/archive/2020/09/16/global-uprising.aspx.* (dieser Beitrag ist nicht mehr verfügbar, siehe Vorbemerkung Quellenverzeichnis, Anm. d. Verlags); **Cummins, Ronnie:** *Grassroots Rising,* White River Junction, VT, Chelsea Green, 2020.

51. **O. A.:** »US Found to Be Unhealthiest Among 17 Affluent Countries« in: *American Medical News,* 21. Januar 2013; *amednews.com/article/20130121/health/130129983/4.*

52. **Hutchinson, Andrew:** »YouTube Ramps Up Action to Remove Covid-19 Misinformation« in: *Social Media Today,* 23. April 2020; *www.socialmediatoday.com/news/youtube-ramps-up-action-to-remove-covid-19-misinformation/576577/.*

53. **Mercola, Joseph (Dr.):** »Oneness vs. the 1%« in: *Mercola.com,* 1. November 2020; *https://articles.mercola.com/sites/articles/archive/2020/10/18/vandana-shiva-oneness-versus-the-1.aspx.* (Dieser Beitrag ist hier nicht mehr verfügbar – siehe Vorbemerkung des Verlags zum Quellenverzeichnis –, doch bisher noch zu finden auf: *www.facebook.com/Sharmin786786/posts/in-this-interview-social-justice-and-anti-gmo-advocate-vandana-shiva-phd-discuss/1101734603590058/*).

54. **Kennedy, Robert F., jr.:** »An International Message of Hope for Humanity«
in: *The defender, Children's Health Defense;* auf Deutsch:
childrenshealthdefense.org/defender/eine-internationale-botschaft-der-hoffnung-fuer-die-menschheit-von-rfk-jr/?lang=de.

Kapitel 2: Laborunfall oder natürlicher Urspung?

1. **Editorial Board:** »Opinion: The Coronavirus's Origins Are Still a Mystery.
We Need a Full Investigation« in: *Washington Post,* 20. November 2020;
www.washingtonpost.com/opinions/global-opinions/the-coronaviruss-origins-are-still-a-mystery-we-need-a-full-investigation/2020/11/13/cbf4390e-2450-11eb-8672-c281c7a2c96e_story.html?mc_cid=1f31114972&mc_eid=9723e894e5.
Relman, David A.: »Opinion: To Stop the Next Pandemic, We Need to Unravel
the Origins of COVID-19« in: *Proceedings of the National Academy of Sciences,*
117, Nr. 47, November 2020, 29246–29248; *doi.org/10.1073/pnas.2021133117.*

2. **Klotz, Lynn C.:** »The Biological Weapons Convention Protocol Should Be
Revisited« in: *Bulletin of the Atomic Scientists,* 15. November 2019;
thebulletin.org/2019/11/the-biological-weapons-convention-protocol-should-be-revisited/.

3. **O. A.:** »Statement by Scientists, Lawyers, and Public Policy Activists
on Why We Need a Global Moratorium on the Creation of Potential
Pandemic Pathogens (PPPs) Through Gain-of-Function Experiments«
in: *www.surveymonkey.com/r/XPJL2R9.*

4. **Kuo, L., Godeke, G. J., Raamsman, M. J., Rottier, P. S., Rottier, P. J.:**
»Retargeting of Coronavirus by Substitution of the Spike Glycoprotein
Ectodomain: Crossing the Host Cell Species Barrier« in: *Journal of Virology,* 74,
Nr. 3, Februar 2000, S. 1393–1406; *pubmed.ncbi.nlm.nih.gov/10627550/.*

5. **Suryanarayanan, Sainath:** »Reading List: What Are the Origins of
SARS-CoV-2? What Are the Risks of Gain-of-Function Research?« in:
US Right to Know; *usrtk.org/biohazards/origins-of-sars-cov-2-risks-of-gain-of-function-research-reading-list.*

6. **Gillam, Carrey:** »Validity of Key Studies on Origin of Coronavirus in Doubt;
Science Journals Investigating« in: *US Right to Know,* 9. November 2020;
www.organicconsumers.org/blog/validity-key-studies-origin-covid-in-doubt-science-journals-investigating.

7. **Relman, David A.:** »Opinion: To Stop the Next Pandemic, We Need to Unravel the Origins of COVID-19« in: *Proceedings of the National Academy of Sciences,* 117, Nr. 47, November 2020, 29246–29248; *doi.org/10.1073/pnas.2021133117.*

8. **Nikiforuk, Andrew:** »How China's Fails, Lies and Secrecy Ignited a Pandemic Explosion« in: Tyee, 2. April 2020; *thetyee.ca/Analysis/2020/04/02/China-Secrecy-Pandemic/.*
   Page, Jeremy, Fan, Wenxin, Khan, Natasha: »How It All Started: China's Early Coronavirus Missteps« in: *Wall Street Journal,* 6. März 2020; *www.wsj.com/articles/how-it-all-started-chinas-early-coronavirus-missteps-11583508932.*
   Myers, Steven Lee: »China Created a Fail-Safe System to Track Contagions. It Failed« in: *New York Times,* 29. März 2020; *www.nytimes.com/2020/03/29/world/asia/coronavirus-china.html.*

9. **Wright, Susan (Hrsg.):** *Preventing a Biological Arms Race,* MIT Press, 2019.

10. **Kotz, Lynn:** »Human Error in High Biocontainment Labs: A Likely Pandemic Threat« in: *Bulletin of the Atomic Scientists,* 25. Februar 2019; *thebulletin.org/2019/02/human-error-in-high-biocontainment-labs-a-likely-pandemic-threat/.*
    Xiaou, Botao: »The Possible Origins of the 2019-nCoV Coronavirus« (PDF), Februar 2020; *img-prod.tgcom24.mediaset.it/images/2020/02/16/114720192-5eb8307f-017c-4075-a697-348628da0204.pdf.*
    Keju, Wang: »Brucellosis Confirmed in 65 People from Lanzhou Veterinary Institute« in: *China-Daily.com,* aktualisiert 16. Dezember 2019; *global.chinadaily.com.cn/a/201912/06/WS5deb4fe7a310cf3e3557c92a.html.*

11. **Committee on Anticipating Biosecurity Challenges of the Global Expansion of High-Containment Biological Laboratories, u. a.:** *Biosecurity Challenges of the Global Expansion of High-Containment Biological Laboratories: Summary of a Workshop,* Washington, D. C., National Academies Press, 2011, Kapitel 1; *doi.org/10.17226/13315.*
    Ian Sample; Hrsg.: »Revealed: 100 Safety Breaches at UK Labs Handling Potentially Deadly Disease« in: *Guardian,* 4. Dezember 2014; *www.theguardian.com/science/2014/dec/04/-sp-100-safety-breaches-uk-labs-potentially-deadly-diseases.*
    Vestin, Natalie: »Federal Report Discloses Incidents in High-Containment Labs« in: *CIDRAP,* 1. Juli 2016; *www.cidrap.umn.edu/news-perspective/2016/07/federal-report-discloses-incidents-high-containment-labs.*

Begley, Sharon, Steenhuysen, Julie: »How Secure Are Labs Handling World's Deadliest Pathogens?« in: *Reuters,* 15. Februar 2012; *www.reuters.com/article/us-health-biosecurity-idUSTRE81E0R420120215.*
Schnirring, Lisa: »CDC Monitoring More Staff After Anthrax Lab Breach« in: CIDRAP, 20. Juni 2014; *www.cidrap.umn.edu/news-perspective/2014/06/cdc-monitoring-more-staff-after-anthrax-lab-breach.*
Lin, Christina: »Biosecurity in Question at US Germ Labs« in: *Asia Times,* 6. April 2020; *asiatimes.com/2020/04/biosecurity-in-question-at-us-germ-labs/.*
Kaiser, Jocelyn: »Accidents Spur a Closer Look at Risks at Biodefense Labs« in: *Science,* 317, 28. September 2007, S. 1852–1854; *science.sciencemag.org/content/317/5846/1852?ck=nck.*

12. **Young, Allison:** »Newly Disclosed CDC Biolab Failures ›Like a Screenplay for a Disaster Movie‹« in: USA Today, 2. Juni 2016; *www.usatoday.com/story/news/2016/06/02/newly-disclosed-cdc-lab-incidents-fuel-concerns-safety-transparency/84978860/.*
    Trapotsis, Arthur: »Do You Know the Difference in Laboratory Biosafety Levels 1, 2, 3 & 4?« in: *Consolidated Sterilizer Systems,* überarbeitet am 31. März, 2020; *consteril.com/biosafety-levels-difference/.*

13. **Fountain, Henry:** »Six Vials of Smallpox Discovered in Laboratory Near Washington« in: *New York Times,* 9. Juli 2014; *www.nytimes.com/2014/07/09/science/six-vials-of-smallpox-discovered-in-laboratory-near-washington.html.*

14. **Eaves, Elisabeth:** »Hot Zone in the Heartland« in: Bulletin of the Atomic Scientists, ohne Datum; *thebulletin.org/2020/03/hot-zone-in-the-heartland/.*
    Field, Matt: »Experts Know the New Coronavirus Is Not a Bioweapon. They Disagree on Whether It Could Have Leaked from a Research Lab« in: *Bulletin of the Atomic Scientists,* 30. März 2020; *thebulletin.org/2020/03/experts-know-the-new-coronavirus-is-not-a-bioweapon-they-disagree-on-whether-it-could-have-leaked-from-a-research-lab/.*

15. **US Government Accountability Office:** »High-Containment Laboratories Improved Oversight of Dangerous Pathogens Needed to Mitigate Risk« (PDF) in: *GAO.gov,* August 2016; *www.gao.gov/assets/680/679392.pdf.*

16. **Lauria, Joe:** »Worries About a Galveston Bio-Lab« in: *Consortium News,* 30. August 2017; *consortiumnews.com/2017/08/30/worries-about-a-galveston-bio-lab/.*

17. **Grady, Denise:** »Deadly Germ Research Is Shut Down at Army Lab Over Safety Concerns« in: *New York Times,* 5. August 2020; *www.nytimes.com/2019/08/05/health/germs-fort-detrick-biohazard.html.*

18. **Cyranoski, David:** »Inside the Chinese Lab Poised to Study World's Most Dangerous Pathogens« in: *Nature,* 22. Februar 2017; *www.nature.com/news/inside-the-chinese-lab-poised-to-study-world-s-most-dangerous-pathogens-1.21487.*

19. **Panetta, Grace:** »US Officials Were Reportedly Concerned That Safety Breaches at Wuhan Lab Studying Coronavirus in Bats Could Cause a Pandemic« in: *Business Insider,* 14. April 2020; *www.businessinsider.com/us-officials-raised-alarms-about-safety-issues-in-wuhan-lab-report-2020-4.*

20. **Guterl, Fred:** »Dr. Fauci Backed Controversial Wuhan Lab with US Dollars for Risky Coronavirus Research« in: *Newsweek,* 28. April 2020; *www.newsweek.com/dr-fauci-backed-controversial-wuhan-lab-millions-us-dollars-risky-coronavirus-research-1500741.*

21. **Dask, Peter** (Leiter NIH Project): »Understanding the Risk of Bat Coronavirus Emergence«, 2014/5, in: *Research Portfolio Online Reporting Tools; projectreporter.nih.gov/project_info_description.cfm?aid=8674931&icde=49750546.*

22. **Menachery, Vineet D., u. a.:** »A SARS-Like Cluster of Circulating Bat Corona-viruses Shows Potential for Human Emergence« in: *Nature Medicine,* 21, 9. November 2015, S. 1508–1513; *www.nature.com/articles/nm.3985.*

23. **Husseini, Sam:** »Did this virus come from a lab? Maybe not – but it exposes the threat of a biowarfare arms race« in: *Salon.com,* 24. April 2020; *www.salon.com/2020/04/24/did-this-virus-come-from-a-lab-maybe-not--but-it-exposes-the-threat-of-a-biowarfare-arms-race.*

24. **Baker, Kevin:** »Did America Use Bioweapons in Korea? Nicholson Baker Tried to Find Out« in: *New York Times,* 21. Juli 2020; *www.nytimes.com/2020/07/21/books/review/baseless-nicholson-baker.html.*

25. **Sherwell, Philip:** »Chinese Scientists Destroyed Proof of Virus in December« in: *Sunday Times,* 1. März 2020; *www.thetimes.co.uk/article/chinese-scientists-destroyed-proof-of-virus-in-december-rz055qjnj.*

26. **Baden-Mayer, Alexis:** »Shi Zhengli: Weaponizing Coronaviruses, with Pentagon Funding, at a Chinese Military Lab« in: *Organic Consumers*

Association, 24. September 2020; *www.organicconsumers.org/blog/ shi-zhengli-weaponizing-coronaviruses-pentagon-funding-chinese-military-lab.*

27. **Colaiacovo, Moreno:** »Fearsome Viruses and Where to Find Them« in: *Organic Consumer Association*, 15. November 2020; *www.organicconsumers.org/news/fearsome-viruses-and-where-find-them.*

28. **Chan, Alina:** Twitter thread, 25. Oktober 2020; *twitter.com/ayjchan/status/1320344055230963712.*

29. **Bucks, Jonathan:** »New Cover-Up Fears as Chinese Officials Delete Critical Data Aboutthe Wuhan Lab with Details of 300 Studies Vanishing – Including All Those Carried Out by Virologist Dubbed Batwoman« in: *Daily Mail*, 9. Januar 2021; *www.dailymail.co.uk/news/article-9129681/amp/ New-cover-fears-Chinese-officials-delete-critical-data-Wuhan-lab.html.*

30. **Calisher, Charles:** »Statement in Support of the Scientists, Public Health Professionals, and Medical Professionals of China Combatting COVID-19« in: *Lancet*, 395, 7. März 2020, E42–E43; *www.thelancet.com/journals/ lancet/article/PIIS0140-6736(20)30418-9/fulltext.*

31. **Suryanarayanan, Sainath:** »EcoHealth Alliance Orchestrated Key Scientists' Statement on ›Natural Origin‹ of SARS-CoV-2« in: *US Right to Know*, 18. November 2020; *usrtk.org/biohazards-blog/ecohealth-alliance- orchestrated-key-scientists-statement-on-natural-origin-of-sars-cov-2/.* **Matthews, Jonathan:** »EcoHealth Alliance Orchestrated Key Scientists' State- ment on ›Natural Origin‹of SARS-CoV-2« in: *GM Watch*, 19. November 2020; *www.gmwatch.org/en/news/latest-news/19600.*

32. **Daszak, Peter (EcoHealth Alliance):** E-Mail vom 6. Februar 2020 in: *usrtk.org/biohazards-blog/ecohealth-alliance-orchestrated-key-scientists- statement-on-natural-origin-of-sars-cov-2/.*

33. **Colwell, Rita:** E-Mail an Peter Daszak vom 8. Februar 2020, in: *usrtk.org/biohazards-blog/ecohealth-alliance-orchestrated-key-scientists- statement-on-natural-origin-of-sars-cov-2/.*

34. **Daszak, Peter:** »Members of the Lancet COVID Commission Task Force on the Origins of SARS-CoV-2 Named« in: *EcoHealth Alliance*, 23. November 2020; *www.ecohealthalliance.org/2020/11/members-of-the-lancet-covid- commission-task-force-on-the-origins-of-sars-cov-2-named.*

35. **World Health Organization:** »Origins of the SARS-CoV-2 Virus«, aktualisiert 18. Januar 2021, in: *www.who.int/health-topics/coronavirus/origins-of-the-virus.*

36. **Louie, Betty L., Ma, Yufeng (Ethen), Wang, Martha:** »China Proposes to Tighten Biosecurity Law and Its Potential Impact on Foreign Pharmaceutical and Biotech Companies Operating in China« in: *Orrick.com*, 10. Juli 2020; *www.orrick.com/en/Insights/2020/07/China-Proposes-to-Tighten-Biosecurity-Law-and-its-Potential-Impact-on-Foreign-Companies.*

37. **Huang, Chaolin. u. a.:** »Clinical Features of Patients Infected with 2019 Novel Coronavirus in Wuhan, China« in: *Lancet*, 395, Nr. 10223, 15. Februar 2020, S. 497–506; *dpoi.org/10.1016/S0140-6736(20)30183-5.*

38 **Chen, Frank:** »Coronavirus ›Lab Leakage‹ Rumors Spreading« in: *Asia Times*, 17. Februar 2020; *asiatimes.com/2020/02/coronavirus-lab-leakage-rumors-spreading.*

39. **Xiaou, Botao, Xiao, Lei:** »The Possible Origins of the 2019-nCoV Coronavirus«, Februar 2020, in: *img-prod.tgcom24.mediaset.it/images/2020/02/16/114720192-5eb8307f-017c-4075-a697-348628da0204.pdf.*

40. **Ebd.**

41. **Latham, Jonathan, Wilson, Allison:** »Why China and the WHO Will Never Find a Zoonotic Origin For the COVID-19 Pandemic Virus«, 16. Februar 2021, in: *www.independentsciencenews.org/commentaries/why-china-and-the-who-will-never-find-a-zoonotic-origin-for-the-covid19-pandemic-virus/.*
Baden-Mayer, Alexis: *www.surveymonkey.com/r/XPJL2R9.*

42. **Guterl, Fred:** »Dr. Fauci Backed Controversial Wuhan Lab with U.S. Dollars for Risky Coronavirus Research«, 28. April 2020, in: *www.newsweek.com/dr-fauci-backed-controversial-wuhan-lab-millions-us-dollars-risky-coronavirus-research-1500741.*
Hrsg.: »Gain-of-Function Hall of Shame« in: Organic Consumers Association, 1. Oktober 2020, in: *www.organicconsumers.org/news/gain-of-function-hall-of-shame.*

43. **Kennedy, Robert F., Jr.:** Instagram-Post vom 14. April 2020 in: *www.instagram.com/p/B--PXQKHxhs/.*

44. **Klotz, Lynn:** »Human error in high-biocontainment labs: a likely pandemic threat«, 25. Februar 2019, in: *thebulletin.org/2019/02/human-error-in-high-biocontainment-labs-a-likely-pandemic-threat/.*

45. **Normille, Dennis:** »Lab Accidents Prompt Calls for New Containment Program« in: *Science* 304, Nr. 5675, 28. Mai 2004, 1223–25; *doi.org/10.1126/science.304.5675.1223a.*

46. **Rogin, Josh:** »Opinion: State Department Cables Warned of Safety Issues at Wuhan Lab Studying Bat Coronaviruses« in: *Washington Post*, 14. April 2020; *www.washingtonpost.com/opinions/2020/04/14/state-department-cables-warned-safety-issues-wuhan-lab-studying-bat-coronaviruses/*.

47. **Birrell, Ian:** »Beijing Now Admits That Coronavirus DIDN'T Start in Wuhan's Market ... So Where DID It Come From, Asks IAN BIRRELL« in: *Daily Mail*, 30. Mai 2020; *www.dailymail.co.uk/news/article-8373007/Beijing-admits-coronavirus-DIDNT-start-Wuhans-market-DID-come-from.html?ITO=applenews*.

48. **Huang, Chaolin. u. a.:** »Clinical Features of Patients Infected with 2019 Novel Coronavirus in Wuhan, China« in: *Lancet*, 395, Nr. 10223, 15. Februar 2020, S. 497–506; *dpoi.org/10.1016/S0140-6736(20)30183-5*.

49. **Frutos, Roger, u. a.:** »COVID-19: Time to Exonerate the Pangolin from the Transmission of SARS-CoV-2 to Humans« in: *Infections, Genetics and Evolution*, 84, Oktober 2020, 104493; *doi.org/10.1016/j.meegid.2020.104493*.

50. **Colaiacovo, Moreno:** »Fearsome Viruses and Where to Find Them« in: *Organic Consumer Association*, 15. November 2020; *www.organicconsumers.org/news/fearsome-viruses-and-where-find-them*.

51. **Zhan, Shing Hei, Deverman, Benjamin E., Chan, Yujia Alina:** »SARS-CoV-2 Is Well Adapted for Humans. What Does This Mean for Re-Emergence?« in: *bioRxiv preprint*, 2. Mai 2020; *doi.org/10.1101/2020.05.01.073262*.

52. **Piplani, Sakshi, u. a.:** »In Silico Comparison of Spike Protein-ACE2 Binding Affinities Across Species; Significance for the Possible Origin of the SARS-CoV-2 Virus,« in: *arXiv:2005.06199 [q-bio.BM]*, Vorabdruck, Mai 2020; *arxiv.org/abs/2005.06199*.

53. **Cohen, Jon:** »Wuhan Coronavirus Hunter Shi Zhengli Speaks Out« in: *Science*, 31. Juli 2020; *science.sciencemag.org/content/369/6503/487.full*. **Zhengli, Shi (Dr.):** »Reply to TruthAboutCOVID19« in: *Science Magazine*, 2020; *www.sciencemag.org/sites/default/files/Shi%20Zhengli%20Q&A.pdf*.

54. **Kaiser, Jocelyn:** »NIH Lifts 3-Year Ban on Funding Risky Virus Studies« in: *Science*, 19. Dezember 2017; *www.sciencemag.org/news/2017/12/nih-lifts-3-year-ban-funding-risky-virus-studies*.

55. **Hrsg.:** »Gain-of-Function Hall of Shame« in: *Organic Consumers Association*, ohne Datumsangabe; *www.organicconsumers.org/bytes/hall-shame-who-are-gain-function-scientists-involved-genetically-engineering-viruses*.

56. **Leu, André:** »COVID 19: The Spike and the Furin Cleavage«
    in: *Organic Consumers Association*, 3. Juni 2020;
    www.organicconsumers.org/blog/covid-19-spike-and-furin-cleavage.

57. **Roser, Max:** »The Spanish Flu (1918–20): The Global Impact of the Largest
    Influenza Pandemic in History« in: *Our World in Data*, 4. März 2020;
    ourworldindata.org/spanish-flu-largest-influenza-pandemic-in-history.

58. **Daniel, Alice:** »Report to US Senator Durkin« (PDF) in: *GAO.gov*,
    14. Januar 1981; *www.gao.gov/assets/140/132011.pdf.*

59. **Content Team:** »The 1976 Swine Flu Vaccine Debacle – A Cautionary
    Tale for 2020« in: *Sault Online*, 4. Mai 2020; *saultonline.com/2020/05/
    the-1976-swine-flu-vaccine-debacle-a-cautionary-tale-for-2020.*

60. **Nachrichtenredaktion:** »Swine Flu 1976 Vaccine Warning, Part 1 of 2« in:
    CBS 60 Minutes, 15. Juli 2009; *www.youtube.com/watch?v=VxeKY-TLmFk.*

61. **Earle, Geoff:** »›2 Million Dead‹ – Feds Make Chilling Forecast If Bird-Flu
    Pandemic Hits US« in: *New York Post*, 4. Mai 2006; *nypost.com/2006/05/04/
    2-million-dead-feds-make-chilling-forecast-if-bird-flu-pandemic-hits-u-s/.*

62. **Hrsg.:** »Safety of Pandemic Vaccines: Pandemic (H1N1) 2009
    Briefing Note 6« in: *World Health Organization*, 6. August 2009;
    www.who.int/csr/disease/swineflu/notes/h1n1_safety_vaccines_20090805/en/.

63. **Smith-Barrow, Delece:** »CDC's Advice to Parents: Swine Flu Shots for All«
    in: *Washington Post*, 25. August 2009; *www.washingtonpost.com/wp-dyn/
    content/article/2009/08/24/AR2009082402327.html.*

64. **Hrsg.:** »Swedish Medical Products Agency Publishes Report from a Cast
    Inventory Study on Pandemrix Vaccination and Development of
    Narcolepsy with Cataplexy« in: *Eurosurveillance*, 16, Nr. 26, 30. Juni 2011;
    www.eurosurveillance.org/content/10.2807/ese.16.26.19904-en.

65. **Hrsg.:** »Narcolepsy in Association with Pandemic Influenza Vaccination –
    a Multi-Country European Epidemiological Investigation« in:
    European Centre for Disease Prevention and Control, 20. September 2012;
    *www.ecdc.europa.eu/en/publications-data/narcolepsy-association-
    pandemic-influenza-vaccination-multi-country-european.*
    Schnirring, Lisa: »Study Funds Post-H1N1-Vaccination Rise in Narcolepsy in
    3 Nations« in: CIDRAP, 30. Januar 2013; *www.cidrap.umn.edu/news-perspective/
    2013/01/study-finds-post-h1n1-vaccination-rise-narcolepsy-3-nations.*

66. **Hallberg, Pär, u. a.:** »Pandemrix-Induced Narcolepsy Is Associated with Genes Related to Immunity and Neuronal Survival« in: *EBioMedicine*, 40, Februar 2019, S. 595–604; *www.ncbi.nlm.nih.gov/pmc/articles/PMC6413474/*.

67. **Zimmer, S. M., Burke, D. S.:** »Historical Perspective – Emergence of Influenza A (H1N1) Viruses« in: *New England Journal of Medicine*, 361, 2009, S. 279–285; *doi.org/10.1056/NEJMra0904322*.

68. **Scholtissek, C., von Hoyningen, V., Rott, R.:** »Genetic Relatedness Between the New 1977 Epidemic Strains (H1N1) of Influenza and Human Influenza Strains Isolated Between 1947 and 1957 (H1N1)« in: *Virology*, 89, 1978, S. 613–617.

69. **Webster, R. G., Bean, W. J., Gorman, O. T., Chambers, T. M., Kawaoka, Y.:** »Evolution and Ecology of Influenza A Viruses« in: *Microbiological Reviews*, 56, 1992, S.152–179;
    Kendal, A. P., u. a.: »Antigenic Similarity of Influenza A (H1N1) Viruses from Epidemics in 1977–1978 to ›Scandinavian‹ Strains Isolated in Epidemics of 1950–1951« in: *Virology*, 89, 1978, S. 632–36.

70. **Gallagher, Gerard:** »Fauci: ›No Doubt‹ Trump Will Face Surprise Infectious Disease Outbreak« in: *Infectious Disease News*, 11. Januar 2017; *www.healio.com/news/infectious-disease/20170111/ fauci-no-doubt-trump-will-face-surprise-infectious-disease-outbreak*.

71. **Holland, Mary:** »What Can We Learn from a Pandemic ›Tabletop Exercise‹?« in: *Children's Health Defense*, 25. März 2020; *www.organicconsumers.org/ newsletter/we-need-regenerative-hero/press-pause*.
    Mercola, Joseph (Dr.): »Hope Despite Censorship« in: *Mercola.com*, 6. November 2020; *articles.mercola.com/sites/articles/archive/2020/11/06/ hope-despite-censorship.aspx*. (Dieser Beitrag ist nicht mehr verfügbar, siehe Vorbemerkung Quellenverzeichnis, Anm. d. Verlags)

72. **Colaiacovo, Moreno:** »Fearsome Viruses and Where to Find Them« in: *Organic Consumer Association*, 15. November 2020; *www.organicconsumers.org/news/fearsome-viruses-and-where-find-them*.

73. **Klotz, Lynn C.:** »The Biological Weapons Convention Protocol Should Be Revisited« in: *Bulletin of the Atomic Scientists*, 15. November 2019; *thebulletin.org/2019/11/the-biological-weapons-convention-protocol- should-be-revisited/*.

74. **Gittins, William:** »Bill Gates Predicts When the Next Pandemic Will Arrive« in: AS, 15. Dezember 2020; *en.as.com/en/2020/11/24/latest_news/1606228590_532670.html*. **Rosen, Christopher:** »Bill Gates Gives Stephen Colbert a Realistic Corona-virus Vaccine Timeline« in: *Vanity Fair*, 24. April 2020; *www.vanityfair.com/ hollywood/2020/04/bill-gates-stephen-colbert-coronavirus-vaccine*.

Kapitel 3: Event 201 und der Great Reset

1. **Ollstein, Alice Miranda:** »Trump Halts Funding to World Health Organization« in: *Politico*, 14. April 2020; *www.politico.com/ news/2020/04/14/trump-world-health-organization-funding-186786*.

2. **Moulds, Josephine:** »How Is the World Health Organization Funded?« in: *World Economic Forum*, 15. April 2020; *www.weforum.org/agenda/2020/04/ who-funds-world-health-organization-un-coronavirus-pandemic-covid-trump*.

3. **Hrsg.** (Pressemitteilung): »World Leaders Commit to GAVI's Vision to Protect the Next Generation with Vaccines« in: Gavi, 23. Januar 2020; *www.gavi.org/news/media-room/world-leaders-commit-gavis-vision-protect-next-generation-vaccines*. Deutsche Version: »Führende Politiker verpflichten sich der Vision von Gavi und schützen die nächste Generation mit Impfstoffen« in: *www.gavi.org/sites/default/files/news/2020/ World-leaders-commit-to-Gavis-vision-to-protect-the-next-generation-with-vaccines-DE.pdf*.

4. **Mercola, Joseph (Dr.):** »The Global Takeover Is Underway« in: *Technocracy.news*, 23. Oktober 2020; *www.technocracy.news/ mercola-the-global-takeover-is-underway/*.

5. **Guinness, Steven:** »Sustainable Chaos: When Globalists Call for a ›Great Reset‹« in: *Technocracy.news*, 25. Juni 2020; *www.technocracy.news/ sustainable-chaos-when-globalists-call-for-a-great-reset/*.

6. **Hancock, Matt:** »The Fourth Industrial Revolution« (Speech to the All-Part Parliamentary Group) in: *Gov.UK*, 16. Oktober 2017; *www.gov.uk/government/speeches/the-4th-industrial-revolution*.

7. **Department of Global Communications:** »Climate Change and COVID-19: UN Urges Nations to ›Recover Better‹« in: *UN.org*, 22. April 2020; *www.un.org/en/un-coronavirus-communications-team/ un-urges-countries-'build-back-better'*.

Tovey, Mark: »Why Biden and Boris Are Both Using ›Build Back Better‹« in: *Intellectual Takeout*, 12. Oktober 2020; *www.intellectualtakeout.org/why-biden-and-boris-are-both-using--build-back-better-/*.

8. **Auken, Ida:** »Welcome to 2030: I Own Nothing, Have No Privacy and Life Has Never Been Better« in: *Forbes*, 10. November 2016; *www.forbes.com/sites/worldeconomicforum/2016/11/10/shopping-i-cant-really-remember-what-that-is-or-how-differently-well-live-in-2030/*.

9. **MICROSOFT TECHNOLOGY LICENSING, LLC:** »WO/2020/060606 – Cryptocurrency System Using Body Activity Data« in: WIPO, 26. März 2020; *patentscope.wipo.int/search/en/detail.jsf?docId=WO2020060606*.

10. **Schwab, Tim:** »Bill Gates's Charity Paradox« in: *Nation*, 17. März 2020; *www.thenation.com/article/society/bill-gates-foundation-philanthropy/*.

11. **Steerpike:** »Six Questions That Neil Ferguson Should Be Asked« in: *Spectator*, 16. April 2020; *www.spectator.co.uk/article/six-questions-that-neil-ferguson-should-be-asked*.
    Ammous, Saifedean: Twitter thread, 3. Mai 2020; *twitter.com/saifedean/status/1257101783408807938?s=21*.

12. Ebd.

13. **Adam, David:** »Special Report: The Simulations Driving the World's Response to COVID-19« in: *Nature*, 2. April 2020; *www.nature.com/articles/d41586-020-01003-6*.

14. **Schwab, Tim:** »Bill Gates's Charity Paradox« in: *Nation*, 17. März 2020; *www.thenation.com/article/society/bill-gates-foundation-philanthropy/*.

15. **Schwab, Tim:** »Journalism's Gates keepers« in: *Columbia Journalism Review*, 21. August 2020; *www.cjr.org/criticism/gates-foundation-journalism-funding.php*.

16. **Rodriguez, Michael A. (MD), García, Robert (JD):** »First, Do No Harm: The US Sexually Transmitted Disease Experiments in Guatemala« in: *American Journal of Public Health*, 103, Nr. 12, Dezember 2013, S. 2122–2126; *dx.doi.org/10.2105%2FAJPH.2013.301520*.

17. **Meridian 361 International Law Group, PLLC:** »Rockefeller, Johns Hopkins Behind Horrific Human Syphilis Experiments, Allege Guatemalan Victims In Lawsuit«, Cision, PR Newswire, 1. April 2015; *www.prnewswire.com/news-releases/rockefeller-johns-hopkins-behind-horrific-human-syphilis-experiments-allege-guatemalan-victims-in-lawsuit-300059537.html*.

18. **Ross, Chuck:** »World Health Organization Hired PR Firm to Identify Celebrity ›Influencers‹ to Amplify Virus Messaging« in: *Daily Caller*, 17. Juli 2020; *https://dailycaller.com/2020/07/17/world-health-organization-coronavirus-celebrity-influencers.*

19. **US Department of Justice:** »Exhibit A Registration Statement« (Foreign Agents Registration Act), 14. Juli 2020; *efile.fara.gov/docs/3301-Exhibit-AB-20200714-38.pdf.*

20. **O. A.:** »Verified« in: *content.shareverified.com/en.*
    Mercola, Dr. Joseph: »The PR Firm Behind WHO's Celeb Endorsements«, *Mercola.com*, 15. August 2020; *articles.mercola.com/sites/articles/archive/2020/08/15/world-health-organization-endorsements.aspx.* (Dieser Beitrag ist inzwischen gelöscht worden, siehe Vorbemerkung Quellenverzeichnis, Anm. d. Verlags)

21. **Publicis Groupe, World Economic Forum**, siehe: *www.weforum.org/organizations/publicis-groupe-sa.*

22. **Publicis Groupe:** »Publicis Groupe Acquires Remaining Capital of Leo Burnett/W&K Beijing Advertising Co., Ltd.« in: CISION PR *Newswire*, 29. April 2010; *www.prnewswire.com/news-releases/publicis-groupe-acquires-remaining-capital-of-leo-burnett--wk-beijing-advertising-co-ltd-92389479.html.*
    O. A.: »Our Investors« in: NewsGuard, *www.newsguardtech.com/about/our-investors.*
    Burt, Tom: »Defending Against Disinformation in Partnership with NewsGuard« in: *Microsoft on the Issues*, Blog, 23. August 2018; *blogs.microsoft.com/on-the-issues/2018/08/23/defending-against-disinformation-in-partnership-with-newsguard.*

23. **Blevins, Rachel:** »Ron Paul: Police State Was Planned, 9/11 Just ›Provided an Opportunity‹ to Implement It« in: *The Free Thought Project*, 11. September 2017; *thefreethoughtproject.com/ron-paul-patriot-act-911.*
    Napolitano, Andrew P. (Richter): »The Patriot Act Must Go: It Assaults Our Freedoms, Doesn't Keep Us Safe« in: *Fox News*, zuletzt aktualisiert am 29. Mai 2015; *www.foxnews.com/opinion/the-patriot-act-must-go-it-assaults-our-freedoms-doesnt-keep-us-safe.*

24. **O. A.:** »Surveillance Under the Patriot Act« in: ACLU, 2021; *www.aclu.org/issues/national-security/privacy-and-surveillance/surveillance-under-patriot-act.*

25. **Zilber, Ariel:** »How Bill Gates Warned in 2015 TED Talk That the Next Big Threat to Humanity Was a ›Highly Infectious Virus‹ That ›We Are Not Ready‹

For« in: *DailyMail.com*, 19. März 2020; *www.dailymail.co.uk/news/
article-8132107/Bill-Gates-warned-2015-TED-Talk-big-threat-humanity-corona-
virus-like-pandemic.html*.

26. **Corbett, James:** »Who Is Bill Gates?« in: *The Corbett Report*, 1. Mai 2020;
    www.corbettreport.com/gates/.

27. Ebd.

28. **Fitzgerald, Justin:** »IMF Calls for Credit Score to Be Tied to Internet
    Search History« in: *Reality Circuit*, 23. Dezember 2020;
    *realitycircuit.com/2020/12/23/imf-calls-for-credit-score-to-be-tied-
    to-internet-search-history/*.

29. **Sheng, Ellen:** »Facebook, Google Discuss Sharing Smartphone Data
    with Government to Fight Coronavirus, but There Are Risks« in: CNBC,
    19. März 2020; *www.cnbc.com/2020/03/19/facebook-google-could-
    share-smartphone-data-to-fight-coronavirus.html*.

30. **Holmes, Aaron:** »Facebook Built a Tool Last Year to Map the Spread of Di-
    seases. Now It's Being Used to Combat Coronavirus. Here's How It Works« in:
    Business Insider, 18. März 2020; *www.businessinsider.com/
    see-how-facebooks-disease-prevention-maps-could-fight-coronavirus-2020-3*.

31. **Facebook:** »Disease Prevention Maps« in: *Facebook Data for Good*;
    dataforgood.fb.com/tools/disease-prevention-maps.

32. **Granville, Kevin:** »Facebook and Cambridge Analytica: What You Need to
    Know as Fallout Widens« in: *New York Times*, 19. März 2018; *www.nytimes.
    com/2018/03/19/technology/facebook-cambridge-analytica-explained.html*.

33. **Knight, Will:** »The Value and Ethics of Using PÜhone Data to Monitor
    Covid-19« in: *Wired*, 3. Oktober 2020; *www.wired.com/story/
    value-ethics-using-phone-data-monitor-covid-19/*.

34. **Perez, Matt:** »Bill Gates Calls for National Tracking System for Coronavirus
    During Reddit AMA« in: *Forbes*, 18. März 2020; *www.forbes.com/sites/
    mattperez/2020/03/18/bill-gates-calls-for-national-tracking-system-for-
    coronavirus-during-reddit-ama/?sh=737b58726a72*.

35. **Gates, Bill:** »31 Questions and Answers About COVID-19« in: *GatesNotes*,
    19. März 2020; *www.gatesnotes.com/Health/A-coronavirus-AMA*.

36. **World Health Organization and World Economic Forum:**
     »Preventing Noncommunicable Diseases in the Workplace Through
     Diet and Physical Activity« in: *World Health Organization*, 2008;
     www.who.int/dietphysicalactivity/WHOWEF_report_JAN2008_FINAL.pdf.

37. **World Economic Forum:** »The Great Reset Launch Session«, Video vom
     3. Juni 2020, in: *www.youtube.com/watch?v=pfVdMWzKwjc&t=1s.*

38. **Schwab, Klaus, Malleret, Thierry:** *Covid-19: Der Große Umbruch*,
     Weltwirtschaftsforum 2020, Genf, S. 173.

39. **McCullagh, Declan:** »Joe Biden's Pro-RIAA, Pro-FBI Tech Voting Record«
     in: CNET, 24. August 2008;
     www.cnet.com/news/joe-bidens-pro-riaa-pro-fbi-tech-voting-record.

40. **Department of Global Communications:** »Climate Change and
     COVID-19« in: *www.un.org/en/un-coronavirus-communications-team/
     un-urges-countries-'build-back-better'.*

41. **Ebd.**

42. **O. A.:** »The Campaign for a Coronavirus Recovery Plan That Builds Back
     Better« in: *Build Back Better, www.buildbackbetteruk.org.*

43. **North, Anna:** »New Zealand Prime Minister Jacinda Ardern Wins Historic
     Reelection« in: *Vox*, 17. Oktober 2020; *www.vox.com/2020/10/17/21520584/
     jacinda-ardern-new-zealand-prime-minister-reelection-covid-19.*

44. **Wong, Paul, Maniff, Jesse Leigh:** »Comparing Means of Payment: What
     Role for a Central Bank Digital Currency?« (FEDS Notes) in: *Federal Reserve*,
     13. August 2020; *www.federalreserve.gov/econres/notes/feds-notes/
     comparing-means-of-payment-what-role-for-a-central-bank-digital-currency-
     20200813.htm.*

Kapitel 4: COVID-19 trifft die am meisten Gefährdeten

1. **O. A.:** »Provisional Death Counts for Coronavirus Disease 2019« in:
    Centers for Disease Control and Prevention, inzwischen aktualisiert auf den
    11. August 2021; *www.cdc.gov/nchs/nvss/vsrr/covid_weekly/index.htm.*

2. **Zhou, Youyou, Stix, Gary:** »COVID-19 Is Now the Third Leading Cause of
    Death in the US« in: *Scientific American*, 8. Oktober 2020;

www.scientificamerican.com/article/covid-19-is-now-the-third-leading-cau-se-of-death-in-the-u-s1.
Salo, Jackie: »COVID-19 Is Third Leading Cause of Death in the United States« in: *New York Post,* 18. August 2020; *nypost.com/2020/08/18/ covid-19- is-third-leading-cause-of-death-in-the-united-states.*

3. **Johns Hopkins News-Letter (@JHUNewsLetter):** »Though making clear the need for further research, the article was being used to support false and dangerous inaccuracies about the impact of the pandemic ...« auf: Twitter, 26. November 2020; *twitter.com/JHUNewsLetter/status/1332100155986882562.*

4. **Gu, Yanni:** »A Closer Look at US Deaths Due to COVID-19« in: *Johns Hopkins News-Letter,* web archive, 22. November 2020, *web.archive.org/web/20201126163323/.; https://www.jhunewsletter.com/ article/2020/11/a-closer-look-at-u-s-deaths-due-to-covid-19.*

5. **Yang, Ethan:** »New Study Highlights Alleged Accounting Error Regarding Covid Deaths« in: AIER (American Institute for Economic Research), 26. November 2020; *www.aier.org/article/new-study-highlights-serious-accounting-error-regarding-covid-deaths.*

6. **Schwartz, Stephen (PhD und Direktor der Division of Vital Statistics, National Center for Health Statistics):** »Guidance for Certifying COVID-19 Deaths« in: *Centers for Disease Control and Prevention,* 5. März 2020; *www.cdc.gov/nchs/ data/nvss/coronavirus/alert-1-guidance-for-certifying-COVID-19-deaths.pdf.*

7. **National Vital Statistics System:** »Guidance for Certifying Deaths Due to Coronavirus Disease 2019 (COVID-19)« in: Vital Statistics Reporting Guidance, Bericht Nr. 3, April 2020; *www.cdc.gov/nchs/data/nvss/vsrg/vsrg03-508.pdf.*

8. **National Center for Health Statistics:** »COVID-19 Death Data and Resources« in: *Centers for Disease Control and Prevention,* letztmals geprüft am 25. November 2020; *www.cdc.gov/nchs/nvss/covid-19.htm.*

9. **Lewis, Tanya:** »Eight Persistent COVID-19 Myths and Why People Believe Them« in: *Scientific American,* 12. Oktober 2020; *www.scientificamerican. com/article/eight-persistent-covid-19-myths-and-why-people-believe-them/.*

10. **Blackburn, Justin (PhD), u. a.:** »Infection Fatality Ratios for COVID-19 Among Noninstitutionalized Persons 12 and Older: Results of a Random-Sample Prevalence Study« in: *Annals of Internal Medicine* (2020); *www.acpjournals.org/doi/10.7326/M20-5352.*

11. **Merritt, Lee (MD):** »SARS-CoV2 and the Rise of Medical Technocracy« (Video), DDP 38th Annual Meeting, Las Vegas, Nevada, 16. August 2020; *www.youtube.com/watch?v=sjYvitCeMPc&feature=emb_title.*

12. **Lockwood, Frank E., Moritz, John:** »Birx Says Country Weary of COVID-19, Recognizes Arkansas' Improvement During Visit« in: *El Dorado News-Times*, 18. August 2020; *www.eldoradonews.com/news/2020/aug/18/ birx-says-country-weary-covid-19-recognizes-arkans/?fbclid= IwAR07eHiJSLp6UPXd6dabokayamMiXV5aR4EOxROiEuUCf3_5ikKHMXLNGko.*

13. **Associated Press:** »Navy ID's USS Roosevelt Sailor Killed by COVID-19« in: *NBC San Diego online*, 16. April 2020; *www.nbcsandiego.com/news/local/ military/navy-ids-uss-roosevelt-sailor-killed-by-covid-19/2307424.*
    Givas, Nick, Tomlinson, Lucas: »USS Theodore Roosevelt's Entire Crew Has Been Tested for Coronavirus; Over 800 Positive, Officials Say« in: *Fox News online*, 23. April 2020; *www.foxnews.com/world/uss-theodore-roosevelt-entire-crew-tested-coronavirus.*
    Pickrell, Ryan: »Sweeping US Navy Testing Reveals Most Aircraft Carrier Sailors Infected with Coronavirus Had No Symptoms« in: *Business Insider*, 17. April 2020; *www.businessinsider.com/testing-reveals-most-aircraft0-carrier-sailors-coronavirus-had-no-symptoms-2020-4.*

14. **Centers for Disease Control and Prevention:** »Public Health Responses to COVID-19 Outbreaks on Cruise Ships – Worldwide, February–March 2020« in: *Morbidity and Mortality Weekly Report*, 69, Nr. 12, 2020, S. 347–352; *www.cdc.gov/mmwr/volumes/69/wr/mm6912e3.htm.*

15. **Sipherd, Ray:** »The Third-Leading Cause of Death in US Most Doctors Don't Want You to Know About« in: CNBC, 22. Februar 2018; *www.cnbc.com/ 2018/02/22/medical-errors-third-leading-cause-of-death-in-america.html.*
    Makary, Martin A., Daniel, Michael: »Medical Error – The Third LeadingCause of Death in the US« in: BMJ, 353, 2016, i2139; *doi.org/10.1136/bmj.i2139.*

16. **James, John T. (PhD):** »A New, Evidence-Based Estimate of Patient Harms Associated with Hospital Care« in: *Journal of Patient Safety*, 9, Nr. 3, 2013, S. 122–128; *journals.lww.com/journalpatientsafety/fulltext/2013/09000/ a_new,_evidence_based_estimate_of_patient_harms.2.aspx.*

17. **Gould, Martin:** »EXCLUSIVE: ›It's a Horror Movie.‹ Nurse Working on Coronavirus Frontline in New York Claims the City Is ›Murdering‹ COVID-19 Patients by Putting Them on Ventilators and Causing Trauma to the Lungs« in:

DailyMail.com, 27. April 2020; *www.dailymail.co.uk/news/article-8262351/nurse-new-york-claims-city-killing-COVID-19-patients-putting-ventilators.html.*

18. **Mercola, Joseph (Dr.):** »CDC Admits Hospital Incentives Drove Up COVID-19 Deaths« in: *Mercola.com*, 20. August 2020; *articles.mercola.com/sites/articles/archive/2020/08/20/hospital-incentives-drove-up-covid-19-deaths.aspx.* (Dieser Beitrag ist inzwischen gelöscht worden, siehe Vorbemerkung Quellenverzeichnis. Anm. d. Verlags)

19. **Boyle, Matthew:** »Exclusive – Seema Verma: Cuomo, Other Democrat Governors' Coronavirus Nursing Home Policies Contradicted Federal Guidance« in: *Breitbart*, 22. Juni 2020; *www.breitbart.com/politics/2020/06/22/exclusive-seema-verma-cuomo-other-democrat-governors-coronavirus-nursing-home-policies-contradicted-federal-guidance/.*

20. **Girvan, Gregg:** »Nursing Homes & Assisted Living Facilities Account for 42% of COVID-19 Deaths« in: *FREOPP.com* (Website der Foundation for Research on Equal Opportunity), 7. Mai 2020; *freopp.org/the-covid-19-nursing-home-crisis-by-the-numbers-3a47433c3f70.*
Roy, Avik: »Most Important Coronavirus Statistic: 42% of US Deaths Are from 0.6% of the Population« in: *Forbes online*, 26. Mai 2020; *www.forbes.com/sites/theapothecary/2020/05/26/nursing-homes-assisted-living-facilities-0-6-of-the-u-s-population-43-of-u-s-covid-19-deaths/?sh=30a0049f74cd.*

21. **OECD Policy Responses to Coronavirus (Covid-19):** »Workforce and Safety in Long-Term Care During the COVID-19 Pandemic« in: *OECD – Organization for Economic Cooperation and Development*, 22. Juni 2020; *www.oecd.org/coronavirus/policy-responses/workforce-and-safety-in-long-term-care-during-the-covid-19-pandemic-43fc5d50.*

22. **Hogan, Bernadette, Golding, Bruce:** »Nursing Homes Have ›No Right‹ to Reject Coronavirus Patients, Cuomo Says« in: *New York Post*, 23. April 2020; *nypost.com/2020/04/23/nursing-homes-cant-reject-coronavirus-patients-cuomo-says.*

23. **Sapien, Joaquin, Sexton, Joe:** »Fire Through Dry Grass: Andrew Cuomo Saw COVID-19's Threat to Nursing Homes. Then He Risked Adding to It« auf: ProPublica, 16. Juni 2020; *www.propublica.org/article/fire-through-dry-grass-andrew-cuomo-saw-covid-19-threat-to-nursing-homes-then-he-risked-adding-to-it.*

24. **Dondorp, Arjen M.**: »Respiratory Support in COVID-19 Patients, with a Focus on Resource-Limited Settings« in: *American Journal of Tropical Medicine and Hygiene* 102, Nr. 6, 3. Juni 2020, S. 1191–1197; *doi.org/10.4269/ajtmh.20-0283.*

25. **Grasselli, Giacomo (MD), u. a.**: »Baseline Characteristics and Outcomes of 1591 Patients Infected with SARS-CoV-2 Admitted to ICUs of the Lombardy Region, Italy« in: JAMA, 323, Nr. 16 (2020): S. 1574–1581; *www.doi.org/10.1001/jama.2020.5394.*

26. **Richardson, Safiya (MD, MPH), u. a.**: »Presenting Characteristics, Comorbidities, and Outcomes Among 5700 Patients Hospitalized with COVID-19 in the New York City Area« in: JAMA, 323, Nr. 20, 2020, S. 2052–2059; *www.doi.org/10.1001/jama.2020.6775.*

27. **Bhatraju, Pavan K. (MD), u. a.**: »Covid-19 in Critically Ill Patients in the Seattle Region – Case Series« in: *New England Journal of Medicine*, 382, 2020, S. 2012–2022; *www.doi.org/10.1056/NEJMoa2004500.*

28. **Hrsg.**: »Sepsis« in: Centers for Disease Control and Prevention, 2018 ff.; *www.cdc.gov/sepsis/clinicaltools/index.html?CDC_AA_refVal=https%3A%2F%2F www.cdc.gov%2Fsepsis%2Fdatareports%2Findex.html.*

29. **Liu, Vincent (MD, MS), u. a.**: »Hospital Deaths in Patients with Sepsis from 2 Independent Cohorts« in: JAMA, 312, Nr. 1, 2. Juli 2014, S. 90–92; *www.doi.org/10.1001/jama.2014.5804.*

30. **Harris, Richard**: »Stealth Disease Likely to Blame for 20 Percent of Global Deaths« in: *NPR online*, 16. Januar 2020; *www.npr.org/sections/health-shots/ 2020/01/16/796758060/stealth-disease-likely-to-blame-for-20-of-global-deaths.*

31. **O. A.**: »Sepsis Alliance & Elara Caring Partner to Improve COVID-19 and Sepsis Outcomes in Home Healthcare Patient« in: *Sepsis Alliance*, 1. Juli 2020; *www.sepsis.org/news/sepsis-alliance-elara-caring-partner-to-improve- covid-19-and-sepsis-outcomes-in-home-healthcare-patients.*

32. **Howard, Audrey**: »Covid-19 and Sepis Coding: New Guidelines« in: *Inside Ang- le from 3M Health Information Systems*, 2. April 2020; *www.3mhisinsideangle. com/blog-post/covid-19-and-sepsis-coding-new-guidelines/.*

33. **Li, Hui (MD), u. a.**: »SARS-CoV-2 and Viral Sepsis: Observations and Hypotheses« in: *Lancet*, 395, Nr. 10235, 9. Mai 2020, S. 1517–1520; *www.doi.org/10.1016/S0140-6736(20)30920-X.*

34. **O. A.:** »Covid-19, Sepsis, and Cytokine Storms« in: *Sepsis Alliance*, 20. Mai 2020; www.sepsis.org/news/covid-19-sepsis-and-cytokine-storms.

35. **O. A.:** »Report sulle caratteristiche dei pazienti deceduti positive a COVID-19 in Italia« in: *EpiCentro*, 17. März 2020; www.epicentro.iss.it/coronavirus/bollettino/Report-COVID-2019_17_marzo-v2.pdf.

36. **Centers for Disease Control and Prevention:** »Hospitalization Rates and Characteristics of Patients Hospitalized with Laboratory-Confirmed Coronavirus Disease 2019« in: COVIDNET, 14 States, 1.–30. März 2020; *Morbidity and Mortality Weekly Report*, 69, Nr. 15, 17. April 2020, S. 458–64; www.cdc.gov/mmwr/volumes/69/wr/mm6915e3.htm?sb.%20_cid=mm6915e3_w.

37. **Richardson, Safiya, u. a.:** »Presenting Characteristics, Comorbidities, and Outcomes« in: *JAMA Network*, 22. April 2020; jamanetwork.com/journals/jama/fullarticle/2765184/.

38. **Gao, Chao, u. a.:** »Association of Hypertension and Antihypertensive Treatment with COVID-19 Mortality: A Retrospective Observational Study« in: *European Heart Journal*, 41, Nr. 22, 7. Juni 2020, S. 2058–66; doi.org/10.1093/eurheartj/ehaa433.
Kueppers, Courtney: »Study Shows High Blood Pressure Doubles Risk of Dying from COVID-19« in: *Atlanta Journal-Constitution*, 5. Juni 2020; www.ajc.com/lifestyles/study-shows-high-blood-pressure-doubles-risk-dying-from-covid/wUmZR3d52aBXJnEtilUnJK/.

39. **Nelson, Deborah J.:** »Blood-Pressure Drugs Are in the Crosshairs of COVID-19 Research« in: *Reuters*, 23. April 2020; www.reuters.com/article/us-health-conoravirus-blood-pressure-ins/blood-pressure-drugs-are-in-the-crosshairs-of-covid-19-research-idUSKCN2251GQ.

40. Ebd.

41. **Docherty, A. B., u. a.:** »Features of 16,749 Hospitalised UK Patients with COVID-19 Using the ISARIC WHO Clinical Characterisation Protocol« in: *medRxiv preprint*, 20. Dezember 2020; doi.org/10.1101/2020.04.23.20076042.

42. **Hrsg.:** »Diabetes Prevalence« in: *Diabetes.co.uk*, 15. Januar 2019; www.diabetes.co.uk/diabetes-prevalence.html.

43. **Dondorp, Arjen M., u. a.:** »Respiratory Support in COVID-19 Patients, with a Focus on Resource-Limited Settings« in: *American Journal of Tropical*

Medicine and Hygiene, 102, Nr. 6, 3. Juni 2020, S. 1192–1197; *pubmed.ncbi.nlm.nih.gov/32319424/; doi.org/10.4269/ajtmh.20-0283.*

44. **Hartmann-Boyce, Jamie:** »The Type of Diabetes You Have Can Impact How You React to the Coronavirus« in: *Scroll.in*, 7. Juni 2020; *scroll.in/article/963807/the-type-of-diabetes-you-have-can-impact-how-you-react-to-the-coronavirus.*

45. **Guo, Weina, u. a.:** »Diabetes Is a Risk Factor for the Progression and Prognosis of COVID-19« in: *Diabetes/Metabolism Research and Reviews*, 36, Nr. 7, 2020, e3319; *doi.org/10.1002/dmrr.3319.*

46. **Rottoli, Matteo, u. a.:** »How Important Is Obesity as a Risk Factor for Respiratory Failure, Intensive Care Admission and Death in Hospitalised COVID-19 Patients? Results from a Single Italian Centre« in: *European Journal of Endocrinology*, 183, Nr. 4. Oktober 2020, S. 389–97; *www.doi.org/10.1530/EJE-20-0541.*

47. **Mozes, Alan:** »Even Mild Obesity Raises Odds for Severe COVID-19« in: *US News & World Report*, 23. Juli 2020; *www.usnews.com/news/health-news/articles/2020-07-23/even-mild-obesity-raises-odds-for-severe-covid-19.*

48. **Public Health England:** »Excess Weight and COVID-19: Insights from New Evidence«, Juli 2020; *assets.publishing.service.gov.uk/government/uploads/system/uploads/attachment_data/file/903770/PHE_insight_Excess_weight_and_COVID-19.pdf.*

49. **Sanada, Fumihiro, u. a.:** »Source of Chronic Inflammation in Aging« in: *Frontiers in Cardiovascular Medicine*, 5, 2018, S. 12; *www.doi.org/10.3389/fcvm.2018.00012.*

50. **Centers for Disease Control and Prevention:** »Coronavirus Disease 2019: Older Adults«, 13. Dezember 2020; *www.cdc.gov/coronavirus/2019-ncov/need-extra-precautions/older-adults.html.*

51. **Mueller, Amber L.:** »Why Does COVID-19 Disproportionately Affect Older People?« in: *Aging*, 12, Nr. 10, 29. Mai 2020, S. 9959–81; *doi.org/10.18632/aging.103344.*

52. Ebd.

Kapitel 5: Im Schlepptau der Angst wird die Freiheit in den Lockdown geschickt

1. **Hrsg.**: »COVID-19« in: *Organic Consumers Association*; www.organicconsumers.org/campaigns/covid-19.

2. **Hrsg.**: »Covid-19 Planning Scenarios, Table 1, Scenario 5: Current Best Estimate« in: *Centers for Disease Control and Prevention*, 10. September 2020; www.cdc.gov/coronavirus/2019-ncov/hcp/planning-scenarios.html.

3. **Collins, Chuck**: »US Billionaire Wealth Surges Past $1 Trillion Since Beginning of Pandemic« in: *Institute for Policy Studies*, 31. März 2021; ips-dc.org/u-s-billionaire-wealth-surges-past-1-trillion-since-beginning-of-pandemic/.

4. Ebd.

5. **Friedman, Gillian**: »Big-Box Retailers' Profits Surge as Pandemic Marches On« in: *New York Times*, 19. August 2020; www.nytimes.com/2020/08/19/business/coronavirus-walmart-target-home-depot.html.

6. **Bandarage, Asoka (Dr.)**: »Pandemic, ›Great Reset‹ and Resistance« in: *Inter Press Service (IPS)*, 1. Dezember 2020; www.ipsnews.net/2020/12/pandemic-great-reset-resistance.

7. **Van Hoof, Elke (Dr.)**: »Lockdown Is the World's Biggest Psychological Experiment – And We Will Pay the Price« in: *World Economic Forum*, 9. April 2020; www.weforum.org/agenda/2020/04/this-is-the-psychological-side-of-the-covid-19-pandemic-that-were-ignoring.

8. **Ngo, Madeleine**: »Small Businesses Are Dying by the Thousands – and No One Is Tracking the Carnage« in: *Bloomberg*, 11. August 2020; www.bloomberg.com/news/articles/2020-08-11/small-firms-die-quietly-leaving-thousands-of-failures-uncounted.

9. **Sundaram, Anjali**: »Yelp Data Shows 60% of Business Closures Due to the Coronavirus Pandemic Are Now Permanent« in: *CNBC*, 16. September 2020; www.cnbc.com/2020/09/16/yelp-data-shows-60percent-of-business-closures-due-to-the-coronavirus-pandemic-are-now-permanent.html.

10. Ebd.

11. **da Costa, Pedro Nicolaci**: »The Covid-19 Crisis Has Wiped Out Nearly Half of Black Small Business« in: *Forbes*, 10. August 2020; www.forbes.com/sites/pedrodacosta/2020/08/10/the-covid-19-crisis-has-wiped-out-nearly-half-of-black-small-businesses/?sh=5c79efb43108.

12. **Kramer Mills, Claire (PhD), Battisto, Jessica:** »Double Jeopardy: Covid-19's Concentrated Health and Wealth Effects in Black Communities« in: *Federal Reserve Bank of New York*, August 2020; *www.newyorkfed.org/medialibrary/media/smallbusiness./ DoubleJeopardy_COVID19andBlackOwnedBusinesses.*

13. **Staton, Bethan, Evans, Judith:** »Three Million Go Hungry in U.K. Because of Lockdown« in: *Financial Times*, 10. April 2020; *www.ft.com/content/e5061be6-2978-4c0b-aa68-f372a2526826.*

14. **O. A.:** »Covid Pushes Millions More Children Deeper into Poverty, New Study Finds« in: *UN News*, 17. September 2020; *news.un.org/en/story/2020/09/1072602.*

15. **Harvey, Fiona:** »Coronavirus Pandemic ›Will Cause Famine of Biblical Proportions‹« in: *The Guardian*, 21. April 2020; *www.theguardian.com/ global-development/2020/apr/21/coronavirus-pandemic-will-cause-famine-of-biblical-proportions.*

16. **Campbell, Morganne:** »Canadians Reporting Higher Levels of Anxiety, Depression amid the Pandemic« in: *Global News Canada*, 10. Oktober 2020; *globalnews.ca/news/7391217/world-mental-health-day-canada/.*

17. **American Psychological Association:** »Stress in America 2020: A National Mental Health Crisis« in: *American Medical Association*, Oktober 2020; *www.apa.org/news/press/releases/stress/2020/report-october.* **Stieg, Cory:** »More than 7 in 10 Gen-Zers Report Symptoms of Depression During Pandemic, Survey Finds« in: CNBC, 21. Oktober 2020; *www.cnbc.com/2020/10/21/survey-more-than-7-in-10-gen-zers-report-depression-during-pandemic.html.*

18. **Advocacy Resource Center:** »Issue Brief: Nation's Drug-Related Overdose and Death Epidemic Continues To Worsen« in: *American Medical Association*, aktualisiert 4. August 2021; *www.ama-assn.org/system/files/ issue-brief-increases-in-opioid-related-overdose.pdf.*

19. **Rossen, Lauren M. (PhD), u. a.:** »Excess Deaths Associated with COVID-19, by Age and Race and Ethnicity – United States, 26. Januar–3. Oktober 2020« in: *Morbidity and Mortality Weekly Report*, 69, Nr. 42, 23. Oktober 2020, S. 1522–1527; *www.cdc.gov/mmwr/volumes/69/wr/mm6942e2.htm.* **Prestigiacomo, Amanda:** »New CDC Numbers Show Lockdown's Deadly Toll on Young People« in: Daily Wire, 22. Oktober 2020; *www.dailywire.com/ news/new-cdc-numbers-show-lockdowns-deadly-toll-on-young-people.*

20. **Power, Jack:** »Covid-19: Reports of Rape and Child Sex Abuse Rise Sharply During Pandemic« in: *Irish Times*, 20. Juli 2020; *www.irishtimes.com/news/social-affairs/covid-19-reports-of-rape-and-child-sex-abuse-rise-sharply-during-pandemic-1.4308307.*

21. **Francis, Stacy:** »Op-ed: Uptick in Domestic Violence Amid Covid-19 Isolation« in: CNBC, 30. Oktober 2020; *www.cnbc.com/2020/10/30/uptick-in-domestic-violence-amid-covid-19-isolation.html.*

22. **Hrsg.:** »Domestic Abuse Killings Double and Calls to Helpline Surge by 50% During Coronavirus Lockdown« in: *ITV.com*, 27. April 2020; *www.itv.com/news/2020-04-27/domestic-abuse-killings-double-and-calls-to-helpline-surge-by-50-during-coronavirus-lockdown.*

23. **Mozes, Alan:** »Study Finds Rise in Domestic Violence During COVID« in: *WebMD*, 18. August 2020; *www.webmd.com/lung/news/20200818/radiology-study-suggests-horrifying-rise-in-domestic-violence-during-pandemic#1.*

24. **Hrsg.:** »UN Chief Calls for Domestic Violence ›Ceasefire‹ amid ›Horrifying‹ Global Surge« in: *UN News*, 6. April 2020; *news.un.org/en/story/2020/04/1061052.*

25. **McAlley, Nicola:** »Calls to Domestic Abuse Helpline Double During Lockdown« in: STV.tv, 1. Juli 2020; *news.stv.tv/highlands-islands/calls-to-domestic-abuse-helpline-double-during-lockdown?top.*

26. **Sidpra, Jai:** »Rise in the Incidence of Abusive Head Trauma During the COVID-19 Pandemic« in: *Archives of Disease in Childhood*, 2. Juli 2020; *www.doi.org/10.1136/archdischild-2020-319872.*

27. **Stein, Perry:** »In DC, Achievement Gap Widens, Early Literacy Progress Declines During Pandemic, Data Show« in: *Washington Post*, 30. Oktober 2020; *www.washingtonpost.com/local/education/data-indicate-worsening-early-literacy-progress-and-widening-achievement-gap-among-district-students/2020/10/30/bebe2914-1a25-11eb-82db-60b15c874105_story.html.*

28. **O. A.:** »Lockdowns Could Have Long-Term Effects on Children's Health« in: *Economist*, 19. Juli 2020; *www.economist.com/international/2020/07/19/lockdowns-could-have-long-term-effects-on-childrens-health.*

29. **San Antonio, SBG:** »HOSPITAL: 37 Children Attempted Suicide in September, Highest Number in Five Years« in: *CBS Austin*, 27. Oktober 2020; *cbsaustin.com/news/local/cook-childrens-hospital-admits-alarming-rate-of-suicide-attempts-in-children.*

30. **Wang, Selina, Wright, Rebecca, Wakatsuki, Yoko:** »In Japan, More People Died from Suicide Last Month than from Covid in All of 2020. And Women Have Been Impacted Most« in: CNN, 30. November 2020; *www.cnn.com/ 2020/11/28/asia/japan-suicide-women-covid-dst-intl-hnk/index.html.*

31. **Doromal, Nate:** »Covid Antifragility: Trusting Our Strength in Uncertain Times« in: *Evolution of Medicine*, 3. Dezember 2020; *goevomed.com/ blogs/covid-antifragility-trusting-our-strength-in-uncertain-times.*

32. **Doromal, Nate:** »Covid Antifragility: Trusting Our Strength in Uncertain Times« in: Organic Consumers Association, 14. Dezember 2020; *www.organicconsumers. org/news/covid-antifragility-trusting-our-strength-uncertain-times.*

33. **Kulldorff, Martin (Prof. Dr.), Gupta, Sunetra (Prof. Dr.), Bhattacharya (Prof. Dr.):** »Great Barrington Declaration« in: Great Barrington DECLARATION, 4. Oktober 2020; *gbdeclaration.org.* (Deutsche Fassung – es liegen Übersetzungen in vielen Sprachen vor, diese Erklärung lässt sich unterzeichnen, Anm. d. Verlags)

34. **Sutton, Desmond (MD), u. a.:** »Correspondence: Universal Screening for SARS-CoV-2 in Women Admitted for Delivery« in: *New England Journal of Medicine*, 382, 13. April 2020, S. 2163–2164; *www.nejm.org/doi/full/10.1056/NEJMc2009316.*

35. **Baggett, Travis P., u. a.:** »COVID-19 Outbreak at a Large Homeless Shelter in Boston: Implication for Universal Testing« in: *medRxiv*, Vorabdruck, 15. April 2020; *doi.org/10.1101/2020.04.12.20059618.*

36. **Cao, Shiyi, u. a.:** »Post-Lockdown SARS-CoV-2 Nucleic Acid Screening in Nearly Ten Million Residents of Wuhan, China« in: *Nature Communications*, 11, Artikelnummer 5917, 20. November 2020; *www.nature.com/articles/s41467-020-19802-w.*

37. **Hrsg.:** »Provisional Death Counts for Coronavirus Disease 2019« in: *Centers for Disease Control and Prevention*, aktualisiert am 9. Dezember 2020; *www.cdc.gov/nchs/nvss/vsrr/covid_weekly/index.htm.*

38. **Merritt, Lee (MD):** »SARS-CoV2 and the Rise of Medical Technocracy« (Video), DDP 38th Annual Meeting, Las Vegas, Nevada, 16. August 2020; *www.youtube.com/watch?v=sjYvitCeMPc&feature=emb_title* **Rancourt, D. G.:** »All-Cause Mortality During COVID-19: No Plague and a Likely Signature of Mass Homicide by Government Response« in: *Technical Report*, Juni 2020; *www.researchgate.net/publication/341832637_All-cause_*

mortality_during_COVID-19_No_plague_and_a_likely_signature_of_mass_
homicide_by_government_response.
Gu, Yanni: »A Closer Look at US Deaths Due to COVID-19« in: *Johns Hopkins News-Letter*, 22. November 2020 (archiviert); *web.archive.org/web/ 20201126163323/.; https:/www.jhunewsletter.com/article/2020/11/ a-closer-look-at-u-s-deaths-due-to-covid-19.* (Dieser Artikel wurde am 27. November von der Johns-Hopkins-News-Letter-Redaktion mit einem langen Kommentar zurückgezogen, er lässt sich auch im web.archive nicht mehr finden, Anm. d. Verlags)

39. **Hrsg.:** »Fauci Says Schools Should Try to Stay Open« in: *Mercola.com*, 27. Dezember 2020; *blogs.mercola.com/sites/vitalvotes/archive/2020/12/27/ fauci-says-schools-should-try-to-stay-open.aspx.* (Dieser Beitrag ist weiterhin einsehbar, obwohl seine Veröffentlichung mehr als 48 Stunden zurückliegt, Anm. d. Verlags)

40. **Cha, Ariana Eunjung, Morris, Loveday, Birnbaum, Michael:** »Covid-19 Death Rates Are Lower Worldwide, But No One Is Sure Whether That's a Blip or a Trend« in: *Washington Post*, 9. Oktober 2020; *www.washingtonpost.com/ health/2020/10/09/covid-mortality-rate-down.*

41. **Berenson, Alex:** *Unreported Truths About COVID-19 and Lockdowns*, Bowker, New Jersey, 2020, S. 20.

42. **Hrsg.:** »CDC 2019 Novel Coronavirus RT-PCR Diagnostic Panel« (PDF) in: *Centers for Disease Control and Prevention*, 13. Juli 2020; *www.fda.gov/media/134922/download.*

43. **Cáceres, Barbara:** »Coronavirus Cases Plummet When PCR Tests Are Adjusted« in: *Vaccine Reaction*, 29. September 2020; *thevaccinereaction.org/ 2020/09/coronavirus-cases-plummet-when-pcr-tests-are-adjusted/.*
    Rappoport, Jon: »Smoking Gun: Fauci States COVID Test Has Fatal Flaw; Confession from the ›Beloved‹ Expert of Experts« in: *Jon Rappoport's Blog*, 6. November 2020; *blog.nomorefakenews.com/2020/11/06/ smoking-gun-fauci-states-covid-test-has-fatal-flaw.*
    Racaniello, Vincent: »COVID-19 with Dr. Anthony Fauci« in: *This Week in Virology*, 641, 16. Juli 2020; *youtu.be/a_Vy6fgaBPE?t=260.*

44. **Rappoport, Jon:** »Smoking Gun: Fauci States COVID Test Has Fatal Flaw; Confession from the ›Beloved‹ Expert of Experts« in: *Jon Rappoport's Blog*, 6. November 2020; *blog.nomorefakenews.com/2020/11/06/ smoking-gun-fauci-states-covid-test-has-fatal-flaw.*
    Racaniello, Vincent: »COVID-19 with Dr. Anthony Fauci« in: *This Week in Virology*, 641, 16. Juli 2020; *youtu.be/a_Vy6fgaBPE?t=260.*

45. **Jaafar, Rita, u. a.:** »Correlation Between 3790 Quantitative Polymerase Chain Reaction – Positive Samples And Positive Cell Cultures, Including 1941 Severe Acute Respiratory Syndrome Coronavirus 2 Isolates« in: *Clinical Infectious Diseases*, Bd. 72, Ausgabe 11, 1. Juni 2021, S. e921; *doi.org/10.1093/cid/ciaa1491*.

46. **Corman, Victor, u. a.:** »Diagnostic Detection of Wuhan Coronavirus 2019 by Real-Time RT-PCR« (PDF) in: WHO.int., am 13. Januar 2020; *www.who.int/docs/default-source/coronaviruse/ wuhan-virus-assay-v1991527e5122341d99287a1b17c111902.pdf.* ders., u. a.: »Detection of 2019 Novel Coronavirus (2019-nCoV) by Real-Time RT-PCRq in: *Eurosurveillance*, 25, Nr. 3, 2020, pii 2000045; *www.doi.org/10.2807/1560-7917.ES.2020.25.3.2000045*.

47. **Hrsg.:** »CDC 2019 Novel Coronavirus RT-PCR Diagnostic Panel« (PDF) in: *Centers for Disease Control and Prevention*, 13. Juli 2020; *www.fda.gov/media/134922/download*.

48. **Lennox, Stacey:** »PREDICTION: Joe Biden Would Manage COVID-19 in One of Two Ways – Both Should Infuriate You« in: *PJ Media*, 27. Oktober 2020; *pjmedia.com/columns/stacey-lennox/2020/10/27/prediction-joe-biden- would-manage-covid-19-in-one-of-two-ways-both-should-infuriate- you-n1092407*. **Hrsg.:** »COVID-19: Do We Have a Coronavirus Pandemic, or a PCR Test Pandemic?« in: *Association of American Physicians and Surgeons*, 7. Oktober 2020; *aapsonline.org/covid-19-do-we-have-a-coronavirus- pandemic-or-a-pcr-test-pandemic/*.

49. **Rappoport, Jon:** »Smoking Gun: Fauci States COVID Test Has Fatal Flaw; Confession from the ›Beloved‹ Expert of Experts« in: *Jon Rappoport's Blog*, 6. November 2020; *blog.nomorefakenews.com/2020/11/06/ smoking-gun-fauci-states-covid-test-has-fatal-flaw*.

50. **La Scola, Bernard, u. a.:** »Viral RNA Load as Determined by Cell Culture as a Management Tool for Discharge of SARS-CoV-2 Patients from Infectious Disease Wards« in: *European Journal of Clinical Microbiology & Infectious Diseases*, 39, 2020, S. 1059–1061; *doi.org/10.1007/s10096-020-03913-9*.

51. **Jefferson, T., u. a.:** »Viral Cultures for COVID-19 Infectious Potential Assessment – A Systematic Review« in: *Clinical Infectious Diseases*, ciaa 1764, 3. Dezember 2020; *doi.org/10.1093/cid/ciaa1764*.

52. **Bustin, Stephen A. (Prof.):** »Every Scary Thing You're Being Told, Depends on the Unreliable PCR Test« auf: YouTube, 27. Dezember 2020; *www.youtube.com/watch?app=desktop&v=6ny9nNFHQsY&feature=youtu.be*.

53. **Florida Health (Hrsg.):** »Mandatory Reporting of COVID-19 Laboratory Test Results: Reporting of Cycle Threshold Values« (PDF), 3. Dezember 2020, in: *www.flhealthsource.gov/files/Laboratory-Reporting-CT-Values-12032020.pdf.*

54. **Durden, Tyler:** »For the First Time, a US State Will Require Disclosure of PCR ›Cycle Threshold‹ Data in COVID Tests« in: *ZeroHedge*, 7. Dezember 2020; *www.zerohedge.com/medical/first-time-us-state-will-require-disclosure-pcr-test-cycle-data.*

55. **Borger, Pieter, u. a.:** »External Peer Review of the RTPCR Test to Detect SARS-CoV-2 Reveals 10 Major Scientific Flaws at the Molecular and Methodological Level: Consequences for False Positive Results« in: *Corman-Drosten Review Report*, 27. November 2020; *cormandrostenreview.com/report.*

56. **Wodarg, Wolfgang (Dr.), Yeadon, Michael (Dr.):** »Petition/Motion for Administrative/Regulatory Action Regarding Confirmation of Efficacy End Points and Use of Data Connection with the Following Clinical Trial(s)« in: *Corona Transition*, 1. Dezember 2020; *corona-transition.org/IMG/pdf/ wodarg_yeadon_ema_petition_pfizer_trial_final_01dec2020_signed_with_ exhibits_geschwa_rzt.pdf.*

57. **Borger, Pieter, u. a.:** »External Peer Review of the RTPCR Test to Detect SARS-CoV-2 Reveals 10 Major Scientific Flaws at the Molecular and Methodological Level: Consequences for False Positive Results« in: *Corman-Drosten Review Report*, 27. November 2020; *cormandrostenreview.com/report.*

58. **Corman, Victor, u. a.:** »Detection of 2019 Novel Coronavirus (2019-nCoV) by Real-Time RT-PCRq« in: *Eurosurveillance*, 25, Nr. 3, 2020, pii 2000045; *www.doi.org/10.2807/1560-7917.ES.2020.25.3.2000045.*

59. **Hrsg.:** »A20 Chief Inspector Michael Fritsch in the Extra-Parliamentary Corona Committee of Inquiry (English Version)«, in: *Acu2020.org*, 29. August 2020; *acu2020.org/wp-content/uploads/2020/09/A20-ACU-english.pdf.* **Fuellmich, Dr. Reiner (Anwalt):** »German Corona Investigative Committee« in: Algora (Blog), 4. Oktober 2020; *www.algora.com/ Algora_blog/2020/10/04/german-corona-investigative-committee.*

60. **Farber, Celia:** »Ten Fatal Errors: Scientists Attack Paper That Established Global PCR Driven Lockdown« in: *UncoverDC*, 3. Dezember 2020; *uncoverdc.com/2020/12/03/ten-fatal-errors-scientists-attack-paper-that-established-global-pcr-driven-lockdown/.*

61. **Borger, Pieter, u. a.:** »External Peer Review of the RTPCR Test to Detect SARS-CoV-2 Reveals 10 Major Scientific Flaws at the Molecular and Metho-

dological Level: Consequences for False Positive Results« in: *Corman-Drosten Review Report*, 27. November 2020; *cormandrostenreview.com/report.*

62. **Cao, Shiyi, u. a.:** »Post-Lockdown SARS-CoV-2 Nucleic Acid Screening in Nearly Ten Million Residents of Wuhan, China« in: *Nature Communications*, 11, Artikelnummer 5917, 20. November 2020; *www.nature.com/articles/s41467-020-19802-w.*

63. **Fuellmich, Dr. Reiner (Anwalt):** »The Corona Fraud Scandal Must Be Criminally Prosecuted for Crimes Against Humanity« in FIAR *News*, 9. Oktober 2020; *news.fiar.me/2020/10/attorney-dr-reiner-fuellmich-the-corona-fraud-scandal-must-be-criminally-prosecuted-for-crimes-against-humanity.*

64. **O. A.:** »CDC 2019-Novel Coronavirus (2019-nCoV) Real-Time RT-PCR Diagnostic Panel« in: *US Food and Drug Administration,* überarbeitet und aktualisiert am 1. Dezember 2020; *www.fda.gov/media/134922/download.*

65. **Gruppe von Ärzten und medizinischem Personal:** »Open Letter from Medical Doctors and Health Professionals to All Belgian Authorities and All Belgian Media« in: *Docs 4 Open Debate*, 5. September 2020; *docs4opendebate.be/en/open-letter.*

66. **Hrsg.:** »WHO Information Notice for IVD Users 2020/05« in: *World Health Organization*, 20. Januar 2021; *www.who.int/news/item/20-01-2021-who-information-notice-for-ivd-users-2020-05.*

67. **Keaten, Jamey:** »Biden's US Revives Support for WHO, Reversing Trump Retreat« in: APNEWS, 21. Januar 2021; *apnews.com/article/us-who-support-006ed181e016afa55d4cea30af236227.*

68. **Hrsg.:** »WHO Information Notice for IVD Users« in: *World Health Organization*, 14. Dezember 2020; *web.archive.org/web/20201222013649/.; https://www.who.int/news/item/14-12-2020-who-information-notice-for-ivd-users.*

69. Ebd.

70. **Nass, Meryl (MD):** »Shameless Manipulation: Positive PCR Tests Drop after WHO Instructs Vendors to Lower Cycle Thresholds: We Have Been Played Like a Fiddle« in: *Anthrax Posts (Blog)*, 21. Februar 2021; *anthraxvaccine.blogspot.com/2021/02/positivity-of-pcr-tests-drops-as.html.*

71. **Hrsg.:** »US Currently Hospitalized« in: *The COVID Tracking Project*, 7. März 2021; *covidtracking.com/data/charts/us-currently-hospitalized.*

72. **Nass, Meryl (MD):** »Shameless Manipulation: Positive PCR Tests Drop after WHO Instructs Vendors to Lower Cycle Thresholds: We Have Been Played Like a Fiddle« in: *Anthrax Posts (Blog)*, 21. Februar 2021; anthraxvaccine.blogspot.com/2021/02/positivity-of-pcr-tests-drops-as.html.

73. **UnHerd:** »Lord Sumption on the National ›Hysteria‹ Over Coronavirus« in: *The Post*, 30. März 2020; unherd.com/thepost/lord-sumption-on-the-national-coronavirus-hysteria.

74. **Amnesty International:** »Biderman's Chart of Coercion« (PDF), 1994, in: www.strath.ac.uk/media/1newwebsite/departmentsubject/socialwork/documents/eshe/Bidermanschartofcoercion.pdf.
Levin, Carl (Vorsitzender des Armed Services Committee, U.S. Senate): »Military Training Materials« in: *Center for the Study of Human Rights in the Americas at the University of California at Davis*, Testimonies of the Defense Department; humanrights.ucdavis.edu/projects/the-guantanamo-testimonials-project/testimonies/testimonies-of-the-defense-department/military-training-materials.

Kapitel 6: Schützen Sie sich vor Covid-19

1. **Tan, Monique, He, Feng J., MacGregor, Graham A.:** »Obesity and Covid-19: The Role of the Food Industry« in: BMJ, 369, 2020, m2237; doi.org/10.1136/bmj.m2237.

2. **Ceron, Esperanza, u. a.:** »Partnership for an Unhealthy Planet« in: *Corporate Accountability*, April 2020; www.corporateaccountability.org/wp-content/uploads/2020/09/Partnership-for-an-unhealthy-planet.pdf.

3. **Iacobucci, Gareth:** »Food and Soft Drink Industry Has Too Much Influence over US Dietary Guidelines, Report Says« in: BMJ, 369, 2020, m1666; doi.org/10.1136/bmj.m1666.

4. **Steele, Sarah:** »Are Industry-Funded Charities Promoting ›Advocacy-Led Studies‹ or ›Evidence-Based Science‹?: A Case Study of the International Life Sciences Institute« in: *Globalization and Health*, 15, Nr. 36,2019; doi.org/10.1186/s12992-019-0478-6.

5. **Ceron, Esperanza, u. a.:** »Partnership for an Unhealthy Planet« in: *Corporate Accountability*, April 2020; www.corporateaccountability.org/wp-content/uploads/2020/09/Partnership-for-an-unhealthy-planet.pdf.

6. **Rico-Campa, Anais, u. a.:** »Association Between Consumption of Ultra-Processed Foods and All Cause Mortality: SUN Prospective Cohort Study« in: BMJ, 365, 2019; *doi.org/10.1136/bmj.l1949.*

7. **Hrsg.:** »Provisional Death Counts for Coronavirus Disease 2019 (COVID-19)« in: *Centers for Disease Control and Prevention,* aufgerufen am 16. August 2020; *www.cdc.gov/nchs/nvss/vsrr/covid_weekly/index.htm.*

8. **Malhotra, Aseem (Dr.):** »Government Launches Obesity Strategy« in: *BBC News,* 27. Juli 2020; *www.youtube.com/ watch?app=desktop&v=55CrHOfGWFA&feature=youtu.be.* **ders.:** »The government and public health England are ignorant and grossly negligent for not telling the public they need to change their diet now« auf: Twitter (@DrAseemMalhotra), 20. April 2020; *twitter.com/DrAseemMalhotra/status/1252253860497948674.*

9. **Morrison, Oliver:** »Coronavirus and Obesity: Doctors Take Aim at Food Industry over Poor Diets« in: *FOODnavigator.com,* aktualisiert am 27. April 2020; *www.foodnavigator.com/Article/2020/04/22/Coronavirus-and-obesity-Doctors-take-aim-at-food-industry-over-poor-diets.*

10. Ebd.

11. **Malhotra, Aseem (Dr.):** »Covid 19 and the Elephant in the Room« in: *European Scientist,* 16. April 2020; *www.europeanscientist.com/en/ article-of-the-week/covid-19-and-the-elephant-in-the-room.*

12. **Wilson, Bee:** »How Ultra-Processed Food Took over Your Shopping Basket« in: *The Guardian,* 12. Februar 2020; *www.theguardian.com/food/2020/ feb/13/how-ultra-processed-food-took-over-your-shopping-basket-brazil-carlos-monteiro.*

13. **Wright, Ann:** »Interactive Web Tool Maps Food Deserts, Provides Key Data« in: *US Department of Agriculture* (Blog), am 30. April 2021 aktualisiert; *www.usda.gov/media/blog/2011/05/03/interactive-web-tool-maps-food-deserts-provides-key-data.*

14. **El-Kurdi, Bara, u. a.:** »Mortality from Coronavirus Disease 2019 Increases with Unsaturated Fat and May Be Reduced by Early Calcium and Albumin Supplementation« in: *Gastroenterology,* 159, Nr. 3, 2020, S. 1015–1018.e4; *www.doi.org/10.1053/j.gastro.2020.05.057.*

15. **Di Francesco, Andrea, u. a.:** »A Time to Fast« in: *Science,* 362, Nr. 6416, 16. November 2018, S. 770–775; *science.sciencemag.org/content/362/6416/770.*

16. **Hutchison, Amy T., u. a.:** »Time-Restricted Feeding Improves Glucose Tolerance in Men at Risk for Type 2 Diabetes: A Randomized Crossover Trial« in: *Obesity*, 19. April 2019; *doi.org/10.1002/oby.22449*.

17. **O. A.:** »How to Boost Your Immune System« in: *Harvard Health Publishing*, Harvard Medical School, aktualisiert am 15. Februar 2021; *www.health. harvard.edu/staying-healthy/how-to-boost-your-immune-system*.
Sander, Ruth: »Exercise Boosts Immune Response« in: *Nursing Older People*, 24, Nr. 6, 29. Juni 2012, S. 11; *doi.org/10.7748/nop.24.6.11.s11*.

18. **Barney, Josh:** »Exercise May Protect Against Deadly Covid-19 Complication, Research Suggests« in: *UVA Today*, 15. April 2020; *news.virginia.edu/content/ exercise-may-protect-against-deadly-covid-19-complication-research-suggests*.
University of Virginia Health System: »COVID-19: Exercise May Protect Against Deadly Complication« in: *EurekAlert!*, 15. April 2020; *www.eurekalert.org/pub_releases/2020-04/uovh-cem041520.php*.
Yan, Zhen, R. Spaulding, Hanna: »Extracellular Superoxide Dismutase, A Molecular Transducer of Health Benefits of Exercise« in: *Redox Biology*, 32, Mai 2020,101508; *doi.org/10.1016/j.redox.2020.101508*.

19. **Weyh, Christopher, Krüger, Karsten, Strasser, Barbara:** »Physical Activity and Diet Shape the Immune System During Aging« in: *Nutrients*, 12, Nr. 3, 2020, S. 622; *doi.org/10.3390/nu12030622*.

20. **Hrsg.:** »Coping with Stress« in: *Centers for Disease Control and Prevention, Mental Health*, aktualisiert 22. Juli 2021; *cdc.gov/coronavirus/ 2019-ncov/daily-life-coping/managing-stress-anxiety.html*.

21. **Agarwal, S. K., Marshall, G. D. (Jr.):** »Stress Effects on Immunity and Its Application to Clinical Immunology« in: *Clinical and Experimental Allergy*, 31, 2001, S. 25–31; *media.gradebuddy.com/documents/1589333/ fcfea000-0fb6-4dde-b786-dda6725fd20c.pdf*.

22. **Morey, Jennifer N.:** »Current Directions in Stress and Human Immune Function« in: *Current Opinion in Psychology*, 5, Oktober 2015, S. 13–17; *doi.org/10.1016/j.copsyc.2015.03.007*.

23. **Esch, Tobias, Fricchione, Gregory L., Stefano, George B.:** »The Therapeutic Use of the Relaxation Response in Stress-Related Diseases« in: *Medical Science Monitor*, 9, Nr. 2, Februar 2003, RA23–34; *pubmed.ncbi.nlm.nih.gov/12601303*.

24. **Barrett, Bruce, u. a.:** »Meditation or Exercise for Preventing Acute Respiratory Infection: A Randomized Controlled Trial« in: *Annals of Family Medicine,* 10, Nr. 4, Juli 2012, S. 337–346; *doi.org/10.1370/afm.1376.*

25. **Kaufman, Harvey W., u. a.:** »SARS-CoV-2 Positivity Rates Associated with Circulating 25-Hydroxyvitamin D Levels« in: *PLoS One,* 15, 17. September 2020, e0239252; *doi.org/10.1371/journal.pone.0239252.*

26. **Orces, Carlos H.:** »Vitamin D Status Among Older Adults Residing in the Littoral and Andes Mountains in Ecuador« in: *Scientific World Journal,* 2015, 545297; *doi.org/10.1155/2015/545297.*

27. **dminder (App):** »Tracking Your Vitamin D« in: *dminder.ontometrics.com.*

28. **Hrsg.:** »Are Both Supplemental Magnesium and Vitamin K_2 Combined Important for Vitamin D Levels?« in: *GrassrootsHealth Nutrient Research Institute,* zuletzt aktualisiert 2020; *www.grassrootshealth.net/blog/supplemental-magnesium-vitamin-k2-combined-important-vitamin-d-levels/.*

29. Ebd.

30. **Polonikov, Alexey V.:** »Endogenous Deficiency of Glutathione as the Most Likely Cause of Serious Manifestations and Death in Patients with the Novel Coronavirus Infection (COVID-19): A Hypothesis Based on Literature Data and Own Observations« (Vorabdruck) in: *ResearchGate,* April 2020; *www.researchgate.net/publication/340917045_Endogenous_deficiency_of_glutathione_as_the_most_likely_cause_of_serious_manifestations_and_death_in_patients_with_the_novel_coronavirus_infection_COVID-19_a_hypothesis_based_on_literature_data_and_o.*

31. **Debé, Joseph (Dr.):** »NAC Is Being Studied in COVID-19. Should You Take It?« in: *Nutritious Bytes* (Blog), 3. April 2020; *www.drdebe.com/blog/2020/4/2/0txsap858db2lx8l6b21fultjorb4x.* **De Flora, S., Grassi, C., Carati, L.:** »Attenuation of Influenza-Like Symptomatology and Improvement of Cell-Mediated Immunity with Long-Term N-acetylcysteine Treatment« in: *European Respiratory Journal,* 10, 1997, S. 1535–1541; *erj.ersjournals.com/content/10/7/1535.long.*

32. **De Flora, Grassi, Carati:** siehe Endnote 31.

33. **Demicheli, Vittorio, u. a.:** »Vaccines for Preventing Influenza in Healthy Adults« in: *Cochrane Database of Systematic Reviews,* 13. März 2014, aktualisiert am 1. Februar 2018; *doi.org/10.1002/14651858.CD001269.pub5.*

34. **Martineau, Adrian R., u. a.:** »Vitamin D Supplementation to Prevent Acute Respiratory Tract Infections: Systematic Review and Meta-Analysis of Individual Participant Data« in: *thebmj*, 356, 15. Februar 2017, i6583; *doi.org/10.1136/bmj.i6583.*

35. **Polonikov, Alexey:** »Endogenous Deficiency of Glutathione as the Most Likely Cause of Serious Manifestations and Death in COVID-19 Patients« in: *ACS Infectious Diseases*, 6, Nr. 7, 28. Mai 2020, S. 1558–1562; *doi.org/10.1021/acsinfecdis.0c00288.*

36. **Wang, Bin, Aw, Tak Yee, Stokes, Karen Y.:** »N-acetylcysteine Attenuates Systemic Platelet Activation and Cerebral Vessel Thrombosis in Diabetes« in: *Redox Biology*, 14, April 2018, S. 218–228; *doi.org/10.1016/j.redox.2017.09.005.*

37. **Martinez de Lizarrondo, Sara, u. a.:** »Potent Thrombolytic Effect of N-Acetylcysteine on Arterial Thrombi« in: *Circulation*, 136, Nr. 7, 9. Mai 2017, S. 646-660; *www.ahajournals.org/doi/10.1161/CIRCULATIONAHA.117.027290.*

38. **Poe, Francis L., Corn, Joshua:** »N-Acetylcysteine: A Potential Therapeutic Agent for SARS-CoV-2« in: *Medical Hypotheses*, 143, Oktober 2020, 109862; *doi.org/10.1016/j.mehy.2020.109862.*

39. **Diverse Autoren von 19 Studien in:** *ClinicalTrials.gov*, U.S. National Library of Medicine, 2021; *clinicaltrials.gov/ct2/results?recrs=&cond= COVID-19&term=NAC&cntry=&state=&city=&dist=.*

40. **Eby, G. A., Davis, D. R., Halcomb, W. W.:** »Reduction in Duration of Common Colds by Zinc Gluconate Lozenges in a Double-Blind Study« in: *Antimicrobial Agents and Chemotherapy*, 25, Nr. 1, 1. Februar 2021, S. 20–24; *doi.org/10.1128/aac.25.1.20.*

41. **Hemilä, Harri:** »Zinc Lozenges and the Common Cold: A Meta-Analysis Comparing Zinc Acetate and Zinc Gluconate, and the Role of Zinc Dosage« in: *JRSM Open*, 8, Nr. 5, 2. Mai 2017, 2054270417694291; *dx.doi.org/10.1177%2F2054270417694291.*

42. **Kurugöl, Zafer:** »The Prophylactic and Therapeutic Effectiveness of Zinc Sulphate on Common Cold in Children« in: *Acta Paediatrica*, 95, Nr. 10, 29. März 2007, S. 1175–1181; *doi.org/10.1080/08035250600603024.*

43. **Jothimani, Dinesh, u. a.:** »COVID-19: Poor Outcomes in Patients with Zinc Deficiency« in: *International Journal of Infectious Disease*, 100, 10.September 2020, S. 343–349; *dx.doi.org/10.1016%2Fj.ijid.2020.09.014.*

44. **te Velthuis, Artwaan J. W., u. a.:** »Zn2+ Inhibits Coronavirus and Arterivirus RNA Polymerase Activity in Vitro and Zinc Ionophores Block the Replication of These Viruses in Cell Culture« in: *PLoS Pathogens*, 6, 4. November 2010, e1001176; *doi.org/10.1371/journal.ppat.1001176.*

45. **Hrsg.:** »Zinc Fact Sheet for Health Professionals« in: *National Institutes of Health*, US Department of Health and Human Services, aktualisiert am 26. März 2021; *ods.od.nih.gov/factsheets/Zinc-HealthProfessional.*

46. **Srinivasan, Venkataramanujan (PhD), u. a.:** »Melatonin in Septic Shock – Some Recent Concepts« in: *Journal of Critical Care*, 25, April 2014, 656.e1–656.e6; *www.researchgate.net/publication/261798535_melatonin_and_septic_shock_-_some_recent_concepts.*

47. **Swiderska-Kołacz, Grazyna, Klusek, Jolanta, Kołataj, Adam:** »The Effect of Melatonin on Glutathione and Glutathione Transferase and Glutathione Peroxidase Activities in the Mouse Liver and Kidney In Vivo« in: *Neuro Endocrinology Letters 27*, Nr. 3, Juni 2006, S. 365-368; *pubmed.ncbi.nlm.nih.gov/16816830.*

48. **Tan, Dun-Xian, u. a.:** »Melatonin: A Hormone, a Tissue Factor, an Autocoid, a Paracoid, and an Antioxidant Vitamin« in: Journal of *Pineal Research*, 34, Nr. 1, 17. Dezember 2002; *doi.org/10.1034/j.1600-079X.2003.02111.x.*

49. **Mocayar Marón, Feres José, u. a.:** »Daily and Seasonal Mitochondrial Protection: Unraveling Common Possible Mechanisms Involving Vitamin D and Melatonin« in: *Journal of Steroid Biochemistry and Molecular Biology*, 199, Mai 2020, 105595; *doi.org/10.1016/j.jsbmb.2020.105595.*

50. **Acuna-Castroviejo, Dario, u. a.:** »Melatonin Role in the Mitochondrial Function« in: *Frontiers in Bioscience*, 12, 1. Januar 2007, S. 947–963; *doi.org/10.2741/2116.*

51. **Tordjman, Sylvie, u. a.:** »Melatonin: Pharmacology, Functions and Therapeutic Benefits« in: *Current Neuropharmacology*, 15, Nr. 3, April 2017, S. 434–443; *doi.org/10.2174/1570159X14666161228122115.*

52. **Carrillo-Vico, Antonio: u. a.:** »Melatonin: Buffering the Immune System« in: *International Journal of Molecular Sciences*, 14, Nr. 4, April 2013, S. 8638–8683; *doi.org/10.3390/ijms14048638.*

53. **Zhou, Y. Yadi, u. a.:** »A Network Medicine Approach to Investigation and Population-Based Validation of Disease Manifestations and Drug Repurposing

for COVID-19« in: *PLoS Biology*, 18, Nr. 11, 6. November 2020, e3000970; *doi.org/10.1371/journal.pbio.3000970.*

54. **Fowler, Alpha A. III, u. a.:** »Effect of Vitamin C Infusion on Organ Failure and Biomarkers of Inflammation and Vascular Injury in Patients with Sepsis and Severe Acute Respiratory Failure: The CITRIS-ALI Randomized Clinical Trial« in: JAMA, 322, Nr. 13, 1. Oktober 2019, S. 1261–1270; *doi.org/10.1001/jama.2019.11825.*

55. **Colunga Biancatelli, Ruben Manuel Luciano, u. a.:** »Quercetin and Vitamin: An Experimental, Synergistic Therapy for the Prevention and Treatment of SARS-CoV-2 Related Disease (COVID-19)« in: *Frontiers in Immunology*, 19. Juni 2020; *doi.org/10.3389/fimmu.2020.01451.*

56. **Holford, Patrick, u. a.:** »Vitamin C—an Adjunctive Therapy for Respiratory Infection, Sepsis, and COVID-19« in: *Nutrients*, 12, Nr. 12, 7. Dezember 2020, 3760; *www.mdpi.com/2072-6643/12/12/3760/htm.*

57. Ebd.

58. **Hrsg.:** »Front Line COVID-19 Critical Care Alliance«, 14. Januar 2020 in: *covid19criticalcare.com.* (auf Deutsch: *covid19criticalcare.com/de/).*

59. **Marik, Paul (MD):** »EVMS Critical Care COVID-19 Management Protocol« (PDF) in: *Eastern Virginia Medical School*, 1. August 2020; *www.sbk-vs.de/ images/pdf/downloads/Corona/EVMS_Critical_Care_COVID-19_Protocol. pdf?m=16064701736.*

60. **US National Library of Medicine:** »Glucose-6-Phosphate Dehydrogenase Deficiency« in: *MedlinePlus*, zuletzt aktualisiert am 9. September 2020; *ghr.nlm.nih.gov/condition/glucose-6-phosphate-dehydrogenase-deficiency.*

61. **Yanuck, S. F., u. a.:** »Evidence Supporting a Phased Immuno-Physiological Approach to COVID-19 from Prevention Through Recovery« (PDF) in: *Integrative Medicine*, 19, Nr. S1, 2020; *athmjournal.com/covid19/wp-content/ uploads/sites/4/2020/05/imcj-19-08.pdf.*

62. **Yi, Ling, u. a.:** »Small Molecules Blocking the Entry of Severe Acute Respiratory Syndrome Coronavirus into Host Cells« in: *Journal of Virology*, 78, Nr. 20, 22. Dezember 2020, 11334–11339; *doi.org/10.1128/JVI.78.20.11334-11339.2004.* **Chen, Lili, u. a.:** »Binding Interaction of Quercetin-3-beta-galactoside and Its Synthetic Derivatives with SARS-CoV 3CL(pro): Structure-Activity Relationship Studies Reveal Salient Pharmacophore Features« in:

Bioorganic & Medicinal Chemistry, 14, Nr. 24, 15. Dezember 2006, 8295–8306; *doi.org/10.1016/j.bmc.2006.09.014*.
Taylor-Vaisey, Nick: »A Made-in-Canada Solution to the Coronavirus Outbreak« in: *Maclean's*, 24. Februar 2020; *www.macleans.ca/news/canada/a-made-in-canada-solution-to-the-coronavirus-outbreak/*.

63. **Smith, Micholas, Smith, Jeremy C.:** »Repurposing Therapeutics for COVID-19: Supercomputer-Based Docking to the SARS-CoV-2 Viral Spike Protein and Viral Spike Protein-Human ACE2 Interface« in: *ChemRxivTM*, letzte Aktualisierung am 11. März 2020; *chemrxiv.org/engage/chemrxiv/article-details/60c74980f96a00352b28727c*.
JKAYBAY: »Quercetin – a Treatment for Coronavirus?« in: *The Green Stars Project*, 27. März 2020; *greenstarsproject.org/2020/03/27/quercetin-a-treatment-for-coronavirus/*.

64. **Li, Yao, u. a.:** »Quercetin, Inflammation and Immunity« in: *Nutrients*, 8, Nr. 3, 15. März 2016, S. 167; *doi.org/10.3390/nu8030167*.

65. Ebd.

66. **Dabbagh-Bazarbachi, Husam, u. a.:** »Zinc Ionophone Activity of Quercetin and Epigallocatechin-Gallate: From Heba 1-6 Cells to a Liposome Model« in: *Journal of Agricultural and Food Chemistry*, 62, 32, 22. Juli 2014, S. 8085–8093; *doi.org/10.1021/jf5014633*.

67. **DiNicolantonio, James J., McCarty, Mark F.:** »Targeting Casein Kinase 2 with Quercetin or Enzymatically Modified Isoquercitrin as a Strategy for Boosting the Type 1 Interferon Response to Viruses and Promoting Cardiovascular Health« in: *Medical Hypotheses*, 142, September 2020, 109800; *doi.org/10.1016/j.mehy.2020.109800*.

68. Ebd.

69. **Tözser, József, Benkö, Szilvia:** »Natural Compounds as Regulators of NLRP3 Inflammasome-Mediated IL-1β Production« in: *Mediators of Inflammation*, 8. September 2016, 5460302; *doi.org/10.1155/2016/5460302*.

70. **Li, Yao, u. a.:** »Quercetin, Inflammation and Immunity« in: Nutrients, 8, Nr. 3, 15. März 2016, S. 167; *doi.org/10.3390/nu8030167*.
Nguyen, Thi Thanh Hanh, u. a.: »Flavonoid-Mediated Inhibition of SARS Coronavirus 3C-Like Protease Expressed in Pichia pastoris« in: *Biotechnology Letters*, 34, 15. Februar 2012, S. 831–838; *doi.org/10.1007/s10529-011-0845-8*.

Ryu, Young Bae, u. a.: »Biflavonoids from Torreya nucifera Displaying SARS-CoV 3CLpro Inhibition« in: *Bioorganic & Medicinal Chemistry*, 18, Nr. 22, 15. November 2010, S. 7940–7947; *doi.org/10.1016/j.bmc.2010.09.035.*

71. Khaerunnisa, Siti, u. a.: »Potential Inhibitor of COVID-19 Main Protease (Mpro) from Several Medicinal Plant Compounds by Molecular Docking Study« in: *Preprints*, 2020030226, 12. März 2020; *doi.org/10.20944/preprints202003.0226.v1.*

72. Marik, Paul (MD): »EVMS Critical Care COVID-19 Management Protocol« in: *Eastern Virginia Medical School*, 1. August 2020; *www.evms.edu/media/evms_public/departments/internal_medicine/ EVMS_Critical_Care_COVID-19_Protocol.pdf.*

73. Shakoor, Hira, u. a.: »Be Well: A Potential Role for Vitamin B in COVID-19« in: *Maturitas*, 144, 14. August 2020, S. 108–111; *doi.org/10.1016/j.maturitas.2020.08.007.*

74. Ebd.

75. Kats, Dmitry (PhD, MPH): »Sufficient Niacin Supply: The Missing Puzzle Piece to COVID-19, and Beyond?« in: *OSF Preprints*, 29. Dezember 2020; *osf.io/uec3r/.*

76. Shakoor, Hira, u. a.: »Be Well: A Potential Role for Vitamin B in COVID-19« in: *Maturitas*, 144, 14. August 2020, S. 108–111; *doi.org/10.1016/j.maturitas.2020.08.007.*

77. Sheybani, Zahra, u. a.: »The Role of Folic Acid in the Management of Respiratory Disease Caused by COVID-19« in: *ChemRxiv*, Vorabdruck, 30. März 2020; *doi.org/10.26434/chemrxiv.12034980.v1.*

78. Ebd.

79. Kumar, Vipul, Jena, Manoj: »In Silico Virtual Screening-Based Study of Nutraceuticals Predicts the Therapeutic Potentials of Folic Acid and Its Derivatives Against COVID-19« in: *Research Square*, 26. Mai 2020; *doi.org/10.21203/rs.3.rs-31775/v1.*

80. Smith, A. David, u. a.: »Homocysteine-Lowering by B Vitamins Slows the Rate of Accelerated Brain Atrophy in Mild Cognitive Impairment: A Randomized Controlled Trial« in: *PloS One 5*, Nr. 9, 8. September 2010, e12244; *doi.org/10.1371/journal.pone.0012244.*

81. **Brody, Jane E.**: »Vitamin B$_{12}$ as Protection for the Aging Brain« in: *New York Times*, 6. September 2016; *www.nytimes.com/2016/09/06/well/mind/vitamin-b12-as-protection-for-the-aging-brain.html.*

82. **Shakoor, Hira, u. a.**: »Be Well: A Potential Role for Vitamin B in COVID-19« in: *Maturitas*, 144, 14. August 2020, S. 108–111; *doi.org/10.1016/j.maturitas.2020.08.007.*

83. **McCarty, Mark F., DiNicolantonio, James J**: »Nutraceuticals Have Potential for Boosting the Type 1 Interferon Response to RNA Viruses Including Influenza and Coronavirus« in: *Progress in Cardiovascular Diseases*, 63, Nr. 3, 12. Februar 2020, S. 383–385; *www.ncbi.nlm.nih.gov/pmc/articles/PMC7130854/.*

84. **Ivashkiv, Lionel B., Donlin, Laura T.**: »Regulation of Type I Interferon Responses« in: *Nature Reviews Immunology*, 14, Nr. 1, 2014, S. 36–49; *doi.org/10.1038/nri3581.*

85. **Palamara, Anna T.**: »Inhibition of Influenza A Virus Replication by Resveratrol« in: *Journal of Infectious Diseases*, 191, Nr. 10, 15. Mai 2005, S. 1719–1729; *academic.oup.com/jid/article/191/10/1719/790275.*

86. **Zhao, Kai, u. a.**: »Perceiving Nasal Patency Through Mucosal Cooling Rather than Air Temperature or Nasal Resistance« in: *PLoS One*, 6, Nr. 10, 13. Oktober 2011, e24618; *doi.org/10.1371/journal.pone.0024618.*

87. **Arundel, A. V., u. a.**: »Indirect Health Effects of Relative Humidity in Indoor Environments« in: *Environmental Health Perspectives* 65, 1. März 1986, S. 351–361; *dx.doi.org/10.1289%2Fehp.8665351.*

88. **Lauc, Gordon, u. a.**: »Fighting COVID-19 with Water« in: *Journal of Global Health*, 10, Nr. 1, Juni 2020; *www.jogh.org/documents/issue202001/jogh-10-010344.pdf.*

89. **Kudo, Eriko, u. a.**: »Low Ambient Humidity Impairs Barrier Function and Innate Resistance Against Influenza Infection« in: *PNAS*, 116, Nr. 22, 28. Mai 2019, S. 10905–10910; *doi.org/10.1073/pnas.1902840116.*

90. **Reiman, J. M. , u. a.**: »Humidity as a Non-Pharmaceutical Intervention for Influenza A« in: *PLoS One*, 13, Nr. 9, 25. September 2018, e0204337; *doi.org/10.1371/journal.pone.0204337.*

Kapitel 7: Pharmazeutisches Versagen in der COVID-19-Krise

1. **García, Patricia J.:** »Corruption in Global Health: The Open Secret« in: *Lancet*, 394, Nr. 10214, 7. Dezember 2019, S. 2119–2124; *doi.org/10.1016/S0140-6736(19)32527-9.*

2. Ebd.

3. **Law, Ron:** »Rapid Response: WHO Changed Definition of Influenza Pandemic« in: BMJ, 2010, Nr. 340, 6. Juni 2010, c2912; *www.bmj.com/ rapid-response/2011/11/02/who-changed-definition-influenza-pandemic.* **Hrsg.:** »Epidemic and Pandemic Alert and Response« (PDF) in: *World Health Organization*, 1. Mai 2009, archiviert am 11. Mai 2009; *whale.to/vaccine/WHO1.pdf.*

4. **Hrsg.:** »Pandemic Preparedness« (PDF) in: *World Health Organization*, 2. September 2009; *whale.to/vaccine/WHO2.pdf.*

5. **Merritt, Lee (MD):** »SARS-CoV2 and the Rise of Medical Technocracy« (Video), DDP 38th Annual Meeting, Las Vegas, Nevada, 16. August 2020; *www.youtube.com/watch?v=sjYvitCeMPc&feature=emb_title.* **Rancourt, D. G.:** »All-Cause Mortality During COVID-19: No Plague and a Likely Signature of Mass Homicide by Government Response« in: *Technical Report*, Juni 2020; *www.researchgate.net/publication/341832637_All-cause_ mortality_during_COVID-19_No_plague_and_a_likely_signature_of_mass_ homicide_by_government_response.* **Gu, Yanni:** »A Closer Look at US Deaths Due to COVID-19« in: *Johns Hopkins News-Letter*, 22. November 2020 (archiviert); *web.archive.org/web/ 20201126163323/.; https://www.jhunewsletter.com/article/2020/11/ a-closer-look-at-u-s-deaths-due-to-covid-19.* (Dieser Artikel wurde am 27. November 2020 von der Johns-Hopkins-News-Letter-Redaktion mit einem langen Kommentar zurückgezogen, er lässt sich auch im web.archive nicht mehr finden, Anm. d. Verlags.)

6. **Krieger, Lisa M.:** »Stanford Researcher Says Coronavirus Isn't as Fatal as We Thought; Critics Say He's Missing the Point« in: *Mercury News*, 20. Mai 2020 (archiviert); *archive.is/IWWCC.* **Blackburn, Justin (PhD), u. a.:** »Infection Fatality Ratios for COVID-19 Among Noninstitutionalized Persons 12 and Older: Results of a Random-Sample Prevalence Study« in: *Annals of Internal Medicine*, 2020; *www.acpjournals.org/doi/10.7326/M20-5352.* **Mora, Edwin:** »Doctor to Senators: Coronavirus Fatality Rate 10 to 40x Lower than Estimates That Led to Lockdowns« in: *Breitbart*, 7. Mai 2020;

www.breitbart.com/politics/2020/05/07/doctor-to-senators-coronavirus-fatality-rate-10-to-40x-lower-than-estimates-that-led-to-lockdowns/.
Atlas, Scott W. (MD): »How to Re-Open Society Using Evidence, Medical Science, and Logic« (PDF) in: *US Senate testimony*, 6. Mai 2020; *www.hsgac.senate.gov/imo/media/doc/Testimony-Atlas-2020-05-06.pdf.*
Ioannidis, John P. A. (MD, DSc.): Ohne Titel in: *US Senate testimony*, 6. Mai 2020; *www.hsgac.senate.gov/imo/media/doc/Testimony-Ioannidis-2020-05-06.pdf.*

7. **Ioannidis, John P. A., Axfors, Cathrine, Contopoulos-Ioannidis, Despina G.:** »Population-Level COVID-19 Mortality Risk for Non-Elderly Individuals Overall and for Non-Elderly Individuals Without Underlying Diseases in Pandemic Epicenters« in: *medRxiv preprint*, 5. Mai 2020; *doi.org/10.1101/2020.04.05.20054361.* Erneut abgedruckt in: *Environmental Research*, 188, September 2020, 109890; *doi.org/10.1016/j.envres.2020.109890.*

8. **Tucker, Jeffrey A.:** »WHO Deletes Naturally Acquired Immunity from Its Website« in: *American Institute for Economic Research*, 23. Dezember 2020; *www.aier.org/article/who-deletes-naturally-acquired-immunity-from-its-website/.*

9. Ebd.

10. **Dean, Carolyn:** *Death by Modern Medicine*, Matrix Verde Media, 2005.

11. **Starfield, Barbara:** »Is US Health Really the Best in the World?« in: JAMA, 284, Nr. 4., 26. Juli 2000, S. 483–485; *doi.org/10.1001/jama.284.4.483.*

12. **Makary, Martin A. (MA), Daniel, Michael:** »Medical Error – The Third Leading Cause of Death in the US« in: BMJ, 353, 3. Mai 2016, i2139; *doi.org/10.1136/bmj.i2139.*

13. **Peters, John C., u. a.:** »The Effects of Water and Non-Nutritive Sweetened Beverages on Weight Loss During a 12-Week Weight Loss Treatment Program« in: Obesity, 22, Nr. 6, überarbeitet im Juni 2014, S. 1415–1421; *doi.org/10.1002/oby.20737.*
Hudson, William: »Diet Soda Helps Weight Loss, Industry-Funded Study Finds« in: CNN, 27. Mai 2014; *www.cnn.com/2014/05/27/health/diet-soda-weight-loss/index.html.*

14. **Hrsg.:** »Disclosure« in: *Centers for Disease Control and Prevention*, 21. April 2017; *www.cdc.gov/mmwr/cme/serial_conted.html.*

15. **Knowledge Ecology International, Liberty Coalition, Project on Government Oversight, Public Citizen, U.S. Right to Know:** »US Right to Know Petition to the CDC« (PDF), 5. November 2019, in: *usrtk.org/wp-content/uploads/2019/11/Petition-to-CDC-re-Disclaimers.pdf.*

16. **Ebd.; Ruskin, Gary:** »Groups to CDC: Stop Falsely Claiming Not to Accept Corporate Money« in: USRTK (US Right to Know), New Releases, 5. November 2019; *usrtk.org/news-releases/groups-to-cdc-stop-falsely-claiming-not-to-accept-corporate-money/.*

17. **Bard, Chelsea, Mills, Lindsey:** »Maine Ballot Re-Sparks Vaccination Exemptions Debate« in: *News Center Maine,* 4. Februar 2020; *www.newscentermaine.com/article/news/politics/maine-ballot-re-sparks-vaccination-exemptions debate/97-4d9dcc72-2d0d-4575-9c26-da3a685b6d51.*

18. **Ward, Andrew:** »Vaccines Are Among Big Pharma's Best-Selling Products« in: *Financial Times,* 24. April 2016; *www.ft.com/content/93374f4a-e538-11e5-a09b-1f8b0d268c39.*

19. **Hrsg.:** »Vaccines Market by Technology (Live, Toxoid, Recombinant), Disease (Pneumococcal, Influenza, DTP, Rotavirus, TT, Polio, MMR, Varicella, Dengue, TB, Shingles, Rabies), Route (IM, SC, ID, Oral), Patient (Pediatric, Adult), Type – Global Forecast to 2024« in: *Markets and Markets,* 2019; *www.marketsandmarkets.com/Market-Reports/vaccine-technologies-market-1155.html.*

20. **Stephens, Bret:** »The Story of Remdesivir« in: *New York Times,* 17. April 2020; *www.nytimes.com/2020/04/17/opinion/remdesivir-coronavirus.html.*

21. **Ebd.**

22. **Lupkin, Sydney:** »Remdesivir Priced at More than $3,100 for a Course of Treatment« in: NPR, 29. Juni 2020; *www.npr.org/sections/health-shots/2020/06/29/884648842/remdesivir-priced-at-more-than-3-100-for-a-course-of-treatment.*

23. **Woodworth, Elizabeth:** »Remdesivir for Covid-19: $1.6 Billion for a ›Modestly Beneficial‹ Drug?« in: *Global Research,* 27. August 2020; *www.globalresearch.ca/remdesivir-covid-19-1-6-billion-modestly-beneficial-drug/5717690.*

24. **Lorenzo, Alexa, u. a.:** »Florida Seeing ›Explosion‹ in COVID-19 Cases Among Younger Residents, but Patients Less Sick« in: WFTV9, aktualisiert am 23. Juni 2020; *www.wftv.com/news/florida/watch-gov-desantis-speak-orlando-hospital-about-covid-19-1230-pm/UCJ3VAS7ZJDNJKR6KHWZXLCH3E/.*

25. **Beigel, John H., u. a.:** »Remdesivir for the Treatment of Covid-19 – Final Report« in: *New England Journal of Medicine*, 383, 5. November 2020, S. 1813–1826; *doi.org/10.1056/NEJMoa2007764*.

26. **National Institute of Allergy and Infectious Diseases (NIAID):** »Adaptive COVID-19 Treatment Trial (ACTT)« in: *ClinicalTrials.gov*, U.S. National Library of Medicine, 21. Februar 2020, zuletzt aktualisiert am 9. Dezember 2020; *clinicaltrials.gov/ct2/show/NCT04401579*.

27. **FDA News Release:** »Coronavirus (COVID-19) Update: FDA Issues Emergency Use Authorization for Potential COVID-19 Treatment« in: f*da.gov*, 1. Mai 2020; *www.fda.gov/news-events/press-announcements/coronavirus-covid-19-update-fda-issues-emergency-use-authorization-potential-covid-19-treatment*.

28. **Wang, Yeming, u. a.:** »Remdesivir in Adults with Severe COVID-19: A Randomised, Double-Blind, Placebo-Controlled, Multicentre Trial« in: *Lancet*, 395, 29. April 2020, S. 1569–1578; *doi.org/10.1016/S0140-6736(20)31022-9*.

29. **Dubert, Marie, u. a.:** »Case Report Study of the First Five COVID-19 Patients Treated with Remdesivir in France« in: *International Journal of Infectious Diseases*, 98, 30. Juni 2020, S. 290–293; *doi.org/10.1016/j.ijid.2020.06.093*.

30. **Wang, Yeming, u. a.:** »Remdesivir in Adults with Severe COVID-19: A Randomised, Double-Blind, Placebo-Controlled, Multicentre Trial« in: *Lancet*, 395, 29. April 2020, S. 1569–1578; *doi.org/10.1016/S0140-6736(20)31022-9*.

31. **Hrsg.:** »Coronavirus Disease 2019 (COVID-19) Resources for Health Professionals« in: *US Food and Drug Administration*, 2. November 2020; *www.fda.gov/health-professionals/coronavirus-disease-2019-covid-19-resources-health-professionals#testing*.

32. **Hrsg.:** »MATH+ Hospital Treatment Protocol for Covid-19« in: FLCCC Alliance, 14. Juli 2020; in: *covid19criticalcare.com/wp-content/uploads/2020/04/MATHTreatmentProtocol.pdf*.

33. **Caly, Leon, u. a.:** »The FDA-Approved Drug Ivermectin Inhibits the Replication of SARSCoV-2 in Vitro« in: *Antiviral Research*, 178, Juni 2020, 104787; *doi.org/10.1016/j.antiviral.2020.104787*.

34. **Hrsg.:** »I-MASK+ Protocol – Downloads and Translations« in: FLCCC Alliance, 25. Februar 2021; *covid19criticalcare.com/i-mask-prophylaxis-treatment-protocol/i-mask-protocol-translations*. In deutscher Übersetzung vom 30. Juni 2021: *covid19criticalcare.com/wp-content/uploads/2020/12/FLCCC_Alliance-I-MASKplus-Protocol-DEUTSCH.pdf*.

35. Ebd.

36. **Richardson, Safiya, u. a.:** »Presenting Characteristics, Comorbidities, and Outcomes« in: JAMA *Network*, 22. April 2020; *jamanetwork.com/journals/jama/fullarticle/2765184/.*

37. **Kamen, Joyce:** »The MATH+ Protocol Will Likely Have the Most Dramatic Impact on Survival of Critically Ill Covid19 Patients Worldwide« in: *Medium.com*, 16. Juni 2020; *joyce-kamen.medium.com/the-math-protocol-will-have-the-most-dramatic-impact-on-survival-of-critically-ill-covid19-35689f7ce16f.* (Dieser Beitrag war zur Zeit der Drucklegung nicht mehr auffindbar, siehe Vorbemerkung Quellenverzeichnis, Anm. d. Verlags)

38. **Hrsg.:** »Front Line COVID-19 Critical Care Alliance« in: *FLCCC Alliance*, 8. Dezember 2020; *covid19criticalcare.com/.*

39. **Hrsg.:** »Covid-19: WHO-Sponsored Preliminary Review Indicates Ivermectin Effectiveness« in: *Swiss Policy Research*, 31. Dezember 2020, aktualisiert am 30. Juli 2021; *swprs.org/who-preliminary-review-confirms-Ivermectin-effectiveness/.*

40. **Hrsg.:** »One Page Summary of the Clinical Trials Evidence for Ivermectin in COVID-19« (PDF) in: *FLCCC Alliance*, 11. Januar 2021; *covid19criticalcare.com/wp-content/uploads/2020/12/One-Page-Summary-of-the-Clinical-Trials-Evidence-for-Ivermectin-in-COVID-19.pdf.*

41. »Ivermectin Meta-Analysis by Dr. Andrew Hill« auf: YouTube, 27. Dezember 2020; *www.youtube.com/watch?v=yOAh7GtvcOs&feature=emb_logo.*

42. **Hrsg.:** »FAQ: COVID-19 and Ivermectin Intended for Animals« in: *U.S. Food & Drug Administration*, aktualisiert am 26. April 2021; *www.fda.gov/animal-veterinary/product-safety-information/faq-covid-19-and-ivermectin-intended-animals.*

43. **Hrsg.:** »One Page Summary of the Clinical Trials Evidence for Ivermectin in COVID-19« (PDF) in: *FLCCC Alliance*, 11. Januar 2021; *covid19criticalcare.com/wp-content/uploads/2020/12/One-Page-Summary-of-the-Clinical-Trials-Evidence-for-Ivermectin-in-COVID-19.pdf.*

44. **Hrsg.:** »Invited to the National Institutes of Health (NIH) COVID-19 Treatment Guidelines Panel to Present Latest Data on Ivermectin« (PDF) in: *FLCCC Alliance*, 7. Januar 2020; *covid19criticalcare.com/wp-content/uploads/2021/01/FLCCC-PressRelease-NIH-C19-Panel-FollowUp-Jan7-2021.pdf.*

45. **Hrsg.**: »NIH Revises Treatment Guidelines for Ivermectin for the Treatment of COVID-19« (PDF) in: *FLCCC Alliance*, 15. Januar 2021; *covid19criticalcare.com/wp-content/uploads/2021/01/FLCCC-PressRelease-NIH-Ivermectin-in-C19-Recommendation-Change-Jan15.2021-final.pdf.*

46. **Ebd.**

47. **Million, Matthieu, u. a.:** »Early Treatment of COVID-19 Patients with Hydroxychloroquine and Azithromycin: A Retrospective Analysis of 1061 Cases in Marseille, France« in: *Travel Medicine and Infectious Disease*, 35, Mai/Juni 2020, 101738; *doi.org/10.1016/j.tmaid.2020.101738.*
Sayare, Scott: »He Was a Science Star. Then He Promoted a Questionable Cure for Covid-19« in: *New York Times Magazine*, 12. Mai 2020; *www.nytimes.com/2020/05/12/magazine/didier-raoult-hydroxychloroquine.html.*

48. **Sarma, Phulen, u. a.:** »Virological and Clinical Cure in COVID-19 Patients Treated with Hydroxychloroquine: A Systematic Review and Meta-Analysis« in: *Journal of Medical Virology*, 92, Nr. 7, 16. April 2020, S. 776–785; *doi.org/10.1002/jmv.25898.*

49. **Service, Robert F.:** »Would-Be Coronavirus Drugs Are Cheap to Make« in: *Science*, 10. April 2020; *www.sciencemag.org/news/2020/04/would-be-coronavirus-drugs-are-cheap-make.*

50. **Hrsg.:** »Hydroxychloroquine« in: *GoodRx*; *www.goodrx.com/hydroxychloroquine.* (Diese Website ist nur innerhalb der USA aufrufbar, Anm. d. Verlags)

51. **Gates, Bill:** »What You Need to Know About the COVID-19 Vaccine« in: *GatesNotes* (Blog), 30. April 2020; *www.gatesnotes.com/Health/What-you-need-to-know-about-the-COVID-19-vaccine.*

52. **Derwand, Roland, u. a.:** »COVID-19 Outpatients: Early Risk-Stratified Treatment with Zinc Plus Low-Dose Hydroxychloroquine and Azithromycin: A Retrospective Case Series Study« in: *International Journal of Antimicrobial Agents*, 56, Nr. 6, Dezember 2020, 106214; *doi.org/10.1016/j.ijantimicag.2020.106214.*

53. **Risch, Harvey A. (MD, PhD), u. a.:** »The Key to Defeating COVID-19 Already Exists. We Need to Start Using It« in: *Newsweek*, 23. Juli 2020; *www.newsweek.com/key-defeating-covid-19-already-exists-we-need-start-using-it-opinion-1519535?amp=1&__twitter_impression=true.*

54. **Vincent, Martin J., u. a.:** »Chloroquine Is a Potent Inhibitor of SARS Coronavirus Infection and Spread« in: *Virology Journal*, 2, Nr. 6, 22. August 2005; *doi.org/10.1186/1743-422X-2-69.*

55. **Ooi, Eng Eong:** »In Vitro Inhibition of Human Influenza A Virus Replication by Chloroquine« in: *Virology Journal*, 3, Nr. 39, 29. Mai 2006; *doi.org/10.1186/1743-422X-3-39.*

56. **Nass, Meryl (MD):** »WHO ›Solidarity‹ und U.K. ›Recovery‹ Clinical Trials of Hydroxychloroquine Using Potentially Fatal Doses« in: *Age of Autism*, 16. Juni 2020; *www.ageofautism.com/2020/06/who-solidarity-and-uk-recovery-clinical-trials-of-hydroxychloroquine-using-potentially-fatal-doses.html.*

57. **Hrsg.:** »Hydroxychloroquine: Drug Information« in: *UpToDate*, aktualisiert im Juli 2021; *www.uptodate.com/contents/hydroxychloroquine-drug-information.*

58. **Hrsg.:** »›Solidarity‹ Clinical Trial for COVID-19 Treatments« in: *World Health Organization*; *www.who.int/emergencies/diseases/novel-coronavirus-2019/global-research-on-novel-coronavirus-2019-ncov/solidarity-clinical-trial-for-covid-19-treatments.*

59. **Hrsg.:** »Swiss Protocol for COVID – Quercetin and Zinc« in: *Editorials 360*, 20. August 2020; *www.editorials360.com/2020/08/20/swiss-protocol-for-covid-quercetin-and-zinc/.*

Kapitel 8: Die Unterdrückung erfolgreicher Behandlungsprotokolle

1. **Lovelace, Berkeley (Jr.):** »Pfizer Says Final Data Analysis Shows Covid Vaccine Is 95% Effective, Plans to Submit to FDA in Days« in: CNBC, 18. November 2020; *www.cnbc.com/2020/11/18/coronavirus-pfizer-vaccine-is-95percent-effective-plans-to-submit-to-fda-in-days.html.*
   Brown, Courtenay: »Stock Market Rises After Pfizer Coronavirus Vaccine News« in: *Axios*, aktualisiert am 9. November 2020; *www.axios.com/stock-market-pfizer-coronavirus-vaccine-c3c131d7-b46f-4df0-94c9-503d1dc906df.html.*
   Palca, Joe: »Pfizer Says Experimental COVID-19 Vaccine Is More than 90% Effective« in: *NPR*, 9. November 2020; *www.npr.org/sections/health-shots/2020/11/09/933006651/pfizer-says-experimental-covid-19-vaccine-is-more-than-90-effective.*

2. **Palca, Joe:** »Moderna's COVID-19 Vaccine Shines in Clinical Tria« in: *NPR*, 16. November 2020; *www.npr.org/sections/health-shots/2020/11/16/935239294/modernas-covid-19-vaccine-shines-in-clinical-trial.*

3. **Berdine, Gilbert (MD):** »What the Covid Vaccine Hype Fails to Mention« in: *Mises Wire*, 24. November 2020; *mises.org/wire/what-covid-vaccine-hype-fails-mention.*

4. **Cunningham, Allen S. (MD):** »Covid-19 vaccine candidate is unimpressive: NNTV is around 256«, Kommentar zu Elisabeth Mahases Beitrag »Covid-19: Vaccine Candidate May Be More than 90% Effective, Interim Results Indicate« in: *BMJ*, Nr. 371, 13. November 2020, m4347; *www.bmj.com/content/371/bmj.m4347/rapid-responses.*

5. **Berdine, Gilbert (MD):** »What the Covid Vaccine Hype Fails to Mention« in: *Mises Wire*, 24. November 2020; *mises.org/wire/what-covid-vaccine-hype-fails-mention.*

6. **Doshi, Peter:** »Pfizer and Moderna's 95% Effective Vaccines – Let's Be Cautious and First See the Full Data« in: *BMJ Opinion*, 26. November 2020; *blogs.bmj.com/bmj/2020/11/26/peter-doshi-pfizer-and-modernas-95-effective-vaccines-lets-be-cautious-and-first-see-the-full-data/.*

7. **Doshi, Peter:** »Will Covid-19 Vaccines Save Lives? Current Trials Aren't Designed to Tell Us« in: *BMJ*, Nr. 371, 21. Oktober 2020; *doi.org/10.1136/bmj.m4037.*

8. Ebd.

9. **Thune, Eyrun:** »Modified RNA Has a Direct Effect on DNA« in: *Phys.org*, 29. Januar 2020; *phys.org/news/2020-01-rna-effect-dna.html.*

10. Ebd.

11. **Garde, Damian:** »Lavishly Funded Moderna Hits Safety Problems in Bold Bid to Revolutionize Medicine« in: *Stat News*, 10. January 2017; *www.statnews.com/2017/01/10/moderna-trouble-mrna/.*

12. **Odell, James (OMD, ND, L.Ac.):** »COVID-19 mRNA Vaccines« in: *Bioregulatory Medicine Institute*, 28. Dezember 2020; *www.biologicalmedicineinstitute.com/post/covid-19-mrna-vaccines.*

13. **Hrsg.:** »Estimates of Prevalence for Autoimmune Disease« in: *Autoimmune Registry*; *www.autoimmuneregistry.org/autoimmune-statistics.*

14. **Berdine, Gilbert (MD):** »What the Covid Vaccine Hype Fails to Mention« in: *Mises Wire*, 24. November 2020; *mises.org/wire/what-covid-vaccine-hype-fails-mention.*

15. **Odell, James (OMD, ND, L.Ac.):** »COVID-19 mRNA Vaccines« in: *Bioregulatory Medicine Institute*, 28. Dezember 2020; *www.biologicalmedicineinstitute.com/post/covid-19-mrna-vaccines.*

16. **Cardozo, Timothy, Veazey, Ronald:** »Informed Consent Disclosure to Vaccine Trial Subjects of Risk of COVID-19 Vaccines Worsening Clinical Disease« in: *International Journal of Clinical Practice*, 28. Oktober 2020; *doi.org/10.1111/ijcp.13795*.

17. **Jackson, Lisa A. (MD, MPH), u. a.:** »An mRNA Vaccine Against SARS-CoV-2 – Preliminary Report« in: *New England Journal of Medicine*, 383, Nr. 20, 14. Juli 2020, S. 1920–1931; *doi.org/10.1056/NEJMoa2022483*.

18. **Kennedy, Robert F. (Jr):** »Catastrophe: 20% of Human Test Subjects Severely Injured from Gates-Fauci Coronavirus Vaccine by Moderna« in: *FRN*, 20. Mai 2020; *fort-russ.com/2020/05/catastrophe-20-of-human-test-subjects-severely-injured-from-gates-fauci-coronavirus-vaccine-by-moderna/*.

19. Ebd.

20. **Doshi, Peter:** »Pfizer and Moderna's 95% Effective Vaccines – Let's Be Cautious and First See the Full Data« in: *BMJ Opinion*, 26. November 2020; *blogs.bmj.com/bmj/2020/11/26/peter-doshi-pfizer-and-modernas-95-effective-vaccines-lets-be-cautious-and-first-see-the-full-data/*.

21. **Pardi, Norbert, u. a.:** »mRNA Vaccines – a New Era in Vaccinology« in: *Nature Reviews Drug Discovery*, Nr. 17, 12. Januar 2018, S. 261–279; *www.nature.com/articles/nrd.2017.243*.

22. **Cao, Sissi:** »Here Are All the Side Effects of Every Top COVID-19 Vaccine in US« in: *Observer*, 20. Oktober 2020; *observer.com/2020/10/vaccine-side-effects-moderna-pfizer-johnson-astrazeneca/*.

23. **Nelson, Haley:** Facebook-Eintrag, 30. Dezember 2020; *www.facebook.com/photo.php?fbid=10219326599539838&set=p.10219326599539838&type=3*. **Sekikawa, Tara:** Facebook-Eintrag, 27. Dezember 2020; *www.facebook.com/photo?fbid=10218204338126951&set=a.1290324145245*.

24. **Piper-Terry, Marcella:** Facebook-Eintrag, 5. Januar 2021; *www.facebook.com/marcellaterry/posts/10225204405125047*.

25. **Hrsg.:** »Boston Doctor Says He Almost Had to Be INTUBATED After Suffering Severe Allergic Reaction from Moderna Covid Vaccine« in: *RT*, 26. Dezember 2020; *www.rt.com/usa/510775-moderna-covid-vaccine-allergic-reaction/*. **Children's Health Defense Team:** »FDA Investigates Allergic Reactions to Pfizer COVID Vaccine After More Healthcare Workers Hospitalized« in: *Defender*, 21. Dezember 2020; *childrenshealthdefense.org/defender/fda-investigates-*

reactions-pfizer-covid-vaccine-healthcare-workers-hospitalized/?utm_source= salsa&eType=EmailBlastContent&eId=8c0edf71-f718-4f0d-ae2a-84905c9c8919.
Clark, Thomas (MD, MPH) in: »Anaphylaxis Following m-RNA COVID-19 Vaccine Receipt« in: *CDC.gov*, 19. Dezember 2020; *www.cdc.gov/vaccines/ acip/meetings/downloads/slides-2020-12/slides-12-19/05-COVID-CLARK.pdf.*

26. **Children's Health Defense Team:** »Fauci: COVID Vaccines Appear Less Effective Against Some New Strains + More« in: Defender, 12. Januar 2021; *childrenshealthdefense.org/defender/covid-19-vaccine-news/?utm_source= salsa&eType=EmailBlastContent&eId=62360bc6-a144-49b4-8b74-803793be13fc.*

27. **Skelton, Shawn:** Facebook-Eintrag, 7. Januar 2021; *www.facebook.com/shawn.skelton.73/posts/403541337597874.*
Griner, Brant: Facebook-Eintrag, 10. Januar 2021; *www.facebook.com/brant.griner.7/posts/899042044166409.*
WION Web Team: »Mexican Doctor Admitted to ICU After Receiving Pfizer Covid-19 Vaccine« in: *WioNews,* 2. Januar 2021; *www.wionews.com/ world/mexican-doctor-admitted-to-icu-after-receiving-pfizer-covid-19- vaccine-354093.*

28. **Tonge-Jelley, Alanna:** Facebook-Eintrag, 9. Januar 2021; *www.facebook.com/ permalink.php?story_fbid=2749373985391622&id=100009571428119.*

29. **Best, Shivali:** »Covid Vaccine: Four Pfizer Trial Participants Developed Facial Paralysis, FDA Says« in: Mirror, 11. Dezember 2020; *www.mirror.co.uk/science/covid-vaccine-four-pfizer-trial-23151047.*

30. **Bateman, Sophie:** »Coronavirus Vaccine Patient ›Dies Five Days After Receiving Pfizer Jab‹« in: Daily Star, 30. Dezember 2020; *www.dailystar.co.uk/ news/world-news/breaking-coronavirus-vaccine-patient-dies-23239055.*
Hrsg.: »Health Authorities on Alert After Nurse DIES Following Vaccination with Pfizer's Covid-19 Shot in Portugal« in: *RT,* 4. Januar 2021; *www.rt.com/news/511524-portuguese-nurse-dies-pfizer-vaccine/.*
Children's Health Defense Team: »›Perfectly Healthy‹ Florida Doctor Dies Weeks After Getting Pfizer COVID Vaccine« in: *Defender,* 7. Januar 2021; *childrenshealthdefense.org/defender/healthy-florida-doctor-dies-after- pfizer-covid-vaccine/.*
Stieber, Zachary: »55 People Have Died in US After Receiving COVID-19 Vaccines: Reporting System« in: *Epoch Times,* 17. Januar 2021, *www.theepochtimes.com/55-people-died-in-us-after-receiving-covid-19- vaccines-reporting-system_3659152.html.*

31. **Clark, Thomas (MD, MPH) in:** »Anaphylaxis Following m-RNA COVID-19 Vaccine Receipt« in: *CDC.gov*, 19. Dezember 2020; *www.cdc.gov/vaccines/ acip/meetings/downloads/slides-2020-12/slides-12-19/05-COVID-CLARK.pdf.*

32. **Centers for Disease Control and Prevention:** »COVID-19 Vaccines and Allergic Reactions« in: *CDC.gov*, 4. März 2021; *www.cdc.gov/coronavirus/2019-ncov/vaccines/safety/allergic-reaction.html.*

33. **Haseltine, William A.:** »Covid-19 Vaccine Protocols Reveal That Trials Are Designed to Succeed« in: *Forbes*, 23. September 2020; *www.forbes.com/sites/williamhaseltine/2020/09/23/covid-19-vaccine- protocols-reveal-that-trials-are-designed-to-succeed/?sh=2212afc25247.*

34. **Skowronski, Danuta M., u. a.:** »Association Between the 2008–09 Seasonal Influenza Vaccine and Pandemic H1N1 Illness During Spring–Summer 2009. Four Observational Studies from Canada« in: *PLoS Medicine*, 6. April 2010; *doi.org/10.1371/journal.pmed.1000258.*
McKenna, Maryn: »New Canadian Studies Suggest Seasonal Flu Shot Increased H1N1 Risk« in: *CIDRAP*, 6. April 2010; *www.cidrap.umn.edu/news-perspective/2010/04/new-canadian-studies- suggest-seasonal-flu-shot-increased-h1n1-risk.*

35. **Susman, Ed:** »Ferrets Keep Flu Vaccine/H1N1 Pot Boiling« in: *MedPage Today*, 9. September 2010; *www.medpagetoday.org/meetingcoverage/icaac/34674?vpass=1.*

36. **Guest, Annie:** »Vaccines May Have Increased Swine Flu Risk« in: *ABC NEWS*, 4. März 2011; *www.abc.net.au/news/2011-03-04/ vaccines-may-have-increased-swine-flu-risk/1967508.*

37. **Centers for Disease Control and Prevention:** »Human Coronavirus Types« in: *CDC.gov*, 15. Februar 2020; *https://www.cdc.gov/coronavirus/types.html.*

38. **Wolff, Greg G.:** »Influenza Vaccination and Respiratory Virus Interference Among Department of Defense Personnel During the 2017–2018 Influenza Season« in: *Vaccine*, 38, Nr. 2, 10. Januar 2020, S. 350–354; *doi.org/10.1016/j.vaccine.2019.10.005.*
Murray, Michael (ND): »Does the Flu Shot Increase COVID-19 Risk (YES!) and Other Interesting Questions« in: *DoctorMurray.com*, 2021; *doctormurray.com/does-the-flu-shot-increase-covid-19-risk/.*

39. **Wolff, Greg G.:** »Influenza Vaccination and Respiratory Virus Interference Among Department of Defense Personnel During the 2017–2018 Influenza

Season« in: *Vaccine*, 38, Nr. 2, 10. Januar 2020, results and Table 5; *doi.org/10.1016/j.vaccine.2019.10.005.*

40. **Hrsg.:** »Human Metapneumovirus (hMPV) Symptoms and Diagnosis« in: *American Lung Association*, aktualisiert am 5. März 2020; *www.lung.org/lung-health-diseases/lung-disease-lookup/ human-metapneumovirus-hmpv/symptoms-diagnosis.*

41. **Mercola, Joseph (Dr.):** »Vaccine Debate – Kennedy Jr. vs Dershowitz« in: *Mercola.com*, 22. August 2020; *articles.mercola.com/sites/articles/ archive/2020/08/22/the-great-vaccine-debate.aspx.* (Dieser Beitrag ist inzwischen gelöscht worden, siehe Vorbemerkung Quellenverzeichnis, Anm. d. Verlags)

42. Ebd.

43. **Health and Human Services Department:** »Declaration Under the Public Readiness and Emergency Preparedness Act for Medical Countermeasures Against COVID-19« in: *Federal Register*, 17. März 2020; *www.federalregister. gov/documents/2020/03/17/2020-05484/declaration-under-the-public- readiness-and-emergency-preparedness-act-for-medical-countermeasures.*

44. **Rappoport, Jon:** »Exposed: There's a New Federal Court to Handle All the Expected COVID Vaccine Injury Claims« in: 22. September 2020; *www.naturalblaze.com/2020/09/exposed-theres-a-new-federal-court-to- handle-all-the-expected-covid-vaccine-injury-claims.html.*

45. Ebd.

46. **Blackburn, Justin (PhD):** »Infection Fatality Ratios for COVID-19 Among Noninstitutionalized Persons 12 and Older: Results of a Random-Sample Prevalence Study« in: *Annals of Internal Medicine*, Januar 2021; *doi.org/10.7326/M20-5352.*

47. **Rancourt, D. G.:** »All-Cause Mortality During COVID-19: No Plague and a Likely Signature of Mass Homicide by Government Response« in: *Technical Report*, Juni 2020; *www.researchgate.net/publication/341832637_All-cause_ mortality_during_COVID-19_No_plague_and_a_likely_signature_of_mass_ homicide_by_government_response.*
Merritt, Lee (MD): »SARS-CoV2 and the Rise of Medical Technocracy« (Video), DDP 38th Annual Meeting, Las Vegas, Nevada, 16. August 2020; *www.youtube.com/watch?v=sjYvitCeMPc&feature=emb_title.*

48. **Cao, Shiyi, u. a.:** »Post-Lockdown SARS-CoV-2 Nucleic Acid Screening in Nearly Ten Million Residents of Wuhan, China« in: *Nature Communications*,

11, Artikelnummer 5917, 20. November 2020;
www.nature.com/articles/s41467-020-19802-w.

49. **Hrsg.:** »Adaptive Immunity« in: *Khan Academy*, Juni 2020;
www.khanacademy.org/test-prep/mcat/organ-systems/
the-immune-system/a/adaptive-immunity.

50. **Grifoni, Alba, u. a.:** »Targets of T Cell Responses to SARS-CoV-2 Coronavirus in
Humans with COVID-19 Disease and Unexposed Individuals« in: *Cell*, 181,
Nr. 7, 14. Mai 2020, S. 1489–1501.E15; *doi.org/10.1016/j.cell.2020.05.015.*
Douglas, Jason: »Before Catching Coronavirus, Some People's Immune
Systems Are Already Primed to Fight It« in: *Wall Street Journal*, 12. Juni 2020
(archiviert); *archive.is/b4UZq.*

51. **Nelde, Annika, u. a.:** »SARS-CoV-2-Derived Peptides Define Heterologous
and COVID-19-Induced T Cell Recognition« in: *Nature Immunology*, 22,
30. September 2020, S. 74–85; *www.nature.com/articles/s41590-020-00808-x.*

52. **Wu, Anchi:** »Interference Between Rhinovirus and Influenza A Virus: A Clinical Data Analysis and Experimental Infection Study« in: *Lancet Microbe*, 1,
Nr. 6, 4. September 2020, *e254–262; doi.org/10.1016/S2666-5247(20)30114-2.*
Dunleavy, Brian B.: »Study: Common Cold May Help Prevent Flu,
Perhaps COVID-19« in: *UPI*, 4. September 2020;
www.upi.com/Health_News/2020/09/04/Study-Common-cold-may-help-
prevent-flu-perhaps-COVID-19/7341599247443/.

53. Ebd.

54. **Le Bert, Nina, u. a.:** »SARS-CoV-2-Specific T Cell Immunity in Cases of
COVID-19 and SARS, and Uninfected Controls« in: *Nature*, 584, Nr. 7821,
15. Juli 2020, S. 457–462; *doi.org/10.1038/s41586-020-2550-z.*
Marsh, Beezy: »Can a Cold Give You Coronavirus Immunity? Some Forms of
Common Respiratory Illness Might Help Build Protection from Covid-19 and It
Could Last Up to 17 YEARS, Scientists Say« in: *Daily Mail*, 11. Juni 2020;
www.dailymail.co.uk/news/article-8412807/Can-cold-coronavirus-immunity.html.
C., Hannah: »Some Forms of Common Cold May Give COVID-19 Immunity
Lasting Up to 17 Years, New Research Suggests« in: *The Science Times*,
12. Juni 2020; *www.sciencetimes.com/articles/26038/20200612/*
common-cold-give-covid-19-immunity-lasting-up-17-years.htm.

55. **Sekine, Takuya: u. a.:** »Robust T Cell Immunity in Convalescent Individuals
with Asymptomatic or Mild COVID-19« in: *Cell*, 183, Nr. 1, 14. August 2020,
S. 158–168.E14; *doi.org/10.1016/j.cell.2020.08.017.*

56. Ebd.

57. **Sayers, Freddie:** »Karl Friston: Up to 80% Not Even Susceptible to Covid-19«
in: *Unherd.com*, 4. Juni 2020; *unherd.com/2020/06/
karl-friston-up-to-80-not-even-susceptible-to-covid-19/*.

58. **Mandavilli, Apoorva:** »What If ›Herd Immunity‹ Is Closer than
Scientists Thought?« in: *New York Times*, 17. August 2020;
www.nytimes.com/2020/08/17/health/coronavirus-herd-immunity.html.

59. **Fisher, Max:** »R0, the Messy Metric That May Soon Shape Our Lives,
Explained« in: *New York Times*, 23. April 2020;
www.nytimes.com/2020/04/23/world/europe/coronavirus-R0-explainer.html.

60. Ebd.

61. **Brennan, P. V., Brennan, L. P.:** »Susceptibility-Adjusted Herd Immunity
Threshold Model and Potential R0 Distribution Fitting the Observed Covid-19
Data in Stockholm« (PDF) in: *medRxiv preprint*, 22. Mai 2020;
doi.org/10.1102/2020.05.19.20104596.

62. **Gomes, M. Gabriela M., u. a.:** »Individual Variation in Susceptibility
or Exposure to SARSCoV-2 Lowers the Herd Immunity Threshold« (PDF) in:
medRxiv preprint, 21. Mai 2020;
www.medrxiv.org/content/10.1101/2020.04.27.20081893v3.full.pdf.
Handley, J. B.: »Second Wave? Not Even Close« in: *Off-Guardian*, 7. Juli 2020;
off-guardian.org/2020/07/07/second-wave-not-even-close/.

63. **Bostom, Andrew:** »UPDATED – Educating Dr. Fauci on Herd Immunity and
Covid-19: Completing What Rand Paul Began« in: *Andrewbostom.org*,
28. September 2020; *www.andrewbostom.org/2020/09/educating-dr-fauci-
on-herd-immunity-and-covid-19-completing-what-rand-paul-began/*.

64. **Safra, Muli, Oz, Yaron, Rubinstein, Ittai:** »Heterogeneity and
Superspreading Effect on Herd Immunity« in: *medRxiv preprint*,
10. September 2020; *doi.org/10.1101/2020.09.06.20189290*.

65. **Aguas, Ricardo, u. a.:** »Herd Immunity Thresholds for SARS-CoV-2
Estimated from Unfolding Epidemics« in: *medRxiv preprint*, 31. August 2020;
doi.org/10.1101/2020.07.23.20160762.

66. **Brennan, P. V., Brennan, L. P.:** »Susceptibility-Adjusted Herd Immunity
Threshold Model and Potential R0 Distribution Fitting the Observed Covid-19

Data in Stockholm« (PDF) in: *medRxiv preprint*, 22. Mai 2020; doi.org/10.1102/2020.05.19.20104596.

67. **Britton, Tom, Ball, Frank, Trapman, Pieter:** »The Disease-Induced Herd Immunity Level for Covid-19 Is Substantially Lower than the Classical Herd Immunity Level« in: *Cornell University*, 6. Mai 2020; arxiv.org/abs/2005.03085. **dies.:** »A Mathematical Model Reveals the Influence of Population Heterogeneity on Herd Immunity to SARS-CoV-2« in: *Science 369*, Nr. 6505, 14. August 2020, S. 846–849; science.sciencemag.org/content/369/6505/846.long.

68. **Randolph, Haley E., Barreiro, Luis B.:** »Herd Immunity: Understanding COVID-19« in: *Immunity*, 52, Nr. 5,19. Mai 2020, S. 737–741; doi.org/10.1016/j.immuni.2020.04.012.

69. **Bostom, Andrew:** »COVID-19 ›herd immunity‹ without vaccination? Teaching modern vaccine dogma old tricks« in: *Evidence Nit Fear*, 29. Juni 2020; evidencenotfear.com/covid-19-herd-immunity-without-vaccination-teaching-modern-vaccine-dogma-old-tricks-dr-andrew-bostom-conservative-review/.

70. **Mandavilli, Apoorva:** »What If ›Herd Immunity‹ Is Closer than Scientists Thought?« in: *New York Times*, 17. August 2020; www.nytimes.com/2020/08/17/health/coronavirus-herd-immunity.html.

71. **Hrsg.:** »Coronavirus Disease (COVID-19): Serology Q&A« in: *World Health Organization*, 9. Juni 2020; web.archive.org/web/20201101161006/.; https:/www.who.int/news-room/q-a-detail/coronavirus-disease-covid-19-serology.

72. **Hrsg.:** »Coronavirus Disease (COVID-19): Herd Immunity, Lockdowns and COVID-19« in: *World Health Organization*, aktualisiert 15. Oktober 2020; web.archive.org/web/20201223100930/. https://www.who.int/emergencies/diseases/novel-coronavirus-2019/question-and-answers-hub/q-a-detail/herd-immunity-lockdowns-and-covid-19.

73. **Kulldorff, Martin (Prof. Dr.), Gupta, Sunetra (Prof. Dr.), Bhattacharya (Prof. Dr.):** »Great Barrington Declaration« in: *Great Barrington DECLARATION*, 4. Oktober 2020; gbdeclaration.org. (deutsche Fassung – es liegen Übersetzungen in vielen Sprachen vor; Anm. d.Verlags)

74. **Hrsg.:** »Common Trust Network« in: *World Economic Forum*, 20. Dezember 2020; www.weforum.org/platforms/covid-action-platform/projects/commonpass.

75. **Hrsg.:** »National COVID-19 Testing Action Plan – Strategic Steps to Reopen Our Workplaces and Our Communities« (PDF) in: *Rockefeller Foundation*,

21. April 2020; *www.rockefellerfoundation.org/wp-content/uploads/ 2020/04/TheRockefellerFoundation_WhitePaper_Covid19_4_22_2020.pdf.*

76. **Kramer, Jillian:** »COVID-19 Vaccines Could Become Mandatory. Here's How It Might Work« in: *National Geographic*, 19. August 2020; *www.nationalgeographic.com/science/2020/08/ how-coronavirus-covid-vaccine-mandate-would-actually-work-cvd/.*

Kapitel 9: Nehmen Sie die Kontrolle wieder in die Hand

1. **Van Hoof, Elke (Dr.):** »Lockdown Is the World's Biggest Psychological Experiment – And We Will Pay the Price« in: *World Economic Forum*, 9. April 2020; *www.weforum.org/agenda/2020/04/this-is-the-psychological-side-of-the-covid-19-pandemic-that-were-ignoring.*

2. **Walia, Arjun:** »Edward Snowden Says Governments Are Using COVID-19 to ›Monitor Us Like Never Before‹« in: *Collective Evolution*, 15. April 2020; *www.collective-evolution.com/2020/04/15/edward-snowden-says-governments-are-using-covid-19-to-monitor-us-like-never-before/.* (Originalquelle: *www.vice.com/en/article/bvge5q/snowden-warns-governments-are-using-coronavirus-to-build-the-architecture-of-oppression?fbclid=IwAR0MzB-Y10n7rMNKh9YxBPzdlI-UnN0CJ4BZBxOGErHXJ_BafqRW9IAJXpMY.* Anm. d. Verlags)

3. **Zimmer, Carl, Carey, Benedict:** »The U.K. Coronavirus Variant: What We Know« in: *New York Times*, 1. Dezember 2020 (archiviert); *archive.is/dMEdJ.* **Mandavilli, Apoorva:** »The Coronavirus Is Mutating. What Does That Mean for Us?« in: *New York Times*, 20. Dezember 2020 (archiviert); *archive.is/4zjFT.*

4. **Fernandez, Colin:** »›Show Us the Evidence‹: Scientists Call for Clarity on Claim That New Covid-19 Variant Strain Is 70% More Contagious« in: *Daily Mail*, 1. Dezember 2020; *www.dailymail.co.uk/news/article-9073765/ Scientists-call-clarity-claim-new -Covid-19-variant-strain-70-contagious.html.*

5. **Ridley, Matt:** »Lockdowns May Actually Prevent a Natural Weakening of This Disease« in: *Telegraph*, 22. Dezember 2020 (archiviert); *archive.is/d9otf.*

6. **Americans for Tax Fairness:** »American Billionaires Rake in Another $1 Trillion Since Beginning of Pandemic« in: *Children's Health Defense*, 14. Dezember 2020; *childrens healthdefense.org/defender/ american-billionaires-another-1-trillion-since-pandemic/.*

7. **Baker, Nicholson:** »The Lab-Leak Hypothesis« in: *Intelligencer,
New York Magazine,* 4. Januar 2021;
nymag.com/intelligencer/article/coronavirus-lab-escape-theory.html.

8. **Hrsg.:** »More Than One-Third of US Coronavirus Deaths Are Linked to
Nursing Homes« in: *New York Times,* aktualisiert 12. Januar 2021;
www.nytimes.com/interactive/2020/us/coronavirus-nursing-homes.html.

9. **Merritt, Lee (MD):** »SARS-CoV2 and the Rise of Medical Technocracy«
(Video), DDP 38th Annual Meeting, Las Vegas, Nevada, 16. August 2020;
www.youtube.com/watch?v=sjYvitCeMPc&feature=emb_title.
Rancourt, D. G.: »All-Cause Mortality During COVID-19: No Plague and a
Likely Signature of Mass Homicide by Government Response« in: *Technical
Report,* Juni 2020; *www.researchgate.net/publication/341832637_All-cause_
mortality_during_COVID-19_No_plague_and_a_likely_signature_of_mass_
homicide_by_government_response.*
Gu, Yanni: »A Closer Look at US Deaths Due to COVID-19« in: Johns
Hopkins News-Letter, 22. November 2020 (archiviert); *web.archive.org/
web/20201126163323/.; https://www.jhunewsletter.com/article/2020/11/
a-closer-look-at-u-s-deaths-due-to-covid-19.* (Dieser Artikel wurde am
27. November 2020 von der Johns-Hopkins-News-Letter-Redaktion mit einem langen Kommentar zurückgezogen, er lässt sich auch im web.archive nicht mehr finden, Anm. d. Verlags)

10. **Walia, Arjun:** »Another Vatican Insider: COVID Is Being Used by ›Certain
Forces‹ to Advance Their ›Evil Agenda‹« in: *Collective Evolution,* 28. Dezember
2020; *www.collective-evolution.com/2020/12/28/another-vatican-insider-
covid-is-being-used-by-certain-forces-to-advance-their-evil-agenda/.*

11. **Mercola, Joseph (Dr.):** »Mind to Matter: How Your Brain Creates Material
Reality« in: *Mercola.com,* 17. Januar 2021; *articles.mercola.com/sites/articles/
archive/2021/01/03/dawson-church-eco-meditation.aspx.* (Dieser Beitrag ist
inzwischen gelöscht worden, siehe Vorbemerkung Quellenverzeichnis, Anm. d. Verlags)

12. **Fisher, Lucy, Smyth, Chris:** »GCHQ in Cyberwar on Anti-Vaccine Propaganda«
in: *The Times,* 9. November 2020; *www.thetimes.co.uk/article/
gchq-in-cyberwar-on-anti-vaccine-propaganda-mcjgjhmb2.*
Allison, George: »GCHQ Tackling Russian Anti-Vaccine Disinformation –
Report« in: *U.K. Defence Journal,* 10. November 2020; *ukdefencejournal.org.uk/
gchq-tackling-russian-anti-vaccine-disinformation-report/.*
Harly, Nicky: »U.K. Wages Cyber War Against Anti-Vaccine Propaganda
Spread by Hostile States« in: *National News,* 9. November 2020;

www.thenationalnews.com/world/uk-wages-cyber-war-against-anti-vaccine-propaganda-spread-by-hostile-states-1.1108527.

13. **Klooz, David:** *The COVID-19 Conundrum*, Selbstverlag 2020, S. 71.

14. **Hrsg.:** »Over 200 Scientists & Doctors Call for Increased Vitamin D Use to Combat COVID-19« in: *VitaminD4all.com*, 7. Dezember 2020; *vitamind4all.org/letter.html.*

15. Ebd.

Index

M

Magnesium   202, 218

Makrophagen   138

Malhotra, Aseem   181 f.

Marik, Paul   129, 241

Masern   295

Maske, Tragen von
26, 113, 119, 152, 159, 171, 307

Massentestung auf Covid-19   114 f.

MasterCard   80

MATH+ Protokoll   34, 240, 242 f.
Quercetin im   214
Vitamin C im   211, 241
Zink im   204, 241

McCarthy, Mark   218 f.

McNamara, Maeve   137

Medien
Gelder der Gates Foundation für   86
Influencer bei   90
Verlässlichkeit der Informationen
durch   92 f.
Zensur durch. *Siehe* Zensur

Medikamentöse Therapie
bei chronischer Erkrankung   131
Gerinnungshemmer   242, 253
Hydroxychloroquin in
34, 204, 208, 244, 246–252
Ivermectin in   34, 241–246
medizinische Behandlungsfehler bei
231
Remdesivir in   234–238

mehrfach ungesättigte
Fettsäuren   130 f., 185–192

Melatonin   205 f., 242

Merck   33, 234

Mercola, Joseph   70

Merritt, Lee   118

Messenger-RNA   256, 264 f., 270 f
siehe auch mRNA sowie Impfstoffe

Metapneumovirus   280

Methylprednisolon   242

Microsoft   19, 24, 80 f., 86, 92, 95

Missbrauch.
Siehe Kinder sowie Fentanyl

Mitochondrien   131, 185, 193, 206 f.

Moderna   256–261, 263 f., 268–276

Molander, Karin   127

Molinari, Susan   78

Mortalitätsrate. *Siehe* Sterblichkeitsrate

Mueller, Amber   137

Murphy, Phil   123

Myelitis, transverse   274

N

N-Acetylcystein   203, 242, 252 f.

Nahrung. *Siehe* Ernährung

Nahrungsergänzungsmittel   197–219

Nahrungsfette   130 f, 184–192

Narkolepsie   71 f., 282

Nass, Meryl   116, 169, 247

National Childhood Vaccine Injury Act
(1986)   255, 281

National Institute of Allergy
and Infectious Diseases   59 f, 250

National Institutes of Health
28, 52 f., 60, 68, 245, 250